渡過／憂鬱症治癒筆記

惠能三更，領得衣缽……祖相送直至九江驛。祖令上船，五祖把櫓自搖。惠能言：「請和尚坐，弟子合搖櫓。」祖雲：「合是吾渡汝。」惠能雲：「迷時師渡，悟了自渡……」

——《六祖壇經》

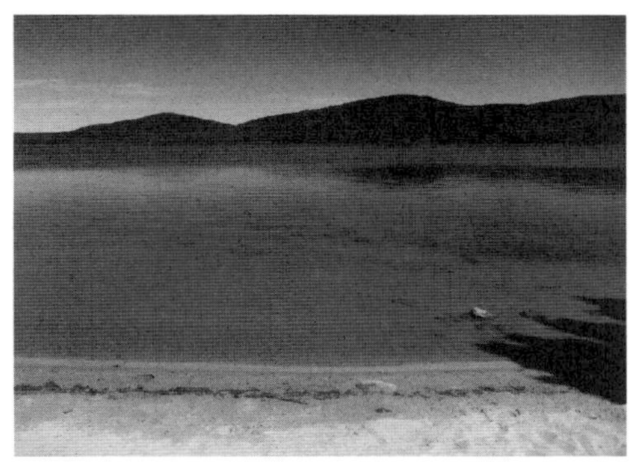

「渡」者，由此岸即彼岸。對於憂鬱症患者來說，「渡過」不只是宗教情懷，更具有實實在在的拯救意義——從地獄回歸人間。

渡過

序一

濟世之誌，仁厚之心

胡舒立

張進的書出版了，我很高興。

我和張進相識多年。還記得一九八八年夏天，七月卅一日，廿二歲的張進從中國人民大學新聞系研究所畢業，一臉稚氣地站在我面前，那情形宛如昨日。那時，我在工人日報社負責國際新聞部，他當記者兼編輯；二〇〇〇年，張進加入《財經》，後來我們一起創辦財新傳媒。現在，他正是財新團隊的核心成員。

還記得我們在工人日報的時候，張進拚命工作，突然得了黃疸性肝炎，全身黃染，緊急住院，似乎是禍從天降了。我去看他，見他樂天而豁達，才廿多歲的小伙子，對人生竟是有所悟的，我有些觸動。運氣好，病很快痊癒且沒有留下什麼後患，在Ａ肝患者中當然並不為奇。但我一直覺得慶幸，也覺得張進對疾病的坦然是有作用的。

後來我們同事多年，風風雨雨，起起伏伏，廿多年結下極深的情誼，一直覺得他是那麼樂觀、向上、年輕、直率，前途無量。不料，三年前，他突然得了憂鬱症。我當時不熟悉這個病，但分明看到這一回不一樣，不知問題出在哪，也不知如何才能幫他闖過這一關。

沉屙之中，張進走了半年的彎路，受了很多苦。我們心痛而無能為力。後來他靠友人相助，幸遇良醫，一旦對症治療，竟然很快恢復了。真正是大喜過望，我們是多麼地開心。

很多得了憂鬱症的人，都遮遮掩掩，羞於承認自己得過這個病。張進則不然。這一回，他一如既往地坦然面對人生。在病情好轉的第三天，就寫下了自己的病中經歷，發表在自己的部落格上。他對我說，很多患者本人和家屬、社會，對憂鬱症太過陌生，他要把自己的經歷公之於眾，希望其他的患者接受教訓，少走彎路，少受些苦。

之後，他用了很多精力，結合自己的情況，研究憂鬱症。他邊學習，邊採訪，邊寫作，寫了一系列報導和文章，和患者分享自己的心得體會。

他的文章產生影響後，就有中國各地的患者找到他，尋求幫助。他總是盡力而為，有一些患者因他的幫助而受益。

我始終覺得，張進由病而醫，終非專業；他由己及人的關於憂鬱症的見解和經驗，主要還是參考之用。而他的坦率真誠，他的善良的願望，以及為患者排憂解難的濟世之心，我是很讚賞的。

當今社會比以前複雜很多，人們遇到的矛盾、壓力，面臨的挑戰也大得多。如何緩解壓力，保持良好的情緒，是每個人畢生的功課。張進這本書，從自己的感受和經歷出發，既有理論知識，又結合大量案例，深入淺出，對這些問題做了解答，相信會對讀者有所裨益。

張進是個有才華的新聞人，文字修養很深。他的這本書不僅有知、有識而且有趣，文字頗有餘味。這是本書的另一重要價值。

胡舒立（中國財新傳媒總編輯）

序二

憂鬱症患者應勇於求助

姜濤

作為張進的醫生，受邀為他的新書作序，深感榮幸。

張進只是我行醫廿四年來許許多多病人中的一個。三年前，他第一次來找我時，已耽誤了一段時間，症狀稍微有些複雜。不過只要正確診斷，合理用藥，並不太難處理；他覺得我治療效果很神奇，在我看來，並不是什麼了不得的事情。

我覺得，張進恢復得較好，除了治療到位，他的意志、毅力和治療順從性起了很大作用。張進臨床治癒後，對精神醫學產生興趣，刻苦鑽研，時間一長，竟成了半個專家。張進的這本書，從患者感受出發，對憂鬱症做了多層次、多角度的解讀，深入淺出，引人入勝，很多地方比我們醫生說得都清楚，這是很不容易的。

現在「憂鬱症」這個詞很多人都掛在嘴邊，實際上，中國人對這個疾病的認識還處在非常初級的階段。中國在二〇一二年十二月才頒布了第一部《中華人民共和國精神衛生法》；精神科醫生缺口四十萬，遠遠落後於已開發國家。很多人不能正視憂鬱症。自己不承認，外人不理解。

我有一位在國外的朋友，自己開公司，有上百名雇員，定期去世界各地度假打獵，購買各種奢侈品。很顯然，他屬於別人眼中的成功人士。但很少有人知道，他內心生活著一隻大鱷魚，咬住他的情緒往下拉。表面的風光彌補不了他內心世界的悲苦。

他想過自救，辭了職，離開喧囂的城市，跑到茫茫山裡生活了一個多月。似乎活明白了，回來確實輕鬆了一段時間，但很快又被那條鱷魚拖下水。他自問：難道還要再去山裡，或者到沙漠中生活、思考？要不就一死了之？幾番掙扎，才轉向醫院求助。

經診斷，他是典型的憂鬱症患者。憂鬱症的確有自癒的可能，不過比例不高。心理治療有一定作用，藥物治療才是最有把握的。但這位患者最先的反應，是自己解決問題，直到想自殺才來找我。對這樣一部分不願意上醫院的憂鬱情緒攜帶者或憂鬱症患者，如果能讓他們學到憂鬱症知識，掌握正確的應對方法，就可以大大提高救治成功率。這對提高社會幸福指數是大有裨益的。

張進這本書，正可起到這個作用。目前，憂鬱症書籍分兩類。一類是理論型，放在書店的醫學區；另一類以講故事和心理療法為主，放在健康區或者心理區。大多數讀者會選後者，因為前者晦澀枯燥。張進這本書，敘述了他從患病、外界介入、臨床治癒，到幫助他人的全過程，闡述了憂鬱症患者重返社會可能遇到的問題以及解決方法，還探討了如何克服負面情緒，緩解生活壓力。他從一個過來人的角度，把理論和實踐結合起來，既有科學性，又有故事性，相信能給患者很多幫助。

如果你不那麼成功，發現自己沒有向上的動力，可以讀讀這本書；如果你在別人眼裡很成功，但內心深處鬱鬱寡歡，也可以讀讀這本書。

作為旨在促進人們心理健康的醫生和教育工作者，我的任務之一就是幫助人們管理情緒，獲得身心健康。故此，我願意在這篇序言中，放大臨床醫生的聲音，表達我的心願。願天下遭受憂鬱症等精神疾病折磨的人們，學會正確的應對方式，早日擺脫病魔，過上正常的生活。

姜濤（主任醫師，中國首都醫科大學精神病學系副教授，現任北京安定醫院第八病區主任。專攻精神分裂症的診斷與治療，研究方向為精神藥理學。）

推薦序

深入心頭的溫柔

陳品皓

二十多年前，我入伍當兵分發到基層部隊沒有多久，便因為學歷背景被調到軍中心理衛生中心，擔任心理輔導員，負責提供軍士官兵在軍中的諮詢與協談。在那裡是我第一次看到憂鬱症的模樣，我還記得那一天走進會談室，沙發上半坐半臥著一個年輕人，兩眼空洞地看著地上、神情憔悴，眼眶黑陷到你不會懷疑他應該已經長期無法好好入眠，不用開口，任何人都看得出來他正處在重大的情緒障礙中。看到我進來，他連起身都需要好一番掙扎才勉強能逼自己坐正，他的模樣我至今都還歷歷在目。那是一個幾乎快只剩下軀殼的生物，而靈魂正一縷一縷的逝去。

我常常用寺廟裡的光明燈來做比喻。光明燈是我們對人生感到迷惘時，很重要的心靈托付。透過光明燈的指引，能夠幫助我們在不確定當中堅定自己的力量，找到努力的方向，而每一個人其實都有一盞專屬的光明燈，引導我們透過思考、計畫以及執行來邁向未來，如果缺乏這盞光明燈，我們幾乎什麼事情都做不成。這盞光明燈，就是我們的大腦。當大腦這盞光明燈黯淡不亮時，我們就開始負向思考、沒有動機、缺乏希望，而這些也都是憂鬱症的典型認知症狀。

從生理上來說，你可以把憂鬱症看作大腦的感冒，因為某些大腦生化失衡的結果，導致大腦出現許多症狀，而這些症狀會不斷的影響着當事人的思考、情緒與行為，惡化自己與環境之間的關係。

因此，面對身邊罹患憂鬱症的親友，我們都有機會幫助他點亮大腦中的光明燈。首先最重要的事情，就是先瞭解什麼是憂鬱症：理解憂鬱對一個人所造成的身心影響與苦難、練習接納對方因為症狀的折磨所出現的各種抗拒、試著陪伴他在復原的道路上並肩共行，無須批評究責、只要傾聽凝視，這些點點滴滴對憂鬱症者來說，都是深入心頭的溫柔。

本書作者為情感性疾患**（作者並非單純憂鬱症，其臨床診斷為第二型躁鬱症<Bipolar Disorder, Type II>，必須符合重度憂鬱與輕躁發作的兩項條件，由於文中的描述多半以重度憂鬱症為主要的呈現症狀，故後續將以憂鬱症的概念作為描述之用，然而兩者的病理因素、臨床表徵、症狀與治療不盡相同，讀者應行注意。）**從第一人稱的角度，仔細地分享了從發病以來的各種經驗、知覺，接受治療的經過、甘苦等等，透過作者對個人症狀的掙扎、死亡意念的描述等等，從這個角度來看，本書值得作為我們理解憂鬱的參考入口。

最後，在憂鬱症及躁鬱症的治療中，擁有大量臨床研究支持的「藥物」治療，搭配「認知行為」心理治療，是目前獲得最大改善成果證實的主要療法，值得讀者謹記在心。憂鬱症並不只是簡單的憂鬱情緒，它是大腦因為生化失衡造成各種功能失調的疾病。復原將會是一條漫漫長路，你的陪伴與理解，對處在憂鬱煎熬的當事人來說，至關重要。

陳品皓（資深臨床心理師）

自序

渡己渡人

這本小書，是從我憂鬱症病癒後，所寫的全部相關文章中精選而成。

憂鬱症是一個醫學難題。作為業外人士，觸碰這樣高度專業的領域，是很冒險的。但我仍然願意以最大的熱忱和勇氣，記錄下我的思考和實踐，奉獻給讀者們。

三年前，沒有任何預兆，憂鬱症不知不覺襲來（準確地說，我的診斷應該是「雙相情感障礙憂鬱發作」，為了行文方便，簡稱「憂鬱症」）。當時，我自己及身邊，沒有一個人了解憂鬱症。完全不同於其他疾病的詭異體驗，瞬間擊倒了我。被疾病裹挾著，我度過了長達半年的病程。

那是一段黑暗的歲月。是無知而非疾病，構成了對生命的巨大恐懼。從病癒那一刻起，出於對疾病的好奇，也出於責任心，我開始研究憂鬱症，想搞清楚折磨了我半年之久的怪病到底是怎麼回事；並要把我的心得告知同病者，讓他們少走彎路。

我清楚地記得，第一篇文章寫於二〇一二年八月廿八日。此前一天，治療突然見效。如同一陣狂風，吹散了濃密的烏雲；幾乎沒有任何過渡，我豁然而癒。體力、活力、思考功能、寫作功能，在瞬間全部恢復。當晚，懷著難以言喻的喜悅，我以《地獄歸來》為題，簡略地記載了這個過程。

回過頭看，我對於憂鬱症的學習，是不符合科班程序的。我是「急用先學」，首先想搞清楚，治療為何會突然見效，於是把用過的十一種藥，它們的化學結構、適應症、不良反應、毒理藥理，逐一研究了一遍；由此延伸到憂鬱症的病理知識；同時閱讀大量病例，增加感性認識。

再後來，當零散習得的知識片段逐漸交匯，構成一張「網絡」後，我找來大專院校的精神科教材，系統學習了一遍；有一段時間，我甚至利用雙休日，到安定醫院姜濤醫生的診室，旁聽他給病人看病，獲取實際經驗。

記者職業也給我提供了便利。我把憂鬱症作為報導選題，廣泛採訪。就這樣，個人體驗、學習體會、採訪所得，結合在一起，我開始系統地撰寫文章。

這些文章傳播出去後，漸漸有很多患者及家屬慕名找我諮詢。千奇百怪的病例擴大了我的視野，我真切地悟到，為什麼說憂鬱症是一種「特異性」疾病，為什麼治療這麼困難。為患者諮詢讓我感受到價值的實現。贈人玫瑰，手有餘香，這是至高的快樂，也為我提供了進一步學習的動力和方向。很多時候，我是為解答患者的提問而學習。

三年來，在本職工作之餘，我邊學習，邊採訪，邊接受諮詢，陸陸續續寫成這些文章。蒙中國工人出版社不棄，匯集成冊。精神醫學博大精深，我深知只窺見冰山一角；我不敢自誇，唯一能自慰的是，我有足夠的真誠和認真。這些文章，在最初是寫給自己的——或因為此，它會有一些價值。

感謝為我治療的姜濤醫生，感謝向我諮詢的患者和家屬，感謝我的親朋好友，感謝中國工人出版社的編輯。沒有他們的幫助，不可能有這本小書。

是為序。

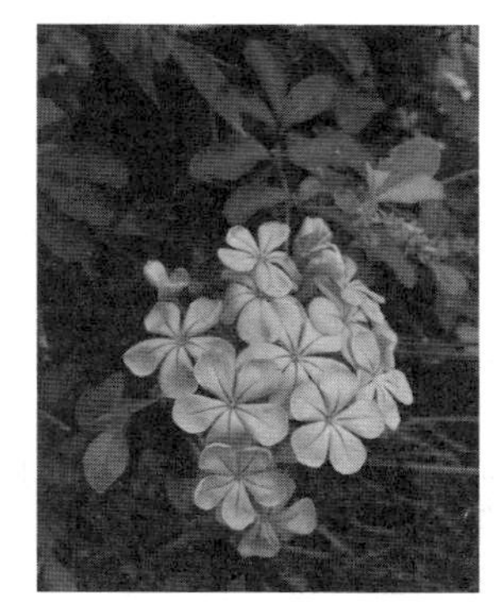

對憂鬱症患者來說，最重要的是信心——對醫生的信心，對自己的信心。

目錄 CONTENTS

上篇　他渡

中篇 自渡

下篇：渡人

上篇

CHAPTER

他渡

題記：相信科學

「渡」者，由此岸及彼岸也。佛教以此岸喻生死輪迴，彼岸喻涅槃聖地。所有人皆在生死中，故皆在此岸；而覺悟者，則已從此岸，渡煩惱河，抵達彼岸。從此岸到彼岸，是一個人終生的修為。

但憂鬱症患者不在此列，因為他們所處並非人間。毫不誇張地說，憂鬱症患者生活在一個玻璃罩中，外部的世界，現實、透明、看得見，卻是隔絕的。對於他們，「渡過」不只是宗教情懷，更具有實實在在的拯救意義——從地獄回歸人間。

故此，本書的書名，以及上、中、下三篇，都以「渡」為主題。上篇「他渡」，意指現代醫學對患者的拯救。其中第一篇《地獄歸來》，是我的自述，回憶了從患病到臨床治癒的經過；接下來幾篇，是我病癒後鑽研精神醫學的心得體會。

對於中度以上憂鬱症患者，接受「他渡」，即現代醫學的處置，是必不可少的。這是對科學的信念。希望我寫的這本書，能夠讓患者相信科學，面對現實，積極求治，以依從的心態，完成現代醫學對自己的拯救。

地獄歸來

患病

從二〇一二年年初到三月，我逐漸發病。最初的症狀是失眠，每天睡眠越來越少，後來竟發展到服用安眠藥也徹夜不眠的程度。

三月中旬，在連續兩周徹夜不眠後，身體終於崩潰，我不得不離開了工作崗位。

病休之初，自以為只要好好休息，恢復睡眠即可。豈知越來越惡化，每天完全睡不著。每次都是在睏倦昏沉到即將入睡之際，會突然心悸，然後驚醒。記得當時我發短訊給一個朋友描述說：「感覺有一個士兵把守在睡眠的大門口，當睡意來臨，他就用長矛捅向心臟，把睡意驚走。」

在失眠的同時，身體不良症狀開始出現。頭痛、頭暈、注意力無法集中，沒有食欲，思維遲緩，做任何事情都猶豫不決。自己明顯覺得變傻了。

求醫

病休兩周後，在朋友的提示下，我終於猶豫不決地去安定醫院看病。醫生給出診斷：中度憂鬱偏重。開了三種藥：蘿拉西泮（Lorazepam）、氫溴酸西酞普蘭片（Citalopram Hydrobromide Tablets）、佐匹克隆（Zopiclone Tablets）。

這三種藥，氫溴酸西酞普蘭片是主藥。起初每日服用一粒。一周後加到一粒半；再一周後加到兩粒。服藥之初，由於蘿拉西泮的鎮定作用和佐匹克隆的催眠作用，睡眠稍有改善，每晚能睡四到五個小時。

但是，情緒、思維和行動力沒有絲毫改善。就這樣我熬了兩個月，醫生終於決定換藥：把氫溴酸西酞普蘭片逐漸減量至一粒、半粒；同時新加一種藥，即米氮平（Mirtazapine），劑量在一周內從半粒加到一粒半。

米氮平有極強的催眠作用。剛服用時，睡眠有所改善，可以不用服佐匹克隆，就能睡五至六個小時。但隨著身體產生耐受性，催眠效果遞減。

同時，其他症狀沒有絲毫改善。每時每刻，我的大腦都像灌了鉛，或者像被一隻無形之手罩住，昏昏沉沉，思維緩慢，說話結巴；胸口有難受的灼熱感；不想做任何事情，或者做任何事情都很猶豫畏縮；不想說話，不敢接熟人的電話，不看短信，或看了短信也不回。當然不想見任何人。每天早晨從一睜眼開始，我就不知道這一天怎麼度過。躺在床上，或呆坐著，或在房間裡走來走去。就這樣慢慢地耗著時間。

後來，我看到美國作家安德魯．所羅門在《憂鬱》一書中，描寫自己的病況，感同身受。他是這樣寫的：

人類文字中對於崩潰階段的憂鬱症描述並不多，處於那個階段的病人幾乎全無理智，但他們卻又需要尊嚴，一般人往往缺乏對他人痛苦的尊重。無論怎樣，那都是真實存在的，尤其是當你陷入憂鬱的時候。

我還記得，那時我四肢僵硬地躺在床上哭泣，因為太害怕而無法起來洗澡，但同時，心裡又知道洗澡其實沒什麼可害怕的。我在心裡復述著一連串動作：起身，然後把腳放到地上，站起來，走到浴室，打開浴室門，走到浴缸旁邊，打開水龍頭，站到水下，用肥皂抹身體，沖洗乾淨，站出來，擦乾，走回床邊。十二個步驟，對我來說就像經歷耶穌的艱險歷程一樣困難。我用全身的力氣坐起來，轉身，把腳放到地上，但是之後覺得萬念俱灰，害怕得又轉過身躺回床上，但腳卻還在地上。然後我又開始哭泣，不僅因為我沒辦法完成日常生活中最簡單的事，而且還因為這樣讓我覺得自己愚蠢無比。

轉機

在無助和絕望中，時光之水無聲無息地滑過。到了二〇一二年六月上旬，醫生對我下了「重度憂鬱」的診斷。勸我住院，做電擊療法。

我不能接受住院和電擊。混沌中，接受一個朋友的意見，決定換醫生、換藥。

這次，我找的是安定醫院臨床經驗非常豐富的姜濤醫生。他的用藥風格和前一位醫生迥然不同。他果斷地讓我停用原先的三種藥，開了四種藥：奧沙西泮（Oxazepam）、瑞波西汀（Reboxetine）、米氮平、艾司唑侖（Estazolam）。（奧沙西泮是鎮定藥，瑞波西汀是神經遞質去甲腎上腺素的再攝取抑制劑，艾司唑侖是安眠藥）

一周後複診，又開了三種藥：碳酸鋰、舍曲林（Sertraline）、唑吡坦（Stilnox）。（碳

酸鋰是情緒穩定劑，舍曲林是另一種神經遞質 5—羥色胺的再攝取抑制劑，唑吡坦是另一種催眠藥）

在服用這些藥後，我逐漸出現嚴重的副作用：頭疼、頭暈、內熱、尿液滯留、震顫等等。記得震顫最嚴重的時候，我手抖得無法用筷子把飯菜吃到嘴裡；喉嚨無法發聲，說話像低吟，一天裡說不了幾句話；雙腿發軟，邁不開步伐，走起路來覺得高低不平，下不了樓梯；味覺失靈，嘴巴發苦。

這些天，是我有生以來最痛苦的時期。同時服用這麼多種藥（加在一起每天服用十幾粒），藥的正作用沒有產生，副作用卻毫不遺落地出現了。

那一段時間，我內心充滿了絕望，不知道哪一天是終點。我對自己說：「熬了四個月，終於是這幾種藥把我打垮了。」

完全是靠理智，抑制住想自殺的念頭。記得那時搭電梯，我都用理智告訴自己，遠離電梯旁的窗口，就怕自己瞬間衝動一躍而下。

恢復

不幸中的萬幸，在服藥第十六天，我隱隱約約感覺到藥效了。

最初的跡象是自己可以看手機。我的手機是在三月新買的，因為患病，一直沒有開發它的功能。在換藥後的第十六天，百無聊賴中，我拿起手機，信手試了試各項功能。突然發現：我居然注意力集中半小時做了一件事情！我算了算服藥時間，內心萌生出希望：藥可能起作用了。

第二天，藥效越來越明顯。我可以集中注意力看電腦，可以看書。我明顯感到自己頭腦清醒，思考問題有了系統性，做事有主動性，也不怕見人、接電話、回信息了。

同時我發現自己開始有了願望。在街上看到過去喜歡吃的東西，很自然產生了想吃的念頭；見到同事和朋友，也會產生久違的親切感。

當我發覺自己重新恢復了情感能力時，內心的狂喜難以言喻。要知道，一個人如果失去了願望和情感，那就不是一個人，而只是一具軀殼，是行屍走肉了。

在最初恢復的幾天，我情緒高漲，睡眠又大幅度減少，甚至有一次徹夜不眠。當我把這個跡象告訴我的主治醫生時，他立即對用藥做了調整：減少了瑞波西汀和舍曲林的劑量，新開了奧氮平（Olanzapine）（奧氮平主治精神分裂症，但有壓抑興奮的效力）。

又兩周後，徹底停掉了瑞波西汀，舍曲林減半。

又兩周後，再增加一種藥：拉莫三嗪（Lamotrigine，屬情緒穩定劑）。

我對此大惑不解：為什麼藥見效後，要停掉有療效的藥，而新開別的藥？同時不但不減藥，還要加藥？

醫生回答：我患的病不是簡單的憂鬱症，而是雙相情感障礙中的輕型雙相。

大意是說：憂鬱症分單相和雙相。單相憂鬱是典型的憂鬱症；雙相憂鬱則不但有憂鬱，且同時伴有興奮。

但雙相的表現又千差萬別，可大致分為I型和II型。I型是典型的雙相，即表現出過度的興奮和狂躁。對於I型，不能使用單純的抗憂鬱藥物，否則不但不能減少憂鬱，反而會促發從興奮到憂鬱快速循環，最終導致耗竭。

II型是非典型雙相，即輕型雙相，大意是以重度憂鬱為表徵，狂躁跡象則不顯著。所謂輕型雙相，即是在發展成典型雙相前的過渡狀態，表現為起效快、少睡眠、做事說話快而多等特點。

目前，我仍然服用六種藥：舍曲林（早晨一粒）、奧氮平（晚上一粒）、碳酸鋰（早晚各兩粒）、奧沙西泮（早晨和中午各半粒，晚上兩粒）、拉莫三嗪（早晨四分之一粒）、唑吡坦（臨睡前一粒）。

雖然我非常不願意吃這麼多種藥，但畢竟靠這些藥，使得病情越來越穩定。並且，我已經可以上班了。現在，最重要的是鞏固療效，防止復發。

感受

患病五個月，我有這幾點體會：

一、如果患病，要承認現實，面對現實。不要遮遮掩掩，羞於承認自己患有精神類疾病。

二、憂鬱症是一種器質性疾病，而非簡單的心理問題。要及時到專業醫院，找臨床經驗豐富的醫生看病。

三、堅持服藥。治療憂鬱症的用藥原則是「足量足療程」。大部分抗憂鬱藥見效至少兩周，千萬不能因為藥的副作用大而自行減藥和停藥，否則前功盡棄。

四、正確的心理治療只對輕度憂鬱症患者有效。如果憂鬱症發展到中度和重度，只能先靠用藥改善大腦神經遞質的失衡，再考慮心理治療。中藥對憂鬱症的療效尚不確切。

五、堅持、堅持、再堅持。對於嚴重的生理症狀和內心的絕望，只能靠意志熬過去，別無他法。尤其在服藥的前兩周（即正效應未出現而副作用嚴重時），一定要用理智讓自己不具備自殺的條件。

據統計，憂鬱症患者中，三分之一可以自癒，三分之一發展成慢性，三分之一自殺。一定不能讓自己成為最後的三分之一。

六、不要讓自己閒著，努力思考一些事情，做一些事情。盡可能做一些工作。工作本身就是最好的治療方式。

為何憂鬱症患者容易自殺

很多憂鬱症患者都會把自己封閉起來，封閉是他對抗外部世界的本能防禦方式。封閉可以緩解患者的傷痛，但卻會構成新的心理障礙。自殺是另一種防禦方式，或許可以稱之為終極防禦。這種防禦最快捷、最有效，也最徹底，只不過，它帶來的是毀滅。

中國有病歷記錄的憂鬱症患者超過三千萬人，如果加上未曾就診的患者，保守估計約九千萬。憂鬱症患者最嚴重的後果是自殺。據一項統計，在中國，自殺和自殺未遂的人群中，50％至70％是憂鬱症患者。

上海精神科醫生顏文偉曾經有一個推測：憂鬱症患者如果不予治療，約三分之一會自然恢復正常，大概需時半年到一年；另三分之一會反反覆覆，拖成慢性；再三分之一最終會選擇自殺。

這兩年，有不少憂鬱症患者或其家人來找我諮詢，我往往會詳細詢問他是否有過自殺意念。在我看來，憂鬱症患者產生自殺意念，再正常不過。

曾經有一個朋友，因為嚴重失眠、情緒長期低落來找我，讓我判斷他是不是憂鬱症。我詳細詢問後，最後問了一個問題：「你想過自殺嗎？」他回答：「自殺……自殺是唯一嚴肅的哲學問題……」我打斷他：「不談哲學，就說你最近有沒有具體想過自殺？」他回答：「沒有。」我說：「恭喜你！你還算不上憂鬱症。」

那麼，為什麼憂鬱症患者都想自殺？憂鬱症患者自述「生不如死」，是誇張還是現實？答案當然是後者。原因，我來一一解析。

我個人的體會（不代表全部），**首先，憂鬱症和其他疾病一樣，患者的軀體承受著痛苦折磨**。很多人認為，憂鬱症是心理疾病，殊不知憂鬱症首先表現為生理疾患，那時，患者完全不會知道自己得的是憂鬱症。

比如，頭痛。這種疼痛是一種鈍痛，不劇烈，但沉重，有重壓感。它有如一片烏雲，盤踞在你的大腦裡。有時候突然消失，就像是被風吹走；但你不敢放鬆，因為你知道它還會不期而至，你恐懼地等待著它的到來……。

再如，胸悶、胃痛、肩頸痛、耳鳴、心慌、食道堵塞感和燒灼感等等。不同的患者，會有不同的生理症狀；同一個患者，在不同的時期也會出現不同的症狀。有一個患者曾經電話裡對我哭訴：「我現在全身沒有一塊地方是好的。」

最奇異的是，有一位廣西患者，他的生理症狀是肛門疼痛。後來，這竟然成為他復發的前兆。

當病程發展，且出現服藥副作用後，病人又會合併程度不同的行動障礙。手抖、走路不穩、觸覺敏感、易驚嚇、坐立不安，類似於焦慮症狀，醫學上稱之為「精神運動性不安」。

再往後，會發展到思維障礙、閱讀障礙、語言障礙；怕風、怕水、怕聲音……全身心的痛苦，稱之為度日如年絕不誇張。

其次，專屬於憂鬱症的一個特點，是快感阻斷。當發展到重度階段，屬於人類的所有快樂、各種欲望，統統消失了。患者每天情緒極度低落，覺得做任何事情都毫無意義。對於他，人生不再是新鮮和快樂的旅程，而變成痛苦的煉獄。

有一位患者，他的朋友們努力讓他開心起來，帶他去吃美食、旅遊，讓他做適量的工作以獲得價值感等，百無一用。後來，一個朋友嘗試著問：「假如你所有的願望都實現，你會高興嗎？」他聽了，想了一會兒，無力地搖了搖頭：「沒有願望。」

為什麼會這樣？原因很簡單，大腦的器質性病變切斷了他欲望的通道。

第三，與快感缺失相關的另一個特徵是絕望。這是憂鬱症患者的又一共通性。自我評價無限降低、自責、自罪，患者普遍覺得未來一片灰暗，看不到任何希望。痛苦和巨大的無價值感，足以吞噬他的一切。

我認識一位患者，僅僅是疾病早期，就萌生嚴重的不祥念頭。她告訴我，在家裡，看到兒子穿著新衣服活蹦亂跳，心裡就非常酸楚：「媽媽明年這個時候就看不到你這樣快樂了。」

上述憂鬱症患者的軀體疼痛、快感缺失、悲觀絕望，還不是最可怕的。最可怕的，是情感的喪失。

當病程再發展到一定程度，患者會變得麻木、呆滯。憂鬱症的一個基本的表現，就是患者不再能體驗情感和生活的美麗。世界上的一切，喜怒哀樂、愛恨情仇，都與他無關。親人朋友近在咫尺，他卻遠在天涯。他不但喪失了快樂、希望，最後還喪失了愛的能力、審美的能力。這個時候，人就成了一具軀殼，成了行屍走肉。

我記得，病癒後，我曾經看過一部電影——《畫皮2》。這部電影我並不喜歡，我覺得它有些矯揉造作。但是，電影中有一個情節震撼了我。電影中，雀兒對小唯抱怨說：「做人有什麼好？還不如做妖快樂！」小唯突然發怒，一連串地質問：「你懂什麼？你有過人的體溫嗎？你有過心跳嗎？你聞過花香嗎？你看得出天空的顏色嗎？你流過眼淚嗎？世上有人愛你、情願為你去死嗎？」

這一瞬間，我如同遭遇雷擊，醍醐灌頂。想像一下吧，一個人，如果身體承受著深重的苦難和折磨，一天中沒有一時一刻感到快樂，對未來完全絕望，又無法感知親情、友情，以及色彩、陽光、美和愛，這個世界就不是人的世界，對他還有什麼意義？

二〇一三年二月十六日深夜，一位網名叫「sienna 賽娜」的憂鬱症女孩跳樓自殺。在迎來最後時刻之前，她在自己的微博上留下了一段遺言，冷靜、清晰、痛楚。實錄如下：

憂鬱症太痛苦，世界變得黑暗扭曲，再努力也感受不到任何美好，想什麼都想到死……憂鬱多年，一直沒法完全感受到正常人的樂趣和追求，只是以為自己生性冷漠被動。元旦高燒三天後，開始經歷憂鬱症爆發，整夜失眠，興趣欲望全部消失，抗拒交流，變得邋遢懶惰，身心狀態全面惡化……

春節前在安定醫院確診為重度憂鬱症，發展至今失去大部分記憶、思考、交流和行為能力，沒有方向感，無法組織語言文字，大腦彷彿被綁架，甚至連點餐和發郵件都難以順利完成，藥物治療的副作用更像惡狗咬噬身心……請大家理解我的掙扎和無奈，原諒我的自私和懦弱。再見，愛你們。

讓人痛惜的是，生命不再，而死亡並非無可避免。

如何面對憂鬱症患者自殺

憂鬱症是最能摧殘和消磨人類意志的一種疾病。憂鬱症會帶來兩個後果，一是嚴重降低生活質量，患者生不如死；二是患者真會去死，即自殺。

如何處置憂鬱症患者自殺，是一個嚴峻課題。許多人不懂憂鬱症，僅有良好意願，瞎出主意，往往效益不大，甚至事與願違。

我從個人經歷出發，給處置憂鬱症患者自殺提出幾個建議。

首先要**積極求治**。血的事實告訴我們：憂鬱症必須治療。許多患者的親朋好友認為，憂鬱症只是心理、情感問題，只要談談話，疏導疏導，「打開心結」，就能「走出來」。這實在是對科學的無知。

至於患者本人，得了憂鬱症，起先不自知；挨了很多時日，才會猶豫不決走上求治之路。那時他心理準備不足，當醫生告訴他，療程很長，至少半年以上，甚至兩年、三年，還要不斷複診、複查，他就會畏難、絕望、抗拒，經常不能堅持治療，最終釀成悲劇。

據一項調查，中國有62.9%的憂鬱症患者從未就醫，只有10%的患者接受過正規藥物治療。

一旦走上漫漫治療長途，就會有親朋好友來出主意，提出無數建議：西醫、中醫、心理、練功、瑜伽、靈修、念咒等等。到底哪一種有效？在此我可以負責任地告訴大家：西醫的療效最為確切；心理療法應該有效，但受很多條件限制，較難把握；中醫是否有效，尚待科學驗證。至於練功、靈修、瑜伽、念咒之類，基本不靠譜。

因此，一旦發現自己得了憂鬱症，不要猶豫，立刻去看西醫；根據自己的病情程度，請醫生決定，是吃西藥，還是看心理醫生。不要浪費寶貴的時間。在憂鬱症早期，時間就是生命。

其次，處置憂鬱症患者自殺，**最關鍵的是判斷患者何時最有可能自殺**。

自殺分三個步驟：自殺意念、自殺企圖、自殺實施。幾乎每個憂鬱症患者都會有自殺意念和企圖，但要走到實施這一步，還需要客觀條件。

依據憂鬱症臨床症狀表現，醫學上把憂鬱症分為輕度、中度和重度三個階段。輕度憂鬱症患者心境低落，興趣和愉快感喪失，容易疲勞，多思多慮，自卑消極，無緣無故出現多種生理不適；到了中度階段，還會追加腦功能阻滯和精神運動性阻滯，患者感到自己大腦思維功能、行動功能和社會功能下降，不敢見人，人際交往發生障礙；到了重度階段，患者情緒極為憂鬱，無法感知喜怒哀樂，思維動作嚴重遲緩；語速慢，語音低，語量少，應答遲鈍，嚴重者可呈木僵狀態。一天之內，經常不言不語，不動不吃。

那麼，是不是重度憂鬱症自殺危險最大？

不是。這正是憂鬱症的獨特之處：憂鬱症患者自殺，往往發生在從輕度向中度惡化，以及從重度向中度好轉的階段。真正的重度患者不會自殺。

究其原因，憂鬱症藥物治療的特點是，先改善患者的動力，後改善患者的情緒。自殺要具備兩個條件，即自殺的意願和執行的動力。重度患者往往大腦一片空白、體力不支，不具備自殺能力；而藥物一旦起效，患者大腦的抑制先得以解除（有了動力），可是情緒的好轉要落後一周（自殺意念還在），自殺往往在這一階段發生。

也許患者再堅持一兩天，就能掙脫黑暗，迎來光明。但是，他看不見曙光在前，放棄在最後一刻，功虧一簣，讓人扼腕嘆息！

處置自殺，就要學會識別患者從輕度向中度惡化，尤其是從重度向中度好轉的關口。在這兩個時段，要把病人看好，最好寸步不離。一旦出現閃失，後悔莫及！

曾經有一位患者家屬找到我說，病人吃藥一個月，無效，最近拒絕吃藥，在家裡鬧得雞飛狗跳。我立刻意識到，患者有力氣鬧，可能藥要見效了。我叮囑家屬，由他鬧，不用勸解，只需做好兩件事：一是督促他每天吃藥，一粒不能少；二是把家裡的陽臺、窗戶封好，寸步不離人。又過了幾天，家屬告訴我，他病好了。

意志比較堅強的患者，則要有自我拯救意識。自殺往往發生在一念之間，很多時候僅靠意志難以抵抗自殺的衝動。這時，就要有意識地讓自己不具備自殺的條件。一般來說，割脈疼痛，服毒尋藥不易，投河水面難覓，自縊程序太複雜。只有跳樓簡單易行。所以，一定要讓自己遠離高處，以防一躍而下的衝動。只要死起來不那麼容易，自殺衝動就會再而衰、三而竭。

一位患者病癒後告訴我，他曾經準備跳樓自殺，可是陽臺封得太緊，使勁推了幾下，推不開，沮喪得一屁股坐在地上大哭。過了這個當口，也就不想死了。

在一天之中，憂鬱症患者多在凌晨自殺。這是因為患者的情緒變化晨重晚輕。患者往往早醒，那時情緒最為低落，想到漫長痛苦的一天即將開始，不知何時才是盡頭，自殺的念頭就會蜂擁而至。

第三，**在自殺高發期，患者需要看護，最好寸步不離。**那麼，如何盡到看護之責？我的體會是：陪伴，而不是說教。

很多人認為，憂鬱症是心理問題，要給患者「打開心結」。殊不知憂鬱症本質上更是器質性問題，在中度和重度憂鬱階段，勸他「想開點」「不要死」沒用。要以陪伴為主，不要講大道理，須知世界上最不缺的就是道理；要讓患者知道，他需要時，有人在；不需要時，就可以安靜待著。別打擾他，不要喋喋不休，瞎出主意。

記得我在病中，同事們想了無數辦法救我。潔琪強行登門送生魚片；張翔哄我去青島旅遊；徐曉老師強迫我去看心理醫生；繼偉強帶著我參加文化人聚會；舒立安排我編一些稿以恢復自信，甚至打算在順義找一個農場讓我居住，像晚年托爾斯泰那樣參加農業勞動。其心可感，其效全無。

我曾看過一個心理醫生，她高談闊論整整一個小時。我看她越談越起勁，口若懸河，兩眼發光，心想：這是誰給誰治病啊？

還有一個昔日的女下屬來看我，一見面，就強拉我出門散步。那時我已步履蹣跚；她親切地挽著我手臂對我講了很多道理。說著說著，她突然站住，愣愣地看了我幾秒鐘，如夢初醒般說：「哎，我跟你講這些幹什麼！這些不都是以前你教給我們的嗎？」

行文至此，最後說一個純粹技術性問題：盡量給患者安排一個陽光充足、色彩鮮明的房間。據我體會，憂鬱症病重時，患者的視覺會發生變化，看任何東西都是灰色的。讓患者的房間光亮鮮明，有助於情緒改善。

憂鬱症是心理病變還是器質性病變

我一直認為，「憂鬱症」這個名字不科學。「憂鬱」是對心境的描述，是心理名詞。很多人望文生義，就認為憂鬱症是心理疾病。包括有些患者，也寧願接受這個判斷，不去看病，幻想著換換環境，調整一下，病就好了。

有這樣的幸運？有。憂鬱症是一種自限性疾病，病情發展到一定程度，有時靠患者自身的生命力量也能自動中止病程。據經驗統計，約有三分之一患者不治療，耗個一年半載，也會逐漸痊癒。但是，這樣做非常危險。因為這一年半載日子難熬，生存質量低，自殺風險大；而所謂「好了」，只是不發作而已。它像一把達摩克利斯之劍，懸在頭頂，不知道哪天還會落下。

時至今日，現代科學已經證明，憂鬱症不僅僅是心理疾病，更是一種功能性疾病。

在人類早期，古希臘人認為，憂鬱症是人體內四種體液——血液、黏液、黃膽汁、黑膽汁不平衡導致的。這個說法當然不科學，但它把憂鬱症和生理因素聯繫起來，是一個天才的猜測。

到了西元前三世紀，對大腦的研究出現突破，發現大腦掌管思考，小腦掌管肌肉運動，神經系統理論由此建立。後來，更進一步的研究認為，「精神障礙即為腦疾病」，如果大腦有個風吹草動，精神障礙可能因之而生。

廿世紀中葉，是人類歷史上一個科學進步時代。憂鬱症的研究出現了革命性變化：研究人員收集並解剖了一些憂鬱症自殺者的腦部標本，通過顯微鏡看到大腦內三種神經遞質（血清素即5-HT、去甲腎上腺素和多巴胺）的濃度低於常人。由此確定了一個研究方向：尋找憂鬱症和這三種神經遞質濃度之間的對應關係。

先介紹一下什麼是神經遞質。我們知道，人腦中有幾億個腦細胞，稱為神經元。兩個腦細胞之間，有一個間隙。人腦傳遞信息時，前一個腦細胞的神經末梢就會釋放出一種化學物質，其使命是載著信息，跨越間隙，像郵差一樣把信息傳遞下去。這個化學物質，就叫神經遞質。

大腦的神經遞質有很多種，最主要的，就是上述三種：血清素、去甲腎上腺素和多巴胺。

這三種神經遞質，其功能不完全一樣。比如，血清素掌管情感、欲望、意志；多巴胺傳遞快樂；去甲腎上腺素提供生命動力。如果這三種神經遞質失去平衡，神經元接收到的信號減弱或改變，人體就會出現失眠、焦慮、強迫、憂鬱、恐懼等症狀，表現為憂鬱症、雙相情感障礙、精神分裂症，以及其他大腦疾病。

抗憂鬱藥物就是在上述理論指導下，針對這三種神經遞質研製出來的。比如，現在最常見的 SSRIs 系列，全名「選擇性5-羥色胺再攝取抑制劑」，其功能便是專門抑制大腦對血清素的回收，從而保持血液中血清素濃度的平衡。

最早抗憂鬱症藥物異煙肼的發現，純屬偶然。那時異煙肼是抗結核病藥物，在做藥物實驗時，意外發現結核病患者服用異煙肼後會出現愉快情緒。順著這個路徑，第一代抗憂鬱症藥物被研製出來。如今，抗憂鬱藥物已經進化到第三代、第四代。這些抗憂鬱藥物的有效性，充分證明憂鬱症和這三種神經遞質存在著確切的對應關係。

近年來，中國對憂鬱症病理的研究，也偶有進展。川大華西醫院放射科、華西磁共振研究中心主任龔啟勇、賈誌雲博士，和心理衛生中心教授況偉宏等專家，利用先進的影像醫學技術研究發現，大腦前額葉和邊緣系統等腦區的特徵性異常和神經通路受損，可能與憂鬱症自殺行為有關。

這些專家還募招十六例自殺未遂者和卅六例無自殺行為的憂鬱症患者，利用新型功能型核磁共振技術，對他們的大腦灰白質體積和白質纖維的完整性進行研究。通過大腦影像比對，發現這些自殺未遂者大腦內左側內囊前肢部分各項異性值明顯降低，提示該區域白質破壞導致額葉紋狀體通路受損。

不過，這仍然只是對現象的描述。相關性確實存在，但為什麼相關？發病機制尚不清楚。憂鬱症的發病機制很複雜，目前僅有一些假說，這些假說都有一些研究結果來支持，但這些假說有時互相矛盾，甚至互相否定。

現在傾向於認為，憂鬱症是一組病因和發病機制不同的異質性疾病，而不是一種疾病。它們各有其發病原因和機制，無法用一種病因和機制做出解釋。

至此，結論很清楚了：憂鬱症不只是簡單的心理病變，同時還是一組功能性病變。最初，尚無法觀察到大腦是否受到損傷，但如果病程太長，造成患者大腦海馬體區體積縮小，這時功能性病變就會轉化為不可逆的器質性病變。此時救治，為時晚矣。

和很多人一樣，我也曾不假思索地認為，憂鬱症是患者意志不夠堅強所致。現在才知道，未曾患病的人，也許永遠也不能體會患者內心的挫敗、孤獨和蒼涼。由於大腦發生功能性病變或器質性病變，他遭遇意志無法控制的精神障礙和痛苦。局外人站在道德制高點上，居高臨下甚至帶有一絲優越感地同情、開導或者指責他們，是不科學、也是不公平的。

和身體其他疾病相比，憂鬱症還不易被自我察覺。如果得了疾病，如感冒，因有外來病原體入侵，身體產生免疫反應會發燒、流鼻涕；如果受了外傷，傷口會發炎、腫脹，從而發出警訊。而大腦病變是悄無聲息的，患者直到情緒嚴重低落，認知發生偏差，才覺得不對勁。這時，還經常自以為只是心理問題。

寫到這裡，你們也許可以理解，為什麼我認為「憂鬱症」這個名字不科學。也許應該稱它為「腦功能失調症」。不過，既已約定俗成，名字不改也罷。但我們不能受這個名字的誤導，把憂鬱症簡單等同於心理問題，從而錯失藥物處置的最佳時機。

誰最容易得憂鬱症

患病之前，我的憂鬱症知識多來自媒體報導。三毛、張國榮、張純如、崔永元……這一長串名單，讓我想當然地認為，憂鬱症是一個比較「高級」的病。精英，至少是文化人才容易得這個病。

這個誤解，在我第一次去到安定醫院看病時，就消除了。

在安定醫院人頭鑽動的候診大廳，我看到了一張張有著中國各地特徵的愁苦不堪的臉。他們顯然是舟車勞頓，輾轉來到這裡；東張西望，侷促不安，一臉的惶惑和驚懼。他們經常長時間枯坐，如泥雕木塑。看著他們，我腦海裡掠過王小波的一句話——沉默的大多數。

是的，在中國，即使在憂鬱症人群中，也有沉默的大多數——中國憂鬱症的最大人群，是窮人，在農村。

窮人是憂鬱症最大群體

任何階層成員都可能得憂鬱症，貧困階層受苦更甚。只因這個階層活在聚光燈之外，他們的痛苦不為人所知。

研究已經證明，貧困是憂鬱症的一大誘因。貧困使人憂鬱，憂鬱愈使人貧困，二者交互作用，導致精神障礙與孤立。貧困和憂鬱，是一對雞生蛋還是蛋生雞的問題。

憂鬱症最早可以追溯到人類的童年時期。當我們的祖先從狩獵文明向農耕文明演進時，一部分不適應這種變化、不能掌握農耕技術的獵人，成為憂鬱症最早的受難者。

由此我大膽猜測：在社會大變遷面前，不能與時俱進，被時代拋棄的人，因其焦慮、惶恐、絕望，可能成為憂鬱症的俘虜——這或許可以解釋，為什麼近十幾年來，中國國營企業解聘人員和農村留守人員，成為憂鬱症高發群體。

另一個旁證是：接受社會救濟的人群中，憂鬱症比例是總人口患病率的3倍。

中國高校的貧困生一直是敏感話題。貧困生進入城市，如果得不到物質和精神上的幫助，其心理疾病的發病機率極高。目前中國高校中，貧困生約占總在校生的15％至20％，其中有心理問題的占65％。

在美國，很多窮人亦受憂鬱症之苦。一項調查指出，美國85%至95%的嚴重心理疾病患者是失業者。

貧困群體的憂鬱症識別率低，這對他們的治療來說雪上加霜。一般來說，中產階層的日常生活相對優裕快樂，他們得了憂鬱症，異乎尋常的痛苦相對容易被察覺；而生活在社會最底層的窮人，日子本來就困頓艱難，憂鬱症狀會被掩蓋。他自己也搞不清，他的痛苦到底是憂鬱症，還是來自生活本身。很多窮人得了憂鬱症，始終都不自知，也不為人所知。

所以，反貧困和抗憂鬱相輔相成。對抗憂鬱，一個重要手段就是幫助窮人擺脫貧困，提升改變命運的能力。

遺傳基因導致憂鬱

在知識階層中，憂鬱症患者也有職業之別。

演員、公務人員、媒體人、警察、教師比較容易得憂鬱症——這是安定醫院主任醫師姜濤廿四年行醫生涯的觀察總結。

他對我具體闡述：「這幾個行業收入差距大。公務人員有守法的和不守法的；記者有敲詐的和不敲詐的；警察有好警察和壞警察……收入差距非常大，他們就容易不平衡、焦慮、壓力大。」

姜濤所說完全是個人經驗描述，未能驗證。不過他揭示了一個現象：內心的激烈衝突和憂鬱症相關。

接下來可以討論：就個體而言，哪些因素容易導致憂鬱症？

首先是**生物學因素**。憂鬱症一般被分為內源性和外源性兩大類，內源性憂鬱症往往由軀體內部因素引起，帶有明顯的生物學特點。這個「內部因素」其實就是基因，往往通過遺傳獲得，它是造成大腦中三種神經遞質（血清素、去甲腎上腺素、多巴胺）失衡的根源。

在現實生活中，經常可以觀察到，一個憂鬱症患者的直系或旁系親屬中，還有著其他的精神疾病患者，這說明家族遺傳傾向明顯。上海精神科醫生顏文偉認為，在全世界人口中，大約有 5％至10％的人有這種遺傳基因，容易得憂鬱症。

姜濤也認為，遺傳因素對於憂鬱症致病有重要作用。他給了我一個數據：憂鬱症的遺傳度達到80％。所謂「遺傳度」，是指如果你攜帶致病基因，那麼發病的可能性達到80％。

不過，到目前為止，人類對於遺傳因素和憂鬱症的內在關聯，還不能做出科學的解釋。即使再先進的儀器，也無法觀測到大腦內部化學變化的過程。

對生物學因素之說，心理學界反對聲音甚多。他們認為憂鬱症主要是心理疾病。曾有一位心理醫生接受我採訪時，義憤填膺地表示：西醫強調生物學因素，是「想把患者都拉到醫院去」，這是對憂鬱症患者的傷害，會讓他認為自己的「種」不好，失去對治癒的信心。

人性的「內在懲罰者」

遺傳因素說尚未得到科學驗證，性格因素則可以認定占有比較重要的作用。不同的人有各式各樣的性格特點。相對來說，簡單、敏感、自尊、固執、爭強、好勝、求全，習慣於克己、內疚、自責、自省、自罪的人，容易得憂鬱症。

為什麼？尚無科學解釋。我個人的觀察是，以上性格易於使情緒處於緊張狀態；而情緒是從心理通往生理的橋樑，長久如此，緊張的情緒就破壞了大腦分泌神經遞質的功能，憂鬱症的種子由此埋下。

心理學認為，自責、自罪最容易破壞人的心理結構，它構成一種內在懲罰機制，對自身進行譴責和制裁。憂鬱症患者的壓抑、自卑、自我評價降低、活力下降，多來源於此。

我曾認真追溯過自己患病的原因。最後的結論是，也許和我童年和少年時代所處的環境有關。在我出生前，我父親就因為是右派，被發配到蘇北某地農村勞動。他在外受到迫害和欺辱，回到家裡就不會有好臉色。因天性敏感，我從小就對嚴酷的生存環境有著超越年齡的感受，學會了理性、忍耐和克制，以及用約束自我的方式來抵抗外在的侵略。可是，內在的反叛性，又刺激憤怒的情緒在我內心悄然滋長。少年時代，我其實是在以一種「邊緣不合作」的態度，面對異己的世界。

考上大學後，很多年來，我一直在用巨大的努力，來克服自小形成的與現實的緊張關係，尋找自我與外部世界的和解方式。我曾自以為成功了，豈知童年和少年時代的陰影，會成為潛意識中的條件性情緒性反應，植根於人性深處。

再就是環境壓力因素。比如工作壓力、生活壓力、人際關係壓力等等，它們應該是以情緒為橋樑，殊途同歸，作用於神經遞質。

不過，我認為，僅僅單方面的壓力不足以導致憂鬱症。如前所說，憂鬱症患者多半能夠自省和克制，乃至自我犧牲。如果壓力只來自一方，他們還能通過委曲求全來化解；但是，如果多個不同方向的壓力蜂擁而至，並且這些壓力彼此交錯排斥，即使委曲亦不能求全，憂鬱症就會在這時登堂入室。

曾經有一位網友來找我，傾訴她媽媽患病的經歷。她說，她的媽媽性格單純、開朗，生活幸福，工作順利，找不到任何患病的理由。只有一個意外事件：去年，外公、外婆從她的舅舅家轉到她家生活；而兩個老人，又屬於性格自私怪僻、要求又多又高、根本不會為他人考慮的一類人。於是，家裡安靜有序的生活被打亂了。在她看來，她的媽媽是因為不能應付自己父母的壓力，精神崩潰，得了憂鬱症。

從這個女孩滔滔不絕的敘述中，我聽出了她以及她的父親，對外公和外婆的反感。對於她把病因單方面歸於兩位老人，我猶豫了一下，決定坦白地說出我的看法。

我說，即使兩位老人真的自私、挑剔、無理、貪圖享受，也未必能壓垮她的媽媽，畢竟他們是父女、母女情分。問題是你媽媽會不會受到更多的不同方向的壓力？比如，你的舅舅是不是壓力？你媽媽多年未盡贍養責任，現在外公外婆不滿意，她如何面對自己的弟弟？你和你爸爸的抱怨，會不會也是你媽媽的壓力源？三方面都是她的親人，她怎麼辦？這三方面壓力交錯、對立，她只能忍耐、自我犧牲；而如果委曲亦不能求全，她內心的焦慮、自責、自罪、無奈等情緒，就可能匯集在一起，成為沖垮她精神堤壩的洪流。

「如果你愛你媽媽，你就先停止對外公外婆的抱怨，把你們這一方的壓力撤掉。」我說。

最後一個因素，是創傷性突發事件。比如失學、失業、失戀、親人去世、炒股失敗等等。不過，突發事件只是刺激因素，不是真正的病因。憂鬱症植根於你的人性深處，即使沒有這個創傷事件，也還會有別的事件，差別只在於爆發的時機不同。當然，如果運氣好，拖個十年八年，自行消失，也未可知。

綜合以上，憂鬱症是多種因素共同作用的結果。它不只是簡單的心理疾病，它的根源是某種異化的生活方式，這種生活方式導致了內心的分裂和背叛。你要戰勝它，唯有用另外一種方式把它矯正過來。

找到病因，對於治療憂鬱症具有參考價值。不過，也不必過於糾結病因、追查病因，否則會製造新的壓力和矛盾，對病情不利。在一個短時間內，僅僅個別誘因，不可能觸發憂鬱症。疾病既已爆發，病因就不再重要，就好像你用火柴點著爆竹，爆竹已經爆炸，你再追究火柴，無濟於事。比如，一個女孩的病因是失戀，即使男友回心轉意，她的病一時也好不了。

至於病癒後怎麼處理病因？這是另一個性質的問題，且留待「憂鬱症患者如何重返社會」的話題再討論吧。

如何準確診斷憂鬱症

「惺惺相惜」，用這個詞來形容憂鬱症病友之間的關係，再恰當不過了。我曾有一個廣西病友，在網上相識，彼此交流病況後，嗟嘆不已。

他的病程長達七年，兩次復發，兩次自殺，受盡磨難。最初，他只是失眠，覺得胸部有壓迫感，醫治兩年不見效。後來，又出現頭疼和頭暈症狀，醫生懷疑是冠心病或血脂問題，進行了血流變學檢查、心電圖檢查、大腦多普勒檢查、核磁共振檢查、胸椎頸椎檢查和肝腎功能檢查等，均正常。於是，又去看中醫、吃保健品、民間療法，百無一效。最後，發展到長期睡眠混亂、頻繁頭痛、胃痛、胸痛、手腳麻木，全身都是病。整整折騰了四年半，直到僥倖碰到一位神經內科醫生，確診是憂鬱症。對症治療，卅天後見效；繼續治療兩年，逐漸康復。

我也曾被誤診過，但比他幸運得多。患病前五個半月，我被當成單一憂鬱症治療，無效，且從中度發展到重度，最嚴重時幾乎呈麻木僵化狀態。後來，找到安定醫院姜濤醫生。他在第二次接診時，即否定了單一憂鬱症的診斷，確診我為「雙相情感障礙憂鬱相發作」，立刻大規模調整用藥。換藥十九天後，沒有任何預兆和過渡，藥物起效，我豁然而癒。就像日出的光芒驅散了黑暗，光明在這一刻驟然到來。

這幾年來我和許多病友交流，發現大多數人都有過一次、甚至多次被誤診的經歷。一次即確診、一兩個月內即治癒的病人，少之又少。

關於「診斷」，《漢語大辭典》是這樣定義的：「從醫學角度對人們的精神和體質狀態做出判斷。」簡單說，診斷就是根據症狀來識別病人所患何病。

鑒於人體科學的未知性和複雜性，診斷完全不失誤是不可能的。和軀體性疾病相比，精神類疾病的診斷更為困難。這是因為精神類疾病發生在大腦內部，不能借助儀器化驗和探查，只能靠醫生通過問診來採集信息，做出判斷，其診斷具有更強的主觀性。

很多人都幻想，能不能發明一種儀器，來測定大腦中缺乏哪一種化學物質，然後對症下藥？答案是現在不能。如果誰說現在就能，那是騙人的鬼話。

二〇一一年十月，中國「第一屆抗憂鬱藥物論壇」在上海召開，會上公布了一個數據：全國地市級以上非專科醫院對憂鬱症的識別率不到20％，憂鬱症誤診率高達50％；即使在上海，綜合醫院的內科醫生對憂鬱症的識別率僅為21％。換言之，將近80％的憂鬱症被誤診或漏診。

準確診斷是治療和康復的前提。這第一步如何走好？

病人該怎麼辦？

準確診斷，需要患者和醫生的合力。

對病人來說，最重要的是面對現實，對醫生如實交代症狀。

有一個朋友，一次見到我，向我訴說失眠、焦慮、沒有胃口，做事提不起精神。我說：「我看你是焦慮伴發憂鬱，去看看醫生吧。」

半年後再見她，骨瘦如柴，面色灰暗。這次，她述說經常徹夜不眠，幾乎吃不下飯，覺得生趣全無。我警告她：「你現在不是焦慮伴發憂鬱，而是憂鬱伴發焦慮了。不要再耽擱，趕緊去看醫生。」

後來，我隔兩天就催問她去看病沒有。她今天推明天，這周推下周，實在推不過，去了醫院。一走出醫院就給我打電話，高興地說：「醫生說，沒事，不用吃藥。」

誰願意有事、吃藥呢？我也放了心。孰料，隔了兩三個月，又接到她電話，語調驚惶，語速遲緩，語多悲苦。我大驚，詳細問過她，急了：「你現在應該到憂鬱症中度了！上次醫生為什麼說你沒事？他到底怎麼說的？」她囁嚅。我追問：「你怎麼和醫生說的？你說了你有自殺意念嗎？」她答：「沒有。」

我明白了：出於對精神疾病的抗拒心理，她向醫生隱瞞或淡化了關鍵症狀，造成誤診。

與此迥異，是病人滔滔不絕，說得太多，掩蓋了關鍵症狀。

中國有病歷記載的憂鬱症病人約三千萬人，而精神科醫生嚴重缺乏，目前只有兩萬人，缺口四十萬人。病人太多，醫生太少，專業醫院醫生分配給一個病人的就診時間，也就五到十分鐘。病人應該在這寶貴的時間裡，抓住重點敘述病情；不要在細枝末節上喋喋不休，誤導醫生。

我曾看到一位病人投訴他的醫生「態度不好」，理由是他在訴說時，醫生屢屢打斷他的話：「挑重要的說！」醫生的態度可能讓病人難以接受，可是，醫生分配給每位病人的時間就那麼多，病人無效的陳述，耽誤自己，也會占用其他病人的時間。

我在看病時，深知這五分鐘的珍貴，事先是要做功課的。我會列一個書面提綱，先概述主要病情，只談事實，不談感想（醫生沒有空閒聽病人訴苦）；如果還有時間，再按照重要性次序抓緊提問，能問幾個是幾個。直到醫生把病歷塞到我手裡做送客狀，嘴裡喊：「下一個」這時，我知道自己該停止了。

醫生該怎麼辦？

醫患溝通是一項技能。誤診發生，病人或有責任，但是，歸根結底，仍是醫生「學藝不精」所致。一個好醫生，應該能夠辨別出病人的自述中，哪些是誇大，哪些是掩飾；哪些是重點，哪些是末節。

典型的憂鬱症，診斷難度不大。但很多憂鬱症狀是隱匿的，或者是不典型的，會和軀體性疾病混淆；在精神類疾病中，憂鬱症、焦慮症、精神分裂症、雙相情感障礙，有時候症狀交叉，也容易混淆。

比如憂鬱症和精神分裂症。有些憂鬱症患者的臨床表現不典型，患者就診時不語不答，顯示社會退縮、意志衰退；如果患者再有妄想和幻覺等，醫生就可能做出精神分裂症的診斷。據估計，約20％的憂鬱症患者因伴隨幻覺和妄想，被誤診為精神分裂症。

雙相情感障礙更為複雜。它是指既有狂躁或輕躁狂發作、又有憂鬱發作的一種情緒障礙。它處於憂鬱相時，和憂鬱症幾乎沒有區別；假如其狂躁表徵不明顯，即呈「輕型雙相」，被誤診為憂鬱症更是常事。

也有一部分雙相病人，因其狂躁的表徵，會被誤診為精神分裂症。

曾有一位朋友經人介紹來找我。我問：「你是憂鬱症？」他苦笑，低聲說：「更複雜。一位醫生，還比較有名，診斷我是精神分裂症。」

他告訴我，有一段時間，他曾經出現過幻覺。走在大街上，突然思維紛亂，許多無意義的聯想奔湧而來。比如，一輛公車開過，他看到是幾號車，就會從數字不可抑制地聯想到很多東西；在大街上，看到車水馬龍，也會無限聯想，感覺外界要加害於他，恐怖得從街上狂奔回家，幾天不敢出門。

我聽了，又把他的全部情況仔細問了一遍，大膽說：「你不是精神分裂症。首先，你的理智是健全的，你對自己的狀況有自知，而且積極求治。精神分裂症患者的一大特點是不自知，不認為、不承認自己有病，更不會主動求助；其次，你說的幻覺，和精神分裂症的幻覺不一樣，只是思維奔逸，因為你還是有邏輯性的。」

他問：「那我是什麼病？」我說：「我判斷是雙相情感障礙，同時合併了一些精神病性症狀。不過，我說的不算數，我們去看醫生吧。」

幾天後，我帶他去安定醫院。他陳述病情時，接診的醫生似聽非聽，但特意問了幾個在我看來不相關的問題：「你喝酒嗎？」「喝什麼酒？」「喝多少？」「上次什麼時候喝的？」「喝成什麼樣子？」然後就埋頭「唰唰」開藥。

我抓住這個時間空當，湊過去，躬下身，小聲問：「大夫，他得的是什麼病？」醫生頭也不抬，答非所問：「回去好好吃藥！」

下一個病人已經進來了。我不甘心，稍大聲問：「他得的是精神分裂症嗎？」

這次，醫生抬起頭，厭煩地、不快地瞥了我一眼（醫生大約是不願意凡人侵入他們的領域的），一字一句回答：「雙相情感障礙伴精神病性症狀！」

安定醫院主治大夫姜濤在診斷和治療上很受患者信任，他在接受我採訪時總結說：憂鬱症、雙相和精神分裂患者，在社會交往、社會適應及社會功能方面的表現是不一樣的。憂鬱症患者更接近正常人，你和他交流，能感受到他和正常人很接近，思路很清晰，他的痛苦體驗也很高；雙相情感障礙患者則有一些脫離主流的表現，有一些精神病症狀摻雜其中；精神分裂症患者基本上沒有正常思路，情感表達很糟糕，完全遊離在正常人群之外。如果為精神疾病畫一個譜系，那麼憂鬱症在最左邊，精神分裂症在最右邊，雙相在中間。從左到右，越來越脫離社會。

交叉複雜的病情，其界線需要細緻的拿捏和準確的判斷，醫生如何做到？姜濤一下子也說不出個所以然來。他是個經驗主義論者，把看病說成是直覺。他說：「要積累經驗，你看的病人多了，心裡就把病人分成許多種類型；看到一個新病人，就能歸到某一類，結合其他相似患者的臨床經驗，就能形成基本準確的判斷。」

話雖如此說，一個臨床醫生，要從理論上升到經驗，從經驗再上升到直覺，談何容易！診斷之大義，差之毫釐，謬以千里，醫生和患者豈可不慎乎！

憂鬱症患者如何用藥

某日，一個慵懶的午後，我無意中在一個網站上瞥到一部漫畫。畫面上，一個人在巷道裡挖掘金礦。他筋疲力盡，離金礦越來越近，只剩下薄薄一層礦壁了，只要再揮一鎬，他就會置身於財富之中。然而，他不知情，放棄了，掉頭而去，垂頭喪氣。黃金永遠被封閉在黑暗深處。

這部漫畫讓我悚然驚覺，一半害怕一半慶幸。對於黑暗中與憂鬱症抗爭的人們來說，這幅畫是一個寓言，它警示你：堅持到底，不要放棄在黎明前的最後一刻！

這是一個信念，同時它需要把手。這個把手就是——堅持服藥，足量足療程。

足量足療程

我們已經知道，憂鬱症是患者大腦中三種神經遞質（血清素、去甲腎上腺素、多巴胺）失衡所致。治療憂鬱症的藥物，大致就是通過改善大腦中三種神經遞質的失衡，改善精神狀況。

經過幾代人的努力，目前抗憂鬱症藥物已經發展到第四代，分成八大類。其中最常用的一類，叫「選擇性 5-羥色胺再攝取抑制劑」，簡稱 SSRIs。

其作用機理是：大腦刺激產生血清素後，神經元又會從突觸間隙中回收血清素。SSRIs 系列藥物的功能，就是有效地抑制神經元對血清素的回收，從而保持其濃度。

也就是說，SSRIs 並非刺激大腦生產血清素，而是減少其被消耗，從而維持大腦中血清素的平衡。

目前，SSRIs 系列共有六種藥，其中最著名的是百憂解（氟西汀）。

廿世紀八〇年代初，百憂解誕生於美國，被譽為世界藥物開發史上一大里程碑。據當時美國報紙報導，許多原本生性膽小或靦腆的病人服藥後判若兩人，增加了自信心，積極參加社交活動。一些美國報刊雜誌甚至稱百憂解為廿世紀的「奇蹟藥」（Wonder drug）。

除了 SSRIs 系列，還有單一作用於去甲腎上腺素的 NE 系列，比如瑞波西汀；有單一作用於多巴胺的 DA 系列，如安非他酮；有雙重作用於血清素和去甲腎上腺素的 SNRI 系列，如文拉法辛；還有針對去甲腎上腺素和特異性血清素的 Nassa 系列，如米氮平等等。總共幾十種藥。

一般來說，西藥發揮作用是「立竿見影」的。可是，抗憂鬱藥是個例外。這是因為抗憂鬱藥作用於大腦，要經歷一段漫長的旅程。實現改善大腦神經遞質的功能，既需要足夠的藥量，也需要足夠的時間。任何一種抗憂鬱症起效，至少需要四到六周的時間，有的甚至需要六到八周。這就是「足量足療程」的由來。

很多患者不知此理，服藥三五天後，發現沒有效果，就失望而停藥；也有的患者堅持服藥一段時間，正面效果沒有顯現，副作用卻先期到來。他看不到前景，又難以忍受副作用的痛苦，中途放棄服藥，何其可惜。

因此，無論選用哪種藥，都必須用足治療劑量。不要期待奇蹟發生，要咬緊牙關，堅持一直到藥物起效。

如何選藥

足量足療程，靠患者堅持。對醫生來說，需要考慮的是如何為患者選藥，以及確定藥的組合。

北京安定醫院姜濤醫生曾對我說，選擇恰當的抗憂鬱藥，關鍵是把握憂鬱症是一種特質性疾病。憂鬱症的臨床表現有多種變異性，不同的藥，藥物特點有差別；同一種藥，用在不同的病人身上，反應也有差別。臨床醫生選藥，既要把握某一種藥的藥性，又要能合理評估它對於病人的效果。

這麼多種藥，能不能說哪個藥更好？姜濤認為，不存在明顯的等級關係，關鍵看藥物對於病人的療效，以及耐受性及安全性。作為醫生要積累臨床經驗，積累用藥的感覺。

廣州醫科大學附屬第一醫院余金龍醫生也認為，藥和藥之間，沒有太大的差別，就看怎麼用。

他撰文稱：「同一種藥物治療同一個病人，有的醫生用起來療效好，並且副作用小，有的醫生用起來不僅療效差，副作用也大。為什麼？經驗使然。有的好醫生，幾十年來長期大量用某個藥物，就會摸透那個藥物的特性，熟知如何將那個藥物的療效發揮到最佳，如何將其副作用減少到最小。」

對醫生來說，技藝高低就在於如何將某種藥的療效發揮到最佳，以及將該藥的不良反應減少到最小。

如何對待副作用

藥物副作用是患者自我救贖之路上的大敵。無庸諱言，副作用確實存在，有的表現為口乾、視力模糊、排尿困難、便祕、輕度震顫及心跳加速等，有的可能引起直立性低血壓、心跳加速、嗜睡、無力等症狀。

不過，副作用也沒那麼可怕。許多患者一打開藥品說明書，就被上面列舉的密密麻麻的副作用嚇倒，不敢吃藥。其實，西藥對於副作用，是「醜話說在前頭」。西藥上市前，要進行多期藥物實驗，只要任何一名患者出現一種副作用，說明書都會把它列舉出來。事實上，出現這些副作用的機率非常低。

患者還應區分不適感究竟是症狀，還是藥物副作用。症狀和副作用往往接近，如果把所有的不適都歸為副作用，患者就可能不堪忍受而中斷治療。

副作用也因人而異、因時而異。副作用的大小和患者本身體質關係很大，與他服藥時的內環境有關，包括心理狀態。當患者身體狀況較好時，他對於藥的耐受性就很好。例如狂躁時很多病人不覺得藥物有什麼副作用，憂鬱時就會覺得很難接受。

我個人的觀點是，對於疾病和副作用，應是「兩害相權取其輕」。無論如何，副作用和憂鬱症對人的精神、肉體的摧殘相比，微不足道。

經常是這樣：當你服藥未見效時，你對副作用感受非常強烈，對所服的藥無比仇視，每一次服藥，都要做心理鬥爭；一旦見效，藥還是同樣的藥，你再看它，就會覺得非常親切。

一位網友留言給我道：「猶記得自己好的那一剎那，恨不得跳起來跑出去擁抱全世界！」當你感受到藥物把你從深淵裡拯救出來，一點點副作用又算得了什麼呢？

換藥和停藥

是不是抗憂鬱藥物統統有效？不是。由於憂鬱症的特異性和患者的個體差異，有些抗憂鬱藥物對某些病人是無效的。

姜濤告訴我，對於單相憂鬱，藥物的有效率比較高，接近70%；如果是雙相憂鬱，單純使用抗憂鬱藥物的有效率可能也就是百分之四五十，甚至更低。

如果一種抗憂鬱藥物療效不佳，或者耐受性不好，就可以考慮換藥。

換藥要特別小心、仔細，考慮到各種風險。舊藥停止服用後，還會在體內殘留一段時間，它和新藥相互作用，往往增強副作用，病人可能會非常痛苦。

這個過程會持續多長時間，因人、因藥而異。比如，舊藥是百憂解，因其半衰期較長，可能持續一個月；半衰期短的藥物，也許需要一到兩周。

因此，換藥時，要緩慢停掉舊藥，等一至兩周後再吃新藥。停藥和加藥，不能一蹴而就，可以從四分之一片開始，一點點往上減或加，避免對身體的過度衝擊。

合併用藥

有的患者，運氣特別糟糕，換藥兩三次都無效果，就可以歸之為難治性憂鬱症。對他們，往往需要合併用藥。

所謂合併用藥，就是把不同系列的藥合併運用，取長補短，形成合力，實現治療效果。合併用藥因其高難度，對醫生的技能和勇氣都是考驗。

醫界對合併用藥有爭議。北京大學第六醫院主任醫師姚貴忠不支持合併用藥。他對我說，合併用藥會加重藥物的副作用；而且一旦起效，不知道是哪一種藥起作用，會影響後續治療。

姜濤則認為，單一的憂鬱症不需要合併用藥，但如果是難治性憂鬱症，合併用藥效果可能會更好。尤其是雙相憂鬱的患者，更需要合併用藥。可以在充分使用心境穩定劑的基礎上，短時間聯用抗憂鬱藥物。

至於各種藥之間相互作用如何處理，姜濤提示，要注意到有一個治療窗口期，即血藥濃度的高低範圍。副反應與血藥濃度的高低呈相關性，只要合併用藥不會明顯升高血藥濃度，超過治療窗上限，就可以估算出哪個藥在起效，哪個藥在增效，何時會出現副反應。當然，這需要對藥物的藥理、毒理有準確把握，尤其是對病人的耐受性有判斷。

如何應對這些複雜的情況？姜濤將其歸之於直覺。

他說，一定要積累更多的臨床經驗，同時更多閱讀臨床循證文獻。醫生見的病人越多，積累的臨床經驗就越多。結合循證醫學的理論指導，把病人分成幾種類型，長期下來，就能找到一些規律，最後形成直覺。

我的用藥分析

最後，來分析一下我自己的用藥經過。

二〇一二年三月，我被診斷為憂鬱症中度偏重。用的第一種抗憂鬱藥是喜普妙（氫溴酸西酞普蘭片）。喜普妙是 SSRIs 系列的一種，是血清素的再攝取抑制劑。服用喜普妙三個多月，足量足療程後，仍然無效。不得已，醫生換了一種新藥——米氮平。

我現在認識到，喜普妙對我無效，可能是兩個原因：一是診斷失誤，選藥缺乏針對性；二是藥量不足。

米氮平屬 Nassa 系列，是對去甲腎上腺素和血清素的二次攝取具有雙重抑制作用的抗憂鬱藥物。醫生啟用米氮平，是試圖從另一個通道用藥，探測效果。換上米氮平後，除了睡眠好轉，情緒和軀體症狀仍然無改善。到了六月上旬，醫生束手無策，勸我住院，接受電擊療法。我不願住院和電擊，於是換了姜濤醫生繼續治療。第一次就診，他給我換上兩種藥：瑞波西汀和碳酸鋰。

瑞波西汀是單一的對去甲腎上腺素具有強刺激作用的再攝取抑制劑。碳酸鋰是一種老牌的情緒穩定劑，是治療雙相情感障礙的傳統藥物，同時對於抗憂鬱藥物具有增效作用。我猜測姜濤給我使用碳酸鋰，出於兩個考慮：如果我是雙相，則起穩定情緒的作用；如果不是雙相，則作為增效劑，助力瑞波西汀。

一周後，我複診。此時藥物尚未起效，姜濤有些著急，又開了一種藥——舍曲林。舍曲林和喜普妙一樣，同屬 SSRIs 系列，但舍曲林不易轉躁，可以和瑞波西汀聯手加強藥效。

在並用舍曲林後第二天，我出現嚴重的副作用。我問姜濤怎麼辦。姜濤回信息說：「堅持，如果實在受不了，就把舍曲林減半粒，一周後加回。」

我想：反正一周後還是加回兩粒，現在減半粒，豈不是浪費時間？於是決定咬咬牙堅持下去。

我現在理解，姜濤治療的最關鍵一步，是正確判斷我處於雙相重度憂鬱期，且生命動力缺乏，因此選用對去甲腎上腺素具有強刺激作用的瑞波西汀，並聯用舍曲林和碳酸鋰，先將我從重度憂鬱中拉出來；然後，及時察覺我出現轉躁苗頭，確信我是雙相，立刻決定停掉做了重大貢獻的瑞波西汀，減半舍曲林，同時加上奧氮平壓狂躁。再過一周，又加上拉莫三嗪防憂鬱，從此治療方案穩定至今。整個過程，行雲流水。

姜濤承認，他的用藥風格偏於激進，也有一些同行不認可他。他這樣做，只是希望病人盡快見效。

很多醫生不願激進治療，是擔心患者不能耐受走上絕路。如果出現這種極端情況，是醫生的失敗。感謝姜濤對我的信任，相信我不會自殺，大膽選藥，恰當組合，為我贏得了寶貴的時間。在他治療的第十九天，藥效顯現。

猶記藥物見效的那一天：如同一個密閉的房間，被厚厚的窗簾遮擋，不見一絲光亮。突然，「唰」的一聲，窗簾被一只手強有力拉開，燦爛的陽光瞬間破窗而入，穿透了整個房間。

雙相是怎麼一回事

我在「如何準確診斷憂鬱症」中提到，雙相情感障礙是一種更難處理的精神疾病，可能和憂鬱症狀混淆，也可能和精神分裂症狀混淆。

雙相是怎麼一回事？先講兩段故事吧。

兩段故事

曾經，我接待了一位前來求助的憂鬱症少年的父親。少年原是武漢一所名牌中學優等生，成績排名年級前五，是上北大的料。豈知在高一得了憂鬱症，求治四年，期間還被誤診為精神分裂症，住院三個月。最後，迫於無奈，家人不得不強逼兒子再次住院，接受電擊療法。

就在預定電擊的那天早晨，可憐的父親一早來到病房，看到兒子已經異乎尋常地起床了。坐在床邊，表情平靜，眼神清澈明亮。父親正驚訝，兒子開口說：「爸爸，我好了。」父親大驚，問：「你怎麼好了？」

兒子指著病房裡的一盆花說：「昨天我看這朵花顏色是灰的，今天看是紅的。」真是喜從天降！父親趕緊把媽媽叫來，一家人悲喜交集。而後，兒子雀躍著給昔日的同學打電話，告訴他們病好了。父母欣慰地看著兒子興奮而流暢地打電話，一掃昨日的畏縮、呆滯。

打電話給自己的同學後，兒子意猶未盡，又把爸爸媽媽的手機拿來，翻開通訊錄，不管三七二十一，逐一撥通，滔滔不絕說起來。

父母親臉上剛剛綻開不久的笑容凝固了。他們覺得不對勁，趕緊去找醫生。跡象實在太明顯了。在少年患病四年後，醫生做出了正確的判斷：正在從憂鬱相轉向狂躁相。醫生立刻調整治療方向，少年逐漸康復。

再說說我自己的故事。上一篇提到，我在經姜濤醫生治療的第十九天，豁然而癒，所有失去的社會功能全部恢復。當天夜裡，興奮地一夜無眠；第二天上午，毫無倦意，去紅螺寺爬山，健步如飛，體力旺盛。

當晚，我發了一個訊息給姜濤醫生，表達謝意。他迅速回訊息，就幾個字：「你來找我看看。」我回信：「好，本周六複診我就來。」他又回信息：「不能等到周六，明天就來，讓我看一眼。」

話已至此，我不能不去。第二天，姜濤醫生見到我，只瞥了一眼，就說：「你有轉相的苗頭，趕緊調藥。」隨後開藥，加奧氮平，停瑞波西汀。當晚，睡眠恢復，逐漸平穩。

我後來一直思索，為什麼姜濤醫生非要我讓他「看一眼」？他看到了什麼？

我猜測，這也許就像我讓記者把稿子拿來讓我看一眼，外人看不出名堂，可我掃一眼就能看出稿子新聞事實夠不夠，有沒有修改基礎。也許當時我的表情、臉色、舉止中，就蘊含著某種信息，姜濤醫生一望便知是否轉相。

雙相的兩極

從上述兩個事例，讀者也許能明白，患者那種興奮、激動、精力充沛，是雙相情感障礙的特質之一。

醫學書籍記載：雙相情感障礙是一種既有憂鬱發作、又有狂躁發作的疾病。狂躁相的特徵是興奮、激動、樂觀、情感高漲；憂鬱相恰是另一極端，是悲觀、呆滯、情緒低落、思維遲緩、運動抑制性。二者可交替循環發病，一個階段化悲為喜，一個階段又轉喜為憂。

臨床醫生們如此概括狂躁相的表現：

一、心境高漲，自我感覺良好，整天興高采烈，得意洋洋，笑逐顏開，有感染力，常博得周圍人共鳴，引起陣陣歡笑。

二、思維奔逸，反應敏捷，思潮洶湧，有很多的計劃和目標，感到自己舌頭在和思想賽跑，言語跟不上思維的速度，言語增多，滔滔不絕，口若懸河，手舞足蹈，眉飛色舞。即使口乾舌燥，聲音嘶啞，仍要講個不停，信口開河，內容不切實際，經常轉換主題；目空一切，自命不凡，盛氣凌人，不可一世。

三、活動增多，精力旺盛，不知疲倦，興趣廣泛，動作迅速，忙忙碌碌，愛管閒事；常揮霍無度，慷慨大方，好為人師；舉止輕浮，常出入娛樂場所，招蜂引蝶。

四、面色紅潤，雙眼炯炯有神，心率加快，瞳孔擴大。睡眠需要減少，入睡困難，早醒，睡眠節律紊亂；食欲亢進，暴飲暴食；對異性興趣增加，性欲亢進。

上海精神科醫生顏文偉，記載過一個典型病例。在此簡述如下：

一九九六年，有一次，情緒明顯憂鬱。然而，突然間，情緒出現好轉，覺得思維變得很快，反應迅速。突然變得喜歡與人打鬧，感覺自己的前程一片大好。還發明了「WC」的手勢。又自稱發明了「小偷可以在下雪天倒穿著鞋作案，這樣就不容易被捉住了」等方法，感覺自己很不一般，話也多起來，行動也多起來。

二〇〇一年，因為工作和戀愛問題，曾企圖自殺未遂。同年七月，由北京某醫院診斷為重度憂鬱症，給服文拉法辛。服藥兩周後，感覺突然好轉，回到部門上班。原來自己不敢走大路，那天晚上，自己就特意走在路中央，不怕見人。晚上亢奮得睡不著，感覺這下自己好了。第二天到部門，到我們同事的辦公室，滔滔不絕地講個沒完，好像自己已經找到了解決問題的辦法，似乎一切都是那麼美好……

二〇〇五年，二〇〇六年，又多次憂鬱發作，仍被診斷為社交恐懼症，反覆住院治療，用帕羅西汀、舍曲林等，效果不佳。二〇〇九年，自行停藥，進行心理治療十個月，效果也不行……

二〇一〇年十月再次憂鬱復發，記得在治療中途，有一段時間感覺良好，精力旺盛，沉迷於釣魚，白天做有關周末釣魚的準備工作，晚上上網看有關釣魚的文章和影片，覺得睡眠需要減少，非常亢奮。甚至還想進行夜釣，想參加釣魚比賽、成為釣魚高手等等。在這段情緒好的時候，感覺生活非常美好，心情舒暢，行動起來爭分奪秒。這樣大概持續了一個月後，感到疲憊，情緒又見低落，乏力嗜睡，早上無法起床，一睡一整天。

總之，在這十幾年裡，多次憂鬱復發。最近幾年，發作越來越頻繁。有時候一個月發作一次，最長不超過兩個月，肯定會有一次情緒低落，四五天到十天左右。情緒低落的時候，沒有精神，不想說話，不想做事，思維緩慢，早上無法起床，自責，擔心，恐懼等等。此後，情緒會突然好轉，這時，感覺一切都沒有問題，自己不比別人差，反而比他們反應快，比他們更聰明，一切都那麼美好，給自己設定了遠大的目標。但是過不了多長時間，又會再次陷入憂鬱和恐懼當中。十幾年來，就一直這樣往復循環，曾自殺未遂一次，住過三次院，受盡了病痛的折磨，沒有辦法逃出這個「魔圈」。

顏文偉醫生指出：這是一個十分典型的雙相患者。很可惜，不少醫生不認識，只知道他是憂鬱症，只知道給他吃抗憂鬱藥，導致患者變成「快速循環型」。

幾個實例

這兩年，我和一些網友，也交流過雙相的表現。時過境遷，對當時自己的種種表現，大家哈哈一笑。

一個網友，二○○○年在哈爾濱冰雪大世界，看到有個四層樓高的由冰堆砌的城樓，城牆上順下幾根麻繩，他認定自己能爬上去，而且非要順著繩子爬上城樓。幾千個遊客沒有一個敢這麼做的。後來他被他弟弟和妹妹拚命攔住了。

某市一個患者，本是一個謙虛謹慎的人，狂躁期屢次要去找市長，和市長面談振興本市經濟的大計，被祕書攔住，一次也沒見成。

一個大學生，生性靦腆。狂躁期間，突然變得非常自大。他自以為悟到了人生的真諦，去食堂吃飯時，就站在食堂臺階上演講。結果被當成精神分裂症押進醫院。治了半年，才發現其實是雙相。

一個內蒙古的網友，二○○九年夏天跑到草原上露營八天，在漆黑的夜裡安睡，以為自己可以應付一切野獸……

值得注意的是，雙相憂鬱未引起臨床醫生足夠重視。有報導稱，37％的雙相憂鬱症患者被誤診為單相憂鬱，長期使用抗憂鬱藥治療，從而誘發狂躁、快速循環發作。

雙相情感障礙與憂鬱症是兩種機理不同的疾病。如果診斷為雙相，就不能只吃抗憂鬱藥，而必須用情感穩定劑，主要是碳酸鋰、丙戊酸鈉、卡馬西平和拉莫三嗪。如果實在過度興奮，還可用奧氮平等治療精神分裂症的藥物，暫時把興奮情緒「壓一壓」。

只要堅持服用足量的情感穩定劑，雙相就不會復發，可以恢復到病前狀態。

如何識別雙相

很多患者病癒後，都會懷念狂躁期那段獨特的生命體驗：心情愉快，情緒高漲，自信心增強，創造力旺盛，工作成績提高……

何以如此神奇？我有一個大膽猜測：人的潛力到底有多大？不知道。平日人的大腦只被開發了5%，而雙相狂躁相時，可能大腦內產生了某種化學反應，大腦潛能突然在短時間內被多開發了一部分，種種超常便發生了……

也許有的讀者會問：這不是好事嗎？我還求狂躁而不得呢！

是的，是好事。但是，天下能有免費的午餐嗎？無數血和淚的事實證明：在狂躁之後，必然有憂鬱；狂躁有多高，憂鬱就有多深。壓狂躁，其實是為了防憂鬱。

關於狂躁，我有一個解釋：人的生命好比一碗燈油，一般來說，每個人擁有的燈油數量都是差不多的（天才除外）。你的生命之燈能燃多長時間，決定於你的火苗有多旺。當處於雙相的狂躁相時，你的生命火苗突然躥高，燭照光亮的旅程；可惜，好景不長，你的生命燈油被消耗得很快，結局便是耗竭……

回顧我患病前後的情況，大致可以推定，二〇一一年的夏天，也就是患病前半年，我可能就經歷了一段狂躁期。那時，精力無比旺盛，雖然每天只睡四五個小時，也毫無倦意；情緒總是高漲，心情總是愉快，思如泉湧，自信從容，一絲不苟，工作順利……豈知潛埋的炸彈即將引爆……

留存下來的，是那年十月我赴波蘭訪問時拍的一組照片。用的是一個小小卡片式相機，但取景、構圖、用光，遠超我平常水平。「攝影的本質是發現。」我回來後洋洋得意地向別人吹噓。

我哪裡知道，這是通往憂鬱之路上的迴光返照呢！

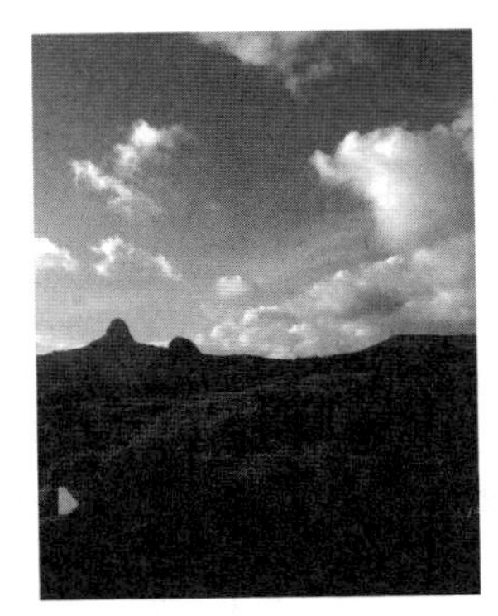

當發展到重度階段，屬於人類的所有快樂、各種慾望，通通消失了。人生不再是新鮮和快樂的旅程，而變成痛苦的煉獄。

好醫生好在哪裡

最近連續接觸了幾個病例，對精神疾病治療的複雜性有了一些領悟。這幾個病例，有的很快治好，也有的波動反覆，或遲遲不見效。我反覆思考，覺得可以用「治療窗」這個概念來解釋。

誤診難以避免

從現有醫學實踐來看，精神疾病藥物的有效性是顯而易見的。這好比拉一下燈繩，「噠」一聲，燈就亮了——吃藥就相當於拉下開關，只要藥物到位，患者的症狀自然就能緩解。

當然，這需要一系列前提條件。比如，燈要亮，必須有電，且線路是通暢的；同理，對患者來說，藥要見效，首先藥物要對症，其次患者要按醫囑吃藥。

但現實總比理論複雜得多。據我觀察，單一的精神疾病並不難治。比如說，單相憂鬱症，即使到了重度，也可按圖索驥，用上一兩種抗憂鬱藥（多在SSRIs系列中選擇），大約六到八周內症狀就能緩解；即使運氣實在糟糕，換上一兩次藥總能見效。然後維持治療幾個月，或可臨床治癒，進入減藥階段。

比較難治的是雙相。雙相之所以難治，首先在於確診困難。雙相在發作之前，大多表現為單相憂鬱，患者很少有狂躁或輕躁狂發作的體驗。很多患者往往在多年後追溯病史時，才會隱隱約約想起自己或曾有過輕躁狂的跡象。也有約五分之一的雙相患者，以狂躁起病，這又會被誤診為精神分裂症。

正因為如此，大多數雙相患者都被誤診過。來自歐美國家的統計資料表明，雙相患者平均要經過八年才能確診。69％的雙相患者曾被誤診為單相憂鬱、焦慮症、精神分裂症、人格障礙和物質依賴等。

其次，雙相即使被確診，治療起來也比單相複雜得多。主要原因在於雙相患者總在憂鬱和狂躁的兩極間遊走或震蕩，假如再合併憂鬱、焦慮、強迫，或者人格障礙、成癮行為，種種症狀相互牽制，治療時就會投鼠忌器，顧此失彼，很難下手。

患者自身情況，也是不能不考慮的制約因素。比如，有的患者肝功不好，或者血糖高，某些藥就不能使用；有的患者體質較弱，對藥物副作用耐受性差，其選擇餘地就會變小。

「治療窗」的概念

由此，我提出「治療窗」的概念。

我認為，一種複雜的精神疾病，如果合併多種症狀，加之患者本人個體情況複雜，其治療的時間和空間就會被限定。

這個治療時空，或可比喻為一個窗口。單一病症的治療窗口較大，隨便怎麼治都能見效；而病症每複雜一分，治療窗口就縮小一分；複雜到一定程度，有限的窗口就會被橫七豎八的木條遮蔽，且時刻在發生變化。一個精神科醫生的高下之分，就在於他能否把握這個稍縱即逝的時機，把藥物投進窗口。

首先，他要能準確識別各種症狀的本來面目（它們經常是隱晦的或含混的）；其次，他必須宏觀把握，通盤考慮，綜合處理各種症狀。要點不可缺，次序不能亂。否則，就會顧此失彼，對沖治療效果。

《史記·淮陰侯列傳》云：「時乎時，不再來。」所謂時機，就是指那種一旦失去，就再也不會回來的那種東西。對於治療精神疾病，時機就是如此重要。

比如，患者本身包括其心理狀態等內環境，就是一個變數。如果他身體狀況佳，活力十足，他對於藥物副作用的耐受性就較好；反之則差。這個時候，對治療窗的判斷，就是看患者體內的血藥濃度範圍。只要合併用藥不超過治療窗的上限，就可以抓住時機，大膽用藥。

用藥是一種藝術

最後我以自己為案例說明這個問題：

兩年前，我患雙相，未能被醫生識別。耽誤半年後，病情惡化，陷入深度憂鬱，幾成麻木僵化狀態。

後來求醫姜濤大夫，他根據我治療半年無效這個信息，猜測我有可能是雙相；又根據我當時的低動力狀態，判斷我是去甲腎上腺素不足。

於是，他先使用對去甲腎上腺素有強刺激作用的瑞波西汀，意在把我從深度憂鬱中提上來，同時試探一下會不會轉躁，是不是雙相；而為了防止可能發生的轉躁，又並用碳酸鋰，以防不測。後者是一種老牌的情緒穩定劑，是治療雙相的傳統藥物，同時有增效作用。

我推測，當時他的考慮應該是：如果我是雙相，碳酸鋰則為瑞波西汀保駕護航；如果不是雙相，碳酸鋰則可作為增效劑，協助瑞波西汀發揮作用。

一周後，我的狀況沒有絲毫改善。姜濤判斷我憂鬱太深，又加上 SSRIs 系列的抗憂鬱藥舍曲林協同作戰。十天後，藥物突然見效，半年的陰霾一掃而空。姜濤見我好轉如此之快，判斷我已有轉躁苗頭，確信是雙相，立刻大規模調整用藥，停掉起了重大貢獻的瑞波西汀，減半舍曲林；同時加上奧氮平壓狂躁。

再過一周，又加上一種偏於抗憂鬱的新型情緒穩定劑拉莫三嗪，以防止壓躁太狠而轉。從此治療方案穩定下來，並逐漸進入減藥周期。

整個過程，對治療窗口的把握，主次分明，先後有序；起承轉合，如行雲流水。

科學的態度就是對未知常懷敬畏之心

我發了幾篇探討憂鬱症藥物治療的文章後，引來一番關於「如何治病」「吃藥不吃藥」的爭論。

類似的爭論由來已久。面對精神疾病，確有很多人反對西醫，反對吃藥看病，主張心理、中醫、針灸、靈修、瑜伽等等，認為這些療法見效快，不痛苦，無副作用，可以治根，永不復發。

比如，有網友評論我的文章說：

從憂鬱症的診斷到治療效果，都極其糟糕！雙相的有一半是誤診！治療效果呢？用醫生自己的話說「用大炮打蚊子」，碰運氣！這是患者的、醫學和社會共同的悲劇！最痛苦的還是患者及其家庭。

我不得不為這個女孩感到悲哀！被醫院扣上一頂「雙相」帽子，等待她的會是什麼？吃藥可以暫時緩解女孩的症狀，但是女孩的現實問題，學業、人際……怎麼解決？停藥後的復發怎麼辦？將來生活中再遇到其他挫折呢……

還有一位網友獻計獻策：

完全不認可醫生的診斷，這麼多藥，越吃越傻，乾脆讓她吃毒藥早死算了。關鍵是解決母女關係！！！母女親密了，孩子高興了，症狀自然會消失。

（筆者註：網友提到的女孩，是我此前文章中提到的一個患者。）

針對以上討論，我一併表達我的看法：

一、現代醫學承認自身的侷限性，承認治療精神疾病的複雜性和長期性。比如，對於憂鬱症，統計指出，治療的有效率在70％。雙相情感障礙則更低些。

這確實不令人滿意，但也不是如上述網友所說，是「極其糟糕」。畢竟，全中國有病歷記載的三千萬憂鬱症患者，大多數是通過西醫治癒的。如果放棄西醫和藥物治療，能否找到其他替代方式？如果不能，那麼暫且不要否定西醫。

二、關於治本。其實，在很多時候，治標和治本，差別不是那麼大。醫學上本來就有「對症治療」和「對因治療」之說，並無高下之分。對於很多疾病，緩解症狀足矣。比如感冒，它是一種自限性疾病，不加治療，一個星期左右也可自癒。治療感冒，只要能緩解頭疼、鼻塞、咽痛症狀就行，何須治本？

三、關於副作用。副作用確實存在，但也沒那麼可怕。因為副作用的機率非常低，並不常出現。副作用的大小，和患者本身關係很大，也與他服藥時的內環境有關。無論如何，副作用和精神疾病對人的摧殘相比，微不足道。因此，在疾病和副作用之間，應是「兩害相權取其輕」。

四、關於復發。精神類疾病治癒後確實容易復發，但並非無規律可循。經驗證明，只要在規定時間段內，嚴格遵守醫囑，堅持服藥，鍛鍊身體，輔之以心理調適，則復發的可能性並不大。

五、概括而言，當下西醫治療精神疾病確實不夠理想，但暫時沒有別的療法可以替代。它是無奈的選擇，也是最不壞的選擇。如果為此否定和放棄西醫治療，只單一嘗試其他療法，後果難測。而勸告患者不去看病吃藥，對己對人，都風險極高。

六、關於療法之爭。我認為，鑒於精神疾病的治療總體水平不高，還有很多未知數，因此不要輕易否定別的療法。更不能為了宣傳某一種療法，不顧事實，誇大自己，貶低別人。

醫學是一門科學。討論科學問題，要有科學的態度，即看到自身的侷限性，以一種開放的、包容的胸懷，以嚴密的邏輯，去探索未知世界，而並非簡單地堅持什麼、肯定什麼、否定什麼。

一句話：所謂科學的態度，就是對未知常懷敬畏之心。

揭開憂鬱症黑箱

憂鬱症是最能摧殘和消磨人類意志的一種疾病，它對人類經濟生活、社會生活和精神生活造成的影響是災難性的。

可是，迄今為止，在世界範圍內，人們對憂鬱症的認識還非常初級。憂鬱症的發病機理、治療路徑、預防預後，仍是一個黑箱。世界各國對於憂鬱症，至多是對症治療，遠不是對因治療，還停留在經驗和摸索的階段。

憂鬱症正離人們越來越近。了解憂鬱症，科學對待憂鬱症，是憂鬱症治療和康復的前提。為此，我和北京安定醫院專事精神類疾病臨床治療的主任醫生姜濤進行了一次對話。

認知

人類對憂鬱症的發病機理，以及對藥物治療憂鬱症路徑的認識還很模糊。

▲您診治精神類疾病廿四年了，這幾年，您感覺憂鬱症患者數量在增加嗎？

比以前大幅增加。有兩個原因：一是診斷標準變化了，過去對精神分裂症的診斷標準過於寬泛，對憂鬱和情緒障礙的診斷標準過於嚴格，很多情緒障礙患者都診斷為精神分裂症，現在就摘掉他們精神分裂的帽子，回歸為憂鬱症；二是這幾年憂鬱症的發病率確實逐年上升，大概以10%的速度在增長。

▲為什麼憂鬱症的發病率逐年上升？

這和社會競爭壓力大、生活節奏快有關。憂鬱症跟外界環境的關係比精神分裂症要緊密得多。

▲競爭壓力、生活節奏本身會造成憂鬱症嗎？

不會。憂鬱症是多種因素綜合作用的結果，有遺傳因素、性格因素以及社會因素。其中決定因素實際上還是生物學因素，即遺傳因素。研究表明，憂鬱症的遺傳度達到80％，就是說，如果你攜帶致病基因，那麼發病的可能性達到80％。

因此，如果你本身有家族史，基因有缺陷；加上性格壓抑、環境壓力大，再遇到什麼大的刺激，就可能爆發憂鬱症。

但也有人得憂鬱症，找不到任何原因。沒有家族史，生活沒有壓力，性格也很好。那可能是存在基因突變。

▲如何判斷一個人有沒有憂鬱症基因？

這不好判斷，因為憂鬱症的基因沒法確定。目前對憂鬱症的認識，還沒能深入到細胞裡面，只停留在現象學的範疇。

▲但目前的研究已經證明，精神類疾病，無論是憂鬱症、雙相情感障礙，還是精神分裂症，都跟大腦的神經遞質有關係？

是的。廿世紀上半葉，研究人員獲得一些憂鬱症自殺者的大腦，解剖後發現三種神經遞質（5-HT、去甲腎上腺素和多巴胺）濃度低於常人。這三種神經遞質非常有用處，它們的功能是在腦細胞之間傳遞信息，掌管人的情緒、意志、欲望、情感等等。

如果這三種神經遞質多了或是少了，就會表現為憂鬱症、雙相或者精神分裂症，以及其他大腦疾病。

不過，這仍然只是對現象的描述。相關性確實存在，但為什麼相關不清楚。憂鬱症的發病機制很複雜，目前僅有一些假說，這些假說都有一些研究結果來支持，但這些假說有時互相矛盾，甚至互相否定。

現在傾向於認為，憂鬱症是一組病因和發病機制不同的異質性疾病，而不是一種疾病。它們各有其發病的原因和機制，無法用一種病因和機制來做出解釋。

▲能不能通過顯微鏡之類的儀器看清楚？

這個東西太微觀了，實際是在中樞神經細胞的細胞器中。它的變化，發生在線粒體、內質網、細胞核裡頭。現在還沒有儀器能觀察它。

▲這方面科研進展不快？

美國在十年前做了一個「腦風暴」，專門研究神經系統，投下了很多錢，最後沒有取得什麼有創造性的成果。

▲有人說，人類對大腦的了解，只是冰山一角。這符合實際嗎？

對。我還聽說一句話：人的大腦中有一百億個腦細胞，宇宙也有一百億顆星星，但目前人類對大腦的了解，還遠不如對宇宙星球的了解。

▲也就是說，我們對憂鬱症發病機理的研究，以及對藥物治療憂鬱症的路徑的認識還是很模糊？

我再打一個比方吧：糖尿病也很難治，如果說當代醫學對糖尿病的認識達到近代的話，對大腦疾病的認識，恐怕還停留在西元前。

診斷

如果為精神疾病畫一個譜系，那麼憂鬱症在最左邊，精神分裂症在最右邊，雙相情感障礙在中間。從左到右，越來越脫離社會。

如果醫學對憂鬱症的認識還這麼粗淺，那麼治療豈不是沒什麼把握？比如，第一步，如何診斷？

診斷確實是一個難題。精神類疾病的診斷，不能靠化驗和儀器，主要靠問診。而問診，主觀性很強。比如，有個大夫他自己得過憂鬱症，他有可能主觀地把好多人都看成是憂鬱症。

憂鬱症和焦慮症、雙相情感障礙以及精神分裂症，有時候因為症狀有交叉，所以鑒別診斷很難。如果誤診，治療效果會適得其反。

在憂鬱症知識未普及前，約20%的憂鬱症患者因伴隨幻覺和妄想，被誤診為精神分裂症。對憂鬱症認識提高後，雙相情感障礙憂鬱發作，又容易被誤診為單相憂鬱發作，就是平常所說的憂鬱症。

雙相情感障礙是指發病以來，既有狂躁或輕躁狂發作又有憂鬱發作的一種情緒障礙。它和憂鬱症雖然都屬於情緒障礙，但在治療原則上顯著不同。

雙相情感障礙的自殺率高於憂鬱症，如果按照憂鬱症治療，一是對抗憂鬱藥物有抵抗而讓人感到難治；二是解除憂鬱後，會導致轉向狂躁，發病頻率明顯加快。發作頻率越快，治療難度越大，患者自殺風險越高。

▲要做到正確診斷，有什麼樣的原則？

首先詳細詢問病史。準確的精神檢查結合其他相似患者的臨床經驗，時間長了就形成基本準確判斷。

比如，憂鬱症、雙相和精神分裂患者在社會交往和社會適應及社會功能方面都是不一樣的。憂鬱症的病人其實更接近正常人，你和他交流時，能感受到他和正常人很接近，思路很清晰，他的痛苦體驗也很高；雙相情感障礙就有一些脫離主流的表現，會有一些精神病症狀摻雜其中；精神分裂症患者基本上沒有正常的思路，情感表達很糟糕，完全遊離在一個正常人群之外。

如果為精神疾病畫一個譜系，那麼憂鬱症在最左邊，精神分裂症在最右邊，雙相在中間。從左到右，越來越脫離社會。

▲那誤診率高嗎？

應該挺高的。像北京、上海、廣州這幾個城市，識別率比較高。一些偏遠的基層醫院，誤診就比較多。

用藥

憂鬱症臨床表現有多種變異性，不同的藥，藥性有差別；同一種藥，不同的病人反應也有差別。選藥時，既要把握某一種藥的藥性，又能合理評估它對於病人的效果。

▲診斷容易出錯，用藥呢？

用藥也很複雜。剛才提到，憂鬱症和大腦內三種神經遞質（5-羥色胺、去甲腎上腺素、多巴胺）的濃度有關。治療憂鬱症的藥物，大都是針對這三種神經遞質開發的。

最早的治療憂鬱症藥物異煙肼的發現，純粹是一個偶然。當時的異煙肼是抗結核病藥物，但在做藥物實驗時，意外發現結核病患者服用異煙肼後會改善情緒。順著這個路徑，第一代抗憂鬱症藥物就被研製出來了。

至今，抗憂鬱症藥物經過不斷改進，已經發展了很多代。比如，單一作用於5-羥色胺的一類藥是SSRIs系列，包括六種藥，其中最常見的就是百憂解；單一作用於去甲腎上腺素的，稱為NE系列，比如瑞波西汀；單一作用於多巴胺的是DA系列，比如安非他酮；還有雙重作用於5-羥色胺和去甲腎上腺素的，是SNRI類，如文拉法辛；還有去甲腎上腺素及特異性5-羥色胺抗憂鬱藥，叫Nassa系列，如米氮平等等。總共幾十種藥。

如果不同類、不同種的藥物，排列組合起來，可能的選擇就更多了。

▲選藥的難度在哪裡？這麼多種藥，如何選藥和確定組合呢？

憂鬱症的一大特點是特質性，臨床表現也有多種變異性；不同的藥，藥物特點有差別；同一種藥，用在不同的病人身上，反應也有差別。

所以臨床醫生選藥還是有難度。就是既要把握某一種藥的藥性，又能合理評估它對於病人的效果。

▲怎麼綜合判斷？

一定要積累更多的臨床經驗，同時要更多閱讀臨床循證文獻。你見的病人越多，積累的臨床經驗就越多。結合循證醫學的理論指導，就能把病人分成幾種類型，長期下來，就能找到一些規律。

▲這麼多種藥，能不能說哪個藥更好？

不存在明顯的等級關係，選哪個都可以，關鍵看藥物對於病人的療效、耐受性及安全性。作為醫生主要還要積累臨床經驗、積累用藥的感覺。

▲藥物的有效率有多高？

一般單相憂鬱的話，有效率還是比較高的，接近70%；如果是雙相憂鬱，單純使用抗憂鬱藥物有效率可能也就是百分之四五十，甚至更低。

▲如果無效，那怎麼辦？

如果這種抗憂鬱藥物療效不佳，或者耐受性不好，就可以考慮換藥。

換藥要特別小心、仔細，要考慮到各種風險。病人可能會非常難受。要具體情況具體分析。

▲您看的病人有沒有兩三個月都沒效果的？

有，當然有。有一些難治性憂鬱症的患者，對於許多抗憂鬱藥物都存在治療抵抗的問題，需要多方位的評估判斷，同時根據既往獲得的臨床經驗，合理選擇抗憂鬱藥物，才有可能改變臨床療效。

▲能不能用儀器測一測，發現病人缺哪一種神經遞質，然後對症下藥？

目前沒有這種儀器。

▲憂鬱症中，有一種類型叫難治型憂鬱。這是什麼因素造成的？

有的是臨床異質性，是基因決定的；還有就是反覆發作治療不當引起的。

▲碰到這種病人怎麼辦呢？

非常難辦。但只要堅持治，多多少少都會有效果。但是療效不好，預後不佳。

我觀察到您喜歡合併用藥。但很多醫生不主張合併用藥，認為這樣做會加重藥物的副作用；而且一旦起效，不知道是哪一種藥起作用，會影響後續治療。

單一的憂鬱症，不需要合併用藥。但如果治療難治性憂鬱症，合併用藥效果可能會更好。尤其是雙相憂鬱的患者，更需要合併用藥。可以在充分使用心境穩定劑的基礎上，短時間使用合理的規定的抗憂鬱藥物。但 SNRI 類的藥物不宜選用，因為這一類藥會刺激病人興奮。

至於各種藥之間的相互作用，要注意到有一個窗口期。你對藥物的藥理、毒理都要特別明確，同時對病人的耐受性有判斷。你還可以問一問病人是不是過敏體質，他的家人是不是也有憂鬱症，吃過哪種藥、藥效怎麼樣。你選藥的時候把這幾方面結合在一起。

▲這很複雜啊。

也不複雜。對醫生來說，積累臨床經驗，熟悉各種藥物的藥理特點及臨床效能，就可以做出全方位的判斷。

很多病人都不願意吃藥。有人就在家硬撐著。不過確實也有人就撐過去了，慢慢就自癒了。

憂鬱症是一種自限性疾病，確實有人不吃藥，一兩個月也能好。不過，這要動態觀察，如果不治療，很可能延宕一兩年就會復發，而且更嚴重。有的人，到了老年，突然得了憂鬱症。你仔細問他，原來他廿多歲的時候就得過。

▲為什麼會復發？什麼時候會復發？可控嗎？

這是個未知領域。憂鬱症復發與大腦神經遞質受體的活動，還有遞質的代謝，以及細胞內生物合成的一些過程有關。

▲這些都是不可知因素？

對，醫生治療憂鬱症及其他精神疾病很多都是未知領域，要積累很多臨床經驗才能對病人復發的預判有一定指導作用。比如，病人問我幾年能停藥，我只能根據病情發展及疾病特點，以及對於藥物的反應，還有社會功能恢復的情況給出一個合理的建議，不能草率決定停藥。

失眠

睡眠障礙也是一種病。失眠有很多原因，也有很多類型。

▲用藥還有一個重要問題是失眠。現在失眠的人越來越多，失眠和憂鬱症之間有什麼樣的關係？

憂鬱症的一個最危險的預測因素就是失眠。長期失眠的病人發生憂鬱症的風險很高。

▲失眠還有哪些危害？

失眠對人體的傷害主要是精神上的，一般不會使人致命。但失眠的人長期處於睡眠不足狀態，嚴重的會引起感知方面變化，如，視野變化、幻視、消化功能和性功能減退、記憶力下降、脾氣變得暴躁、性格改變，也會誘發高血壓、冠心病、中風、糖尿病，對女性還會導致皮膚乾燥、月經失調等疾病。

有時候，失眠也會導致器質性的疾病，還會使人免疫力下降。

很多人不重視失眠。一是聽之任之；二是只要失眠，就吃安眠藥。長期來說，這是不行的。失眠有很多原因，憂鬱症、雙相情感障礙、精神分裂症，壓力、焦慮、興奮、恐懼，都有可能造成失眠。失眠也有很多類型，有的是難以入睡，有的是早醒，有的是睡眠質量差。

▲所以失眠不能隨便吃安眠藥，拿到哪一種就吃哪一種？

對，治療失眠的藥物有很多類型。目前常用治療失眠的藥物有鎮靜催眠藥，包括巴比妥類、苯二氮平類、非苯二氮平類，還有抗憂鬱藥物類等等。僅僅苯二氮平類，就有地西泮、氟安定、硝西泮、氟硝西泮、艾司唑侖等多種不同藥理特點的藥物。

睡眠障礙也是一種病。不能隨便吃藥，要到醫院治療，找到失眠的原因，對症下藥。

醫院、家庭和社會

中國的精神科醫生現在只有兩萬人，缺口四十萬；社區防控基本是空白。不僅僅憂鬱症，雙相、精神分裂症，長期治療、防控和康復都應該在社區完成。

▲您一天要看多少個病人？

每天大約八十個病人左右，一天的門診時間要在八個小時以上。病人看不完，根本下不了班。

▲為什麼會這麼忙？

沒辦法，現在中國的精神科醫生缺口四十萬。目前有執業醫師執照的精神科醫生才兩萬八百人。有很多醫生在做這個工作，但沒有這資質，根本就沒有執照。

▲你一天八十個病人，分配給每個病人的，也就幾分鐘吧？

有很多病人是單純取藥的，也有很多是病情穩定來複診的，這樣的病人比較快。遇到首診的複雜的病人，需要仔細詢問病情病史，至少得十五分鐘。

▲最好的治療是預防。憂鬱症的預防有什麼難處？

所有疾病的防控其實都應該形成網絡防控體系，尤其是憂鬱症。治療的效果總是有限的，重要的是病人自己的預防。這和他的文化程度、家庭關注、社會關注都有關係。只有自身重視，又有家庭支持、社會支持，才能做到個人的防控。沒有一個社會支持系統，光靠患者本人，90％的患者都做不到很好的預防。

▲社會支持系統現在怎樣？

社會支持不夠，政府投入不夠，國民對憂鬱症的認識不足。按道理，對憂鬱症，應該有三級防控。現在都很不到位。

▲哪三級防控？

就是醫院、社區、家庭。醫院只是初級防控，大部分、長期的防控，都得在社區做，在家庭做。現在社區防控基本是空白。不僅僅憂鬱症，雙相、精神分裂症，長期治療重要的防控和康復，都應該在社區完成。

▲如果憂鬱症不加治療，或者治療效果不好，最後會演變成什麼狀況？

一是自殺，二是變成慢性憂鬱。自殺率上升，失業人群多；憂鬱症病人家庭受拖累，社會負擔加重，國家財政也受損失。

我知道有一個統計數據：中國憂鬱症一年總損失達人民幣五百一十三億七千萬元，其中五十六億兩千萬元為醫療費用，此外都是「間接成本」，包括患者因病失去工作或不得不調換工作帶來的損失。

因為憂鬱症自殺而導致的過早死亡，也帶來經濟上的損耗。據測算，農村間接損失為人民幣四十三億三百萬元，遠超城市的八億一千一百萬元。至於慢性憂鬱帶來的後果，就無法計算了。

▲據說憂鬱症患者自殺率非常高。

對自殺率很難有一個準確的測算。反正對於憂鬱症患者，最需要防範的就是自殺。有一種不精確的估計，說憂鬱症病人最後的結局是三個三分之一：三分之一痊癒、三分之一轉為慢性、三分之一自殺。

▲慢性憂鬱會怎麼樣？

病人會持續處於一種社會適應不良狀態，人際交往功能下降，社會功能受損非常嚴重。他的智力可能不會下降，但是認知功能下降明顯，喪失大部分工作能力，天天在家待著，什麼都不能做。

這也可以稱為精神殘疾。這樣的人如果不是一個兩個，國家財政的負擔就大了。

▲有這麼嚴重？

當然。整個社會對於憂鬱症關注不夠，重視不足。即使患者就在我們身邊，我們也不一定能夠意識到這方面的問題，從而患者得不到及時的診治。

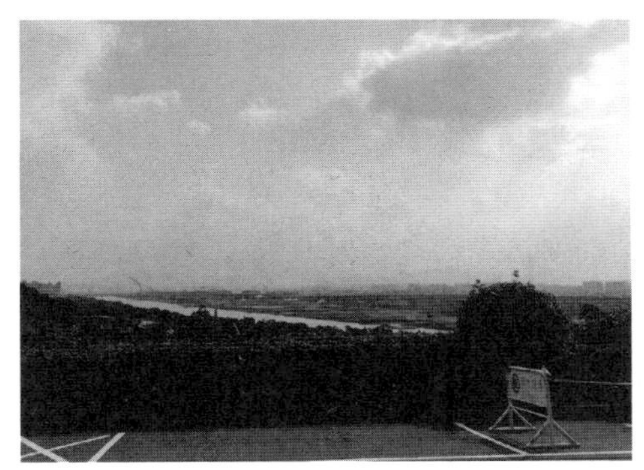

憂鬱症患者所處並非人間。他們好似生活在一個玻璃罩中，外面的世界現實、透明、看得見，卻是隔絕的，猶如太虛幻境。

中篇 CHAPTER

自渡

題記：內心的力量

在上篇題記中，我提到，「他渡」是現代醫學對憂鬱症患者的拯救。中度以上的患者，應該面對現實，相信科學，積極求治，爭取臨床治癒。

但同時，「他渡」又不是孤立的。憂鬱症作為一種身心疾病，既是生化現象，又有心理特性。其症狀表現為海平面波濤洶湧，根源則是海底火山噴發。現代醫學只能臨床治療憂鬱症；要徹底治癒，還需要內心的力量，修復心靈深處的傷口。

這就是說，僅僅「他渡」還不夠，還需要「自渡」。「他渡」與「自渡」合力，才能相互支撐，合力完成對生命的救贖。

基於上述認識，本篇重點從大腦科學原理層面和心理學層面，探討患者如何理解自我，觀照自我，完成精神世界的重建，實現憂鬱症的徹底治癒。

做自己的心理醫生

中國古代智慧有「身心一體」之說，大意是說，精神不是獨立於肉體之外的無形之物，和肉體是對應的。人有一個能產生思想和情緒的大腦，人類的所有複雜情感，都有與其對應的、精巧的生物學機制。

由此推論，憂鬱症是一種身心疾病。它既有大腦的功能性病變，又有心理上的認知誤區。人的基因奠定了生理易感性基礎，再與外界環境發生相互作用，影響到情緒，反饋到自身，從而表現出一系列憂鬱症狀。

概而言之，憂鬱症是一個動態的過程，是一個龐大系統的綜合表現，而不是單獨的基因、神經遞質和心理問題。它不是僅靠藥物治療就能夠徹底治癒的。

藥物治療的有限性

時至今日，現代科學已經能夠大致釐清精神疾病藥物治療的原理。

簡單地說，類似憂鬱症、雙相情感障礙、精神分裂症等等情緒障礙，大多與血清素、多巴胺、去甲腎上腺素等化學遞質有關。某些藥物，可以提高或降低化學遞質在中樞神經突觸間隙間的濃度，從而改變患者的情緒，疾病的症狀也就相應地得以緩解。各種抗憂鬱劑、抗精神病藥、情感穩定劑、抗焦慮藥的生產原理，大體如此。

由此可見，藥物是跳過了產生情緒的外部原因，直接透過化學方法，作用於神經遞質，改善大腦的功能，從而臨床治癒精神疾病。

但是，正如「身心一體」之說，在精神科領域，任何一個症狀背後，都有深刻的心理意義。現實生活中，我們可以觀察到，相當一部分患者即便通過藥物治療改善了情緒，但認知模式沒有改變，心理衝突依然存在，生活中的很多困擾難以解決，就給疾病的復發埋下了隱患。

還有一些患者，他的氣質就是憂鬱和悲觀的，性格基礎易於產生憂鬱情緒。打一個比喻：他的內環境好比一個溫床，雜草滋生其間；抗憂鬱藥物就像除草劑，雖然除掉了雜草，但溫床還在，一遇到合適的環境，依然會雜草叢生。

要徹底治癒憂鬱症，就要斬草除根，同時進行藥物治療和心理治療。

難以打開的內心世界

相比於憂鬱症的藥物治療，心理治療更是一條漫漫長途。無論治療者還是被治療者，只能用自己的內心去體察療效，無法確定何時才是治療終點。

原因在於，患者的內心是一個很難打開的世界。

不是說患者主觀上不願意打開（這種情況當然也很常見），而是客觀上，人的心理有本能的防禦功能。憂鬱作為一種心理疾病，會讓患者更加封閉；不恰當的防禦方式，會構成心理障礙的一個部分，甚至超越其本身。

從心理學理論看，憂鬱症真正的成因在人的內心深處，即性格和人格。有一種觀察認為：憂鬱症患者的人格結構中，有一個嚴厲的懲罰者，這個懲罰者會時時監控他或者她的言行，一旦出現一點點過錯或者失誤，這個懲罰者就會以極其嚴厲的方式實施制裁和譴責。這樣的自我攻擊，會使得他自責自罪、活力降低、自我價值感低下，憂鬱症就會不期而至。

千萬不要以為吃了藥就萬事大吉，自己一定要對自己的痛苦承擔責任。配合醫生，直面內心，以「自知力」和「自我改變的願望」作為依託，對自己的實際產生困擾的問題加以解決，才是自我成長和自我療癒之道。

對人性和人生的覺察和反省，是真正文明的標誌。如果一個人缺乏自我觀照和觀察的能力，不管他在世俗功業上多麼成功，靈魂中的那份孤獨都是最無奈的傷痕。

心理分析師良莠不齊

人性和人心，是微妙和複雜的，決定了心理治療也非常微妙和複雜，比藥物治療更難以把握。

藥物治療是用藥物強行改變大腦的化學環境，從而改善情緒；心理治療則是幫助患者發現內心被扭曲的情感力量，理清來龍去脈，領悟它與自己存在問題的關聯，改善患者情緒，求得身心統一。

因此，一個好的心理醫生，是引導患者生命之船的舵手。他必須有精粹的專業知識，有聰穎的悟性，有冷靜的頭腦，有同理心的能力，有愛心、耐心和良好的心理素質，還應該有豐富的人生閱歷。他經歷的痛苦越多、對生活的體驗越豐富，越能幫助別人。

在現實中，好的心理醫生甚至比好的西醫更加難求。我經歷過三位心理醫生，三種類型，都不成功。

第一位是女士。她自稱經常被跨國大公司邀請去做講師。她坐在我面前，彬彬有禮，腰板筆直，雙膝並攏，兩手交叉放在膝蓋上。我一開口，她就拿出筆來在小本子上畫，一副很專業的樣子。

她先問了我簡單的情況，然後自信地說：「如果你在一個月前找到我，現在病就好了，根本用不著去醫院。」

接著，她開始給我講道理：「人是萬物之靈，和動物相比，人最不一樣的就是有意志。疾病這東西，你硬它就軟，你軟它就硬。要靠意志戰勝病魔。寶劍鋒從磨礪出……」聽到這裡，我接著說：「梅花香自苦寒來。」她一楞，頓了頓，頗有些掃興地說：「對。」

接下來，我就沒興趣認真聽下去。她說的都是些鼓勵的話，正面而宏大。我後來把她歸類為「勵志型」。

第二位是位男士。他頭髮後梳，腦門大而亮，眼睛炯炯有神，顯得智慧聰穎。

他開場先講了個成功案例：某人，因為什麼事情找到他；他如何勸慰，如何有效，對方如何感激涕零。然後，他拿出手機，翻出那個患者發的短信，站起來，繞過桌子走到我面前讓我看。

正式開談，他先問我的情況，然後開始出謀劃策。比如，談到工作壓力大、難度高，他說：「有兩個辦法，一是往上躥一躥，二是往下縮一縮。如果是年輕人，應該加強學習，提高自己，往上躥；像你都四十多了，學習能力已經不行了，那就往下縮。你可以向主管要求，換一份輕鬆的工作。我不相信你在部門裡就找不到一份輕鬆的工作。打掃環境總可以吧？」

話畢，他又非常理解和同情地對我說：「當然了，這話說起來容易，做起來很難。中國人就是能上不能下。可你現在沒辦法，總得面對現實啊。」

談完後，他主動讓我記下他的手機號，說：「再過一星期，你再來找我，向我報告教給你的辦法你做到沒有。如果你能做到，慢慢就能好起來。不然我也救不了你。」

我頻頻點頭，可是出門忘了存他的手機號碼。自然也再沒找過他。

第三位，又是位女士。她屬於「人格分析型」，對我既不勵志，也不按世俗的智慧進行指導，但能夠從我敘述的隻字片語中，敏銳地抓到我性格中的某些特點，拼出我既往生活的一些畫面。其中有的對，有的接近，有的不對，但她自己有著完整邏輯。

不過，聽著她分析，我想，我對我自己知道得更清楚。你分析得再對，只能證明你聰明，對我有什麼用？

當我對她的分析提出異議時，她說：「那是你的潛意識在那麼做。」一說「潛意識」，我就理屈詞窮了。潛意識就是自己不知道的意識，我還能怎麼說？

當我提到我在安定醫院看病，每天吃很多藥時，她充滿同情地看著我說：「你吃什麼藥啊？你有什麼病啊？」

她最後總結說：「你的憂鬱，其實是你潛意識的自我選擇。過去你受過很多傷害，就像你的胳膊被一小刀一小刀拉傷一樣。現在，你是在用憂鬱的方式總罷工，來對你周圍曾經傷害過的人進行報複，讓他們為你著急、痛苦。」

她還說：「我支持你，繼續在這樣的狀態中多停留一段時間，想要脾氣就耍脾氣。到自己想走出來時，你就走出來了。」

對此我不敢苟同。因為即使在潛意識中，也不會有人願意停留在憂鬱狀態的。

其實，不僅中國，在國外，心理諮詢師也是良莠不齊，找到一個好心理諮詢師同樣很難。一個心理諮詢師僅僅停留在釋疑解惑層面，遠遠不夠。無論是談人生大道理，還是克服生活困難的勇氣，心理醫生並不一定比患者出色。患者並非不明白某一個道理，或者缺乏某方面素質，而是他內心有一股無形的狂風，阻礙他發揮自己的能力。

自我療救之道

正因為好心理醫生難求，才會有一句廣為流傳的話：做自己的心理醫生。這是一種現實的選擇。心理治療的要義是直達內心，這條通道只有自己知道。做自己的心理醫生，效果可能更為徹底。

就心理調整而言，其基本手段是用健康的思維方式替代不健康的思維方式。同樣一個事物，用不同的思維方式來觀察，會得出截然不同的結論。積極思維看到好的一面，負面思維只關注壞的一面。後者會比較悲觀，前者則會健康而樂觀，當然也就更加進取。學習觀察事物的積極方面，是一種重要的訓練。

做自己的心理醫生，就要提高自己心理調節的能力，有意識地緩解來自環境的壓力。從更高層次看，是要跳出自身。好比擁有精神中的「第三隻眼睛」，能夠觀察自己情緒的變化，尋找心理擾動的原因，正確應對紛繁複雜的現實。

憂鬱症是人體最為複雜的疾病之一。從基因到大腦到環境，環環相扣，相互反饋。個體在整個環節中的薄弱點，不盡相同卻又各有相似。如此複雜性決定了憂鬱症需要科學、系統的治療方法。

做自己的心理醫生，並非易事。要學習很多知識，包括大腦的科學原理、心理學知識和精神科學知識，並在此基礎上靈活運用，深入內心，觀照自我。

這絕非一朝一夕之功，但如果做到了，將導致人生觀念和價值觀的重塑，甚至成為自我發現和靈性成長的契機。

有一首詩說：

當我真的願意看見自己時
我可能還會痛
但已經不再抱怨
我深知
這痛
只因遇見真實的自己

渡過

曾經那個不懂愛的自己
透過痛
生命正在穿越和成長

我深知
我的內在有一個真正的宇宙
生命裡所有的智慧
都在裡面蘊藏和發酵
我願意
繼續了解和發現未知的自己
不斷與真實相遇
我知道
透過真正地了解自己
我會真正了解生命
和了解宇宙的奧祕

什麼叫「身心一體」

談及心理治療，首先要懂得「身心一體」這個古老的哲學觀念。神經科學家最新研究證明，精神不是獨立於肉體之外的無形之物，而有著以大腦為主體的完整精密的生物學機制。人類的所有複雜情感，都和大腦有著密切的對應關係。

生活在豐富多彩的世界，人們必然會流露出各種情感。情感一旦產生，會喚起各種生理反應。心臟、血管、腸胃、內分泌等都開始工作，並通過皮膚電壓、血壓、心跳、腺體分泌等生理指標表現出來。它們原始、簡單而直接，大部分屬於無條件反射，意志對它們的調節和控制作用是非常有限的。

這些生理反應有著極其重要的效應：它能讓人在刺激發生前，形成必要的生理、行為和精神方面的預準備，在刺激中正確地引導生理、行為和精神活動；還能讓人總結教訓，在下一次同類刺激出現時，做出更好的反應。

具體而言，人體的各個器官，和情緒之間會有什麼樣的對應關係呢？

情緒和心血管

情緒對心血管活動有明顯的影響。例如，憤怒、恐懼、驚慌、喜悅、激動等，均可以導致心率加快、呼吸加速。

這些情緒有一個特殊的功效：喚醒作用。這是一種外在的刺激，能夠引起心血管和呼吸活動增加，促使身體興奮。單調沉悶的環境刺激讓人沉悶，這類喚醒作用則對外界刺激提出警訊，讓人體做好應激預備。

情緒和內臟

下視丘及其邊緣系統，是部分情緒中樞的傳出路徑，它對內臟活動有更為廣泛的調節作用。

中國醫學對此曾有非常深入的觀察和具體描述。例如，中醫很早就描述了五類基本情緒（喜悅、憤怒、憂思、悲哀、驚恐）與內臟活動的關係，並指出過度情緒活動會導致內臟功能受損。

情緒之間還有相互調節的作用。無需開導、暗示等高級認知過程，只需要利用情緒之間的相互作用，就可以調節人的情緒狀態，進而調整內臟功能。例如，痛哭一場就能化解憤怒情緒，適當的驚恐就可以讓狂喜而失態的人恢復正常。

確切地說，不是情緒影響了內臟功能，而是內臟調節本身就是情緒的一部分。在進化史上，情緒和內臟功能可能具有更為基本的聯繫，是環境對機體的直接調節途徑。人類的進化、認知活動的介入，使得情緒具有了更多的行為學色彩。

情緒和骨骼

情緒會影響人的肢體運動，身體語言伴隨著明顯的情緒特徵。成語「手舞足蹈」，就是興奮情緒造成運動增多的例證。人如果悲痛，動作也會顯得遲緩。「狗急跳牆」，是指危險環境在瞬間對運動功能的激發。過度恐懼導致肢體癱軟，也是極端情緒對運動功能的阻滯。

鑒於情緒對運動功能的普遍調節作用，善於觀察的人可以從人們微小的表情和肢體語言，判斷其情緒變化。

情緒對人體會有哪些作用呢？且看心理學史上一些重要的情緒實驗。

情緒實驗一

美國心理學家曾做過一個實驗：先讓一名受試者觀察一個囚犯受刑的過程。醫生用火鉗從爐中夾出一枚燒得通紅的硬幣，放到囚犯手臂上，只聽「嗞」一聲，伴隨著一聲慘叫，囚犯手臂被燒起一縷輕煙。

反覆數次後，醫生把受試者也捆在椅子上。然後從爐中夾出一枚同樣燒紅的硬幣說：「現在要把這枚硬幣放到你的手臂上。」隨後，受試者感覺到有一個熱物落到手臂上，他感到巨痛，慘叫起來。這時醫生們發現，受試者的手臂上出現了一個硬幣大小的三度燒傷疤痕。

實際上，那枚硬幣，只是稍微加了一下溫，根本不可能造成燒傷。那麼這個三度燒傷從何而來？只能認為，是精神意識使肉體燒傷。因為精神意識認為肉體在那樣的情況下應該燒傷，於是就真的燒傷了。這是肉體對外來刺激的被動反應。

這個實驗證明，精神對肉體有一定的支配能力。

情緒實驗二

將一隻小白鼠放到一個水池中。這隻小白鼠沒有馬上游動，而是轉著圈子「吱吱」地叫。它的鼠鬚是一個方位探測器，叫聲傳到水池邊緣後，聲波反射回來，被鼠鬚探測到，以此來判定目標的大小、方位、距離等。小白鼠尖叫著轉了幾圈，朝著距池邊最近的方向游過去，很快就游到了岸邊。

然後，又選了另一隻小白鼠，這次將它的鼠鬚統統剪掉，再放到水池中心。這隻小白鼠同樣轉著圈子「吱吱」叫著，但由於鼠鬚被剪，它無法測定方位。它著急地繼續轉著、叫著，依然無能為力。不一會兒，這隻小白鼠沉到水底淹死了。

心理學的解釋是：白鼠的鼠鬚被剪，無法準確測定方位，不知道水面有多大，自認為無論如何是游不出去的。在這種情況下，它不知道怎麼辦，絕望中放棄了努力，身體力量喪失，結束了生命。

綜上，情緒具有非常廣泛的傳出作用，它對內臟運動和軀體運動都有顯著的影響。

更進一步說，情緒對人的認知活動和行為決策都具有明顯的作用。它改變著行為本身，成為生命活動中的重要一環。情緒活動是高級動物更為普遍和基本的環境適應方式。

大腦和精神疾病有何關聯

越來越多的人認識到，精神疾病是大腦的功能性病變。在人類大腦中，無時無刻不發生著複雜的化學反應，由此形成的各種動態系統，支撐著人類的心境、情感、意志等高級精神活動。

以憂鬱症為例。大腦的不同區域調節著心境。研究者們認為，相較於特定的大腦化學因子，神經細胞間的連接、神經細胞生長，以及神經網絡功能才是影響憂鬱症的主要因素。

最新的腦成像技術的進步拓展了人類對大腦科學的認識空間。例如，專家最近用正子電腦斷層掃描儀（PET）、單光子電腦斷層掃描儀（SPECT）以及功能性磁振造影（fMRI）等，能夠對工作中的大腦進行更深層次的研究；fMRI 掃描可以即時追蹤腦區活動變化；PET 或者 SPECT 可以對特定腦區的神經遞質受體的分布和密度進行記錄和映射。

使用這些技術，可以更好地了解腦區不同部位如何調節心境以及其他功能。

大腦的重要功能區

先對大腦中一些和精神疾病有關的重要部位簡析如下：

杏仁核（Amygdala）：杏仁核是邊緣系統的一部分，深埋在大腦中，和情緒緊密相連，例如憤怒、喜悅、悲傷、恐懼等等。研究指出，當人們開始回憶帶有強烈情感因素的記憶時，杏仁核會被刺激；當人們憂傷或者被臨床診斷為憂鬱時，杏仁核的活躍程度會更高。這種活躍程度的增加，甚至在人們從憂鬱症中恢復健康後依然存在。

視丘（Thalamus）：視丘接收大部分感覺信息，並且將它們傳遞給大腦皮質（cerebral cortex）的對應區域。它涉及精細的大腦功能，例如演講、行為反應、運動、思考以及學習。雙相憂鬱症障礙可能是視丘出現問題導致。

海馬體（Hippocampus）：海馬體也是邊緣系統的一部分，它在處理長時程記憶和回憶中起到主要作用。海馬體和杏仁核的功能有相近之處，正是這部分腦區使人產生了恐懼感。比如，一個人小時候曾經被狗咬，這個恐怖經歷，使他在長大後再次面對犬吠時，大腦還會產生恐怖反應。某些憂鬱症患者的海馬體體積較小，也提示長時期的精神壓力導致其腦區神經細胞受損。

神經遞質和神經細胞間通訊：神經遞質是幫助一個神經元向另一個神經元傳遞信息的化學分子。其工作原理是：每個神經元擁有一個和所有細胞的生長息息相關的細胞體，電學和化學信號的組合為神經元內和神經元間通訊提供可能。當一個神經元被刺激時，它將一個電學信號從細胞體遞送到神經末端，此處化學信號被稱作神經遞質。該信號刺激特定的神經遞質，釋放到該神經元和相鄰神經元樹突之間的空隙中，該空隙被稱作突觸。當神經遞質在突觸間不斷濃縮時，神經遞質分子開始與兩個神經元膜上深埋的受體相結合。

神經遞質一個神經元的釋放，可以刺激或者抑制第二個神經元。如果該信號被刺激或興奮起來，會在這條特定的神經通路上持續傳遞。如果是抑制性的，該信號會被壓制。神經遞質也會影響到釋放它的神經元本身，一旦第一個神經元釋放了特定量的該化學分子，一個反饋機制（由該神經元上的受體所控制）會指揮神經元停止泵出這種神經遞質，並且開始將該遞質吸收回細胞膜裡。這一過程被稱作再吸收（reabsorption）或再攝取（reuptake）。

抗憂鬱症藥物的主要功能，就是在神經元間隙調節這些物質的多寡。很多情況下，這種變化能夠給機體足夠的刺激，以保證大腦更好地行使功能。

多種多樣的神經遞質

科學家們已經鑒定出很多種不同的神經遞質。在此列舉一些在憂鬱疾患中起著顯著作用的神經遞質：

乙酰膽堿（Acetylcholine），增強記憶，並且在學習和回憶中起作用。

血清素（Serotonin），又稱5–羥色胺（5–HT），輔助調節睡眠、食欲、心境，以及抑制痛覺。它和自殺的高風險率有關。

去甲腎上腺素（Norepinephrine），主要作用於血管收縮，提高血壓。它有可能觸發焦慮，和一些類型的憂鬱症相關。它同樣輔助於動機決定和獎賞。

多巴胺（Dopamine），對於運動功能起主要作用。其傳遞異常很可能與精神疾患有關，會產生幻覺（hallucinations）、妄想（delusions）等扭曲的思考方式。

谷氨酸（Glutamate），是一個小分子物質，被認為是一種興奮性神經遞質，在雙相憂鬱症和精神分裂症中發揮作用。碳酸鋰是用來治療雙相憂鬱症的心境穩定劑，研究指出，它對於暴露在高水平谷氨酸中的大鼠大腦起到防止神經元受損的作用。其他動物研究提示，鋰製劑有可能穩定谷氨酸的再攝取，這種機制有可能解釋該藥物如何在狂躁時期穩定心境，在憂鬱時期提高心境。

γ-氨基丁酸（GABA），是一種氨基酸，研究者認為它是一種抑制性神經遞質，有可能平息焦慮。

新的治癒思路

到目前為止，憂鬱症的醫學處置，所依據的原理都是神經遞質理論。此外，科學家也在探究其他治療路徑的可行性。

有研究顯示，在憂鬱症中，大腦中的海馬體起著重要作用，部分憂鬱症患者的海馬體體積較小。一個課題組對廿四名有憂鬱症病史的婦女進行研究，發現她們的海馬體體積平均比對照組小了9％至3％。憂鬱症發作最頻繁的婦女，其海馬體面積明顯偏小。研究顯示，壓力可以壓抑海馬體區新神經元（神經細胞）的產生。可以推論，在憂鬱症中的壓力因素，很可能是導致海馬體縮小的主要原因。

如果海馬體中新神經元緩滯和心境低下有著直接聯繫，這個推論將為抗憂鬱藥物研製指出方向。事實上，目前多種抗憂鬱藥物就是在這樣的理論指導下研製出來的。

問題是，這類藥物有一個共同缺點是：患者至少要服藥數星期乃至更長時間才能見到療效。這就帶來一個問題：如果憂鬱症是因為神經遞質水平低導致，為什麼神經遞質水平迅速增加後，患者並沒有立刻好轉？

答案很可能是：抗憂鬱藥物在改善神經遞質平衡的同時，還可以刺激和增強海馬體的神經細胞的分支生長，只是這個效果只能持續數星期。而心境的好轉只能通過神經生長和新的神經連接。

因此，有一種理論提出，現有抗憂鬱藥物的功能，並非是調節大腦內神經遞質的平衡，而是生產出新的神經元，增強神經細胞連接，改善神經網絡的信息交換。

假設如此，在此思路下研製出專門促進神經元產生的藥物，也許可以更快治癒憂鬱症。

令人著迷的情緒

每個人都能感受到情緒的存在，但很難說清楚情緒到底是什麼。每個人都想擺脫不良情緒，但大多數時候只能被情緒牽著走。情緒有哪些種類？情緒是如何產生的？情緒又怎樣影響自己的身心？如何能把握、控制乃至順應自己的情緒？

情緒雖然無形，但卻是實實在在的存在。

情緒是高等生物的重要中樞功能，是中樞對外界刺激的重要反應形式，同時也是中樞用以控制部分軀體功能和全部內臟功能的重要途徑。

現代科學已經能夠證明，情緒是一種特殊的人類意識，來自於人的大腦。大腦有很多的溝回，就像群山的山谷；情緒、精神就像山谷裡的泉水，汩汩流淌。

有一句話說，「情緒是溝通生理與心理的橋樑」，這是一個形象而生動的比喻。即身心一體，情緒是中介。情緒能夠產生，是靠大腦中一千億個神經細胞在辛勤地工作。它們是情緒背後的物質基礎，創造出人類豐富多彩的精神世界。

先了解一下海馬體區的作用。

海馬體區是大腦邊緣系統的一部分，地位極為重要，其主要機能是主管人類近期主要記憶。它有點像電腦的內存，將幾周內或幾個月內的記憶暫留，以便快速存取。海馬體區在記憶的過程中，充當轉換站的功能。當大腦皮質中的神經元接收到各種感官訊息時，會把訊息傳遞給海馬體區。假如海馬體區有所反應，神經元就會開始形成持久的網絡。如果沒有通過這種認可的模式，那麼腦部接收到的經驗就自動消逝無蹤。

神經科學家發現，控制情緒的半腦是右腦。前額葉皮質（aPFC）負責情緒、感動；杏仁核附著在海馬體的末端，呈杏仁狀，也是邊緣系統的一部分，其功能是產生情緒，識別和調節情緒，控制學習和記憶。

大腦中有兩個「杏仁核體」，它們是一些神經細胞束，位於大腦兩側，處在顳葉下面。它們好像一個協調不同來源信息的網絡中心，收集環境信號，記錄情感含義，在必要時啟動恰當的反應。

研究發現，幼兒自閉症似乎也與杏仁核有關。一項關於穿顱磁刺激（TMS）的研究指出，在人類大腦皮質前半部分不活躍時，人們往往很難控制自己的情緒。

接下來分析幾種主要的情緒。

恐懼

恐懼是一種令人不快的情緒，但對人類生存來說是必需的。人類在童年時期，如果沒有恐懼，就不可能戰勝動物，延續至今。

大腦有一個恐懼中心。美國科學家做過一個實驗：電擊三十二名志願者的雙腳，同時掃描實驗對象的大腦。結果指出，產生恐懼感的神經細胞與產生疼痛感的神經細胞位於大腦的相同區域。這個「中心」獲取來自視丘下部的身體對環境的反應信息（例如心率和血壓），並且與大腦前部的理性推理區域溝通，同時連接「海馬體」——大腦中一個重要的記憶中心。這個恐懼系統效率非常高，以致你根本還沒有意識到發生什麼事，大腦就已經做出反應了。

例如，開車的時候，有一輛車突然轉向岔入你的車道，你在還沒明白過來前就會感到害怕。在你大腦的視覺部分「看到」危險場景之前，恐懼信號已經在你大腦的「杏仁核體」和危機系統之間傳遞。

如果大腦「杏仁核體」受傷，人或動物會喪失這類恐懼技能。這並非好事，對他們來說，世界會因此變得更加危險。緊迫反應是每一種生物能夠在地球上生存的重要法寶。沒有恐懼，人類早就滅絕了。情緒反應的自我平衡具有極其重要的作用。

恐懼還可能是一種基因。科學家通過腦功能成像學研究，發現人的大腦結構中扁桃形結構顳葉，在恐懼、焦慮和害怕中扮演著一個關鍵的角色。在扁桃形神經系統工作的過程中，一種名叫 stathmin 的蛋白質，也叫「癌蛋白18」，會引起人們對恐懼的回憶。

科學家發現，人遇到蛇時會害怕，這種情緒在孩童時代就會有；隨著時間的推移，一些經歷會導致產生新的恐懼回憶，這些都和大腦中的扁桃形結構顳葉過度活躍有關。

如上所述，恐懼的回憶，往往和人類大腦的早期活動有關，都與一種叫 stathmin 的蛋白質有關。之前已有很多證據證明，恐懼的記憶與人類的這種基因具有緊密聯繫，但是科學家還未證實這種基因是否存在遺傳性。

悲傷和喜悅

《美國精神病學月刊》曾發表一項報告，對悲傷和大腦關係進行研究。結論表明：悲傷引起大腦中七十多個區域的活動變化，包括杏仁核體和海馬體、前額葉皮質和前扣帶迴皮質，還有腦島（顳葉下面的一小塊區域）。

快樂也會引起大腦許多區域的反應。美國博士丹尼爾・李維丁所著《這就是你的大腦對音樂的反應》中提到，音樂會使大腦中的許多部位同時參與反應。聽到音樂聲和韻律時，視覺、感覺和運動區會起反應。音樂會勾起對過去經歷的記憶和情感（杏仁核體和海馬體起反應）。假如一首樂曲打動了你，可能是因為它激發了你大腦中的獎勵反應區（伏隔核起反應）。

同理心

「同理心」是指能設身處地從他人的角度，體會並理解他人感覺、需要與情緒的一種人格特質。

「同理心」能力需要大腦幾個區域發揮其正常功能：大腦顳葉末端處理和記憶微妙的語言信號；顳葉和頂葉的連接部分負責記憶事件，做出道德判斷並採取相應的身體行動；前額葉皮質處理「同理心」感受中包含的許多複雜的推理。

愛情

愛情也跟大腦許多部位的活動有關。與愛情深切相關的大腦部位包括腦島、前扣帶迴皮質、海馬體和伏隔核。換言之，這些部位介入了大腦中的情感、感知、記憶和獎勵等等活動。

科學證據指出，愛情果真是盲目的，因為浪漫的愛關閉了大腦中進行推理的部位和杏仁核體。在激情燃燒的情況下，大腦的判斷和恐懼中心也暫時停止工作。愛情還關閉掉「心智化」所需的大腦部位。

宗教

研究結果顯示，宗教情結可能是與生俱來的，即有其生物基礎。宗教信仰是一個很複雜的問題。它牽涉到社會、習俗、文化、政治等因素，也牽涉到認知和情緒，後者則是由大腦主宰的。

我們的大腦中存在著所謂的「信仰分子」——大腦神經傳遞中的血清素。血清素能產生多種錯覺，如幻覺、感知錯亂、感覺自己與周圍世界融為一體等等。血清素含量越高，人就越容易相信神靈的存在。

另外，電刺激大腦中的前顳葉，可能產生宗教上靈魂出竅或昇華的超然存在感覺。有迷幻藥亦會讓人產生類似神聖的宗教感覺體驗。

情緒如洪水，可疏不可堵

二〇〇〇年，我曾經就中國南水北調問題，採訪過時任水利部部長汪恕誠。他對我談起一九九八年大洪水過後中國防洪思路的轉變。

他說，原來治水主要靠修堤築壩，把洪水攔住，是一種「控」的思路。一九九八年大洪水後，意識到洪水是大自然的隨機事件，不是憑人力就能徹底戰勝。於是，新的治水思路從洪水控制轉變為洪水管理，即認識到洪水不僅是災害，在一定條件下也可能變成資源；要給洪水以出路，提高對洪水資源的利用能力，從而緩解水患。

汪恕誠這番話，當時讓我耳目一新，多年後的今天，我仍然記得。

近日，在研究大腦和情緒的關係問題時，我突然悟到：情緒如洪水，可疏不可堵；對情緒，不是要控制、戰勝，而是要把情緒視為一種資源，給情緒以出路，順應情緒，利用情緒。

意志與情緒

什麼是情緒？情緒是高等生物才擁有的主觀認知經驗。它既是一種心理狀態，又是一種生理狀態，和人的感覺、思想和行為綜合相關。

情緒來自人的大腦，是一種特殊的人類意識。大腦中一千億個神經細胞是情緒的物質基礎，創造出人類豐富多彩的精神世界。

情緒多樣而複雜。喜悅、快樂、熱愛是積極情緒；焦慮、憂鬱、悲哀、憤怒、緊張、恐懼是消極情緒。還有一些細膩、微妙、複雜的情緒，如嫉妒、慚愧、羞恥、沮喪、自豪、傷感等。

有的情緒是與生俱來的，幾乎是人的本能，和原始人類的生存息息相關，比如恐懼。有的情緒是後天產生的，必須經過人與人之間的交流才能學會。

無論哪一種情緒，都會對人類的行為產生影響。每個人都希望能夠擁有好情緒，趕走壞情緒。很多時候，人們希望用意志來控制情緒。他們認為：外在因素是自己沒法控制的，比如天氣影響航班起降，供需影響物價等等；而情緒是一種內在、主觀的因素，為什麼不能控制？也許一般人不能控制，意志強大堅定的人不難控制吧？

其實不然。關鍵在於，情緒是建立在生理基礎上的，它和視覺、聽覺、語言、記憶一樣，都是大腦某些腦區產生的功能。如果大腦功能失調，連人的意願都會改變，遑論情緒。

什麼是意志？《心理學大辭典》記載：「意志是個體自覺地確定目的，並根據目的調節自身的行動，實現預定目標的心理過程。」由此可見，意志是人的意識能動性的集中表現，它對人的行為，包括外部動作和內部心理狀態，有發動、堅持、制止、改變等方面的控制調節作用。

那麼，為什麼意志不可以指揮自己的情緒？很簡單：意志不能改變情緒產生的大腦生理基礎，即大腦的功能變化。意志與情緒出自不同的渠道，我們可以用意志指揮我們的行動、言語和思維，但不能任意指揮我們的情緒。

你能指揮自己停止悲傷嗎？你能克制憤怒嗎？有人說可以。其實，你克制的不是憤怒，而是克制了表達憤怒的表情、言語和舉止。憤怒還在，而且因為被你克制、延擱和累積，而越發強化了。

再如，一個人因失眠而焦慮，他想克服焦慮，努力讓自己睡著，結果適得其反；運動員在賽場上很緊張，他告誡自己不要緊張，結果越告誡越緊張，動作更加變形。

別以為你能命令你自己。

如何順應情緒

在大多數時候，人類與情緒搏鬥是徒勞而愚蠢的。情緒像洪水，一旦產生，就有了一股勢能。越阻擋它，它越會累積起來，變成更大的能量。

所以，不要試圖控制和消滅自己的不良情緒，而要順應情緒，尊重情緒的自然規律。

日本心理學家森田（1874——1938），曾創立「森田療法」，主要適用於強迫症、社交恐懼症、廣泛性焦慮、驚恐發作等，其精髓是八個字：「順其自然，為所當為。」森田還曾總結出情緒的五大規律：

一、任何一種情緒，只要不對它追加新的刺激，經過一個過程後會自然衰減。「時間是最好的療傷劑」，就是這個道理的體現。

二、任何一種情緒，如果反覆重現，人就會慢慢適應，情緒也會隨之減弱、消退。譬如身處一個惡劣環境，剛開始情緒很糟糕，時間一長，習慣了環境，煩躁就會自然消滅。「如入鮑魚之肆，久而不聞其臭」。

三、任何一種情緒，經過宣洩便可能衰減消退。譬如憤怒經過發洩，便能夠平息一些。

四、有些情緒，譬如對愛的渴望，如果得到滿足就可能衰滅消退。

五、如果對情緒硬加處置，不斷添加新刺激，反而會蓄積成更大的破壞力量。

森田的研究，貫穿一個基本精神：順應情緒的自然規律。或聽任其隨時間流逝，或任其反覆出現而麻木，或宣洩它，或滿足它。相反，如果和情緒正面衝突，試圖戰勝它，就會產生更大的情緒。

比如，你在競爭中失敗，已經很痛苦、焦慮。你對自己的狀態不滿，試圖克服而不得，不但痛苦沒減輕，又為自己的軟弱無能增加了新的苦惱。

回到本文的標題：情緒如洪水，可疏不可堵。順其自然，因勢利導，就可以指引我們走出負面情緒的泥潭。

如何管理自己的情緒

身體健康和精神健康

人的健康分兩種，身體健康和精神健康。一般人平常都只關注身體健康，只有在失去精神健康後，才體會到精神健康更加重要。甚至可以說，沒有精神健康就沒有身體健康。精神衛生是全球性重大公共衛生問題。

世界衛生組織（WHO）公布過一組數據：全球大約14%的疾病可歸因為神經精神障礙，約有十億人正在經歷心理、神經、精神疾病的影響。而在世衛組織二〇二〇年疾病總負擔預測值中，精神問題排名第一。

WHO 發布的十條健康指標中，前四條都與精神衛生有關。

一、有足夠充沛的精力，能應付日常生活和工作的壓力，而不感到過分緊張；

二、處事樂觀，態度積極，敢於承擔責任，事無巨細不挑剔；

三、善於休息，睡眠良好；

四、應變能力強，能適應環境的各種變化。

相應的，心理不健康，會有以下表現，且呈現逐漸發展的態勢：

一、經常處於內心衝突中，體驗到各種不良情緒（如厭煩、後悔、懊惱、自責等），且不良情緒持續一個月以上，還不能自行化解。

二、因為不良情緒存在，影響人際交往，工作效率下降。

三、不良情緒繼續發展，出現多疑、焦慮、憂鬱、強迫、迫害妄想等現象，嚴重失眠，社會功能下降，大腦功能下降。

四、這些不良心理現象，發展為病症，表現為憂鬱症、焦慮症、強迫症、雙相情感障礙、精神分裂症等等。

前兩者，如果患者能夠及時發現，也許可以通過轉變環境，減少壓力，調節情緒，抑制向更糟糕狀態下滑，逐漸恢復精神健康。

培養好的情緒

在自我調節中，最重要的是管理自己的情緒。

什麼叫情緒？情緒是大腦心理活動的外在表現，與機體生理功能密切相關。情緒是連接心理與生理的橋樑，好的情緒會讓內分泌活動良好，免疫力強大，自主神經平衡，機體代謝旺盛；壞的情緒會導致自主神經功能紊亂，內分泌活動失調，免疫力下降，從而發生高血壓、高血脂、動脈硬化、心律失常、冠心病、中風等病，乃至形成癌症腫瘤。

簡單地說，你覺得心情愉快，積極樂觀，能應對壓力，樂於助人，食欲良好，睡眠良好，這情緒就是正面的。反之，就是負面情緒。

總之，威脅現代人健康和壽命的，已從細菌、病毒、理化、生物等外在因子，變成緊張、焦慮、急躁等內在的情緒失常和心理衝突。修心養性，學會自我調控情緒，越來越成為養生的重要手段。

除了正確對待生活和工作上的困難及挫折，還要學會運用心理學的知識，去解脫自己，戰勝挫折，快速恢復一時失常的心理平衡。

具體怎麼做？結合自身治療以及心理建設的經驗，我提出以下建議：

第一、一定要擠出時間來鍛鍊身體

情緒不是一個封閉系統，身心一體，管理好身體是管理好情緒的前提。

適度的戶外運動是預防憂鬱症的天然藥物。運動鍛鍊可以促進腦內有益化學物質比如腦內啡的分泌，這種物質可以使人心情振奮，精神愉悅。其他研究也發現，鍛鍊可以改善諸如驚恐障礙、心理創傷和其他焦慮性心理問題。

運動鍛鍊還能改進自我形象，得到團體成員的幫助，分散對日常憂慮的過分關注，提升處理問題的自信心。這些都有利於改善情緒。

第二、密切觀測睡眠，努力保證足夠睡眠

失眠是憂鬱症最常見的預測性因素，長期失眠者發生憂鬱症的風險很高。科學研究表明，如果長期睡眠不足，智商會下降10%到15%，等於從正常人變成輕度智障。盡量不熬夜，只要有條件，努力保證健康高質量的睡眠。

第三、科學管理日常事務

面對紛繁複雜的日常事務，要學會分類，確定輕重緩急。天下只有四種事：緊急且重要的；緊急但不重要的；重要但不緊急的；不重要也不緊急的。很多事，走一步看一步，先走好眼前這一步。下一步的事，下一步再說。不必太未雨綢繆，不要用無謂的事情占用有限的大腦內存。

第四、學會釋放壓力、調節情緒

每個人對壓力的適應能力不一樣。要學會自我調節，疏解內心壓力，釋放情緒，建立自己的心理調節方式，比如唱歌、聚會、做義工等等。無論什麼樣的方法，只要適合自己，都能在一定程度上有助於精神健康。

第五、學會取捨，學會放下

人生就是不斷地放棄。有些事情，是註定不可能做好的，我們無法控制，也無法影響。對這類事，想亦無益，不想最好。樂天知命，等候命運的決定。

對於不可挽回的事情，要堅持隔離式思考。一碼歸一碼，不要將不相關的事情混同考慮，免得滿盤皆輸。

有一個潛水艇理論：潛水艇分成相通但相互隔離的多個船艙，一個艙進水了，就把它封閉起來，潛水艇還能航行。這個損失是可以承受的，不要因為一個艙進水，就驚慌失措，影響大局。

在日常生活中，遇到一個大的麻煩，確實解決不了，就在大腦中把它封閉起來，暫且擱置。只要不影響大局，讓時間來解決這個問題。

第六、尋找精神寄託

當人們面對無法解決的困境時，信仰可以令其堅定。面對痛苦絕境，有信仰的人能夠承受更多。從心理學的角度看，宗教之所以產生，就是因為人們的脆弱，承受力有限，需要尋找強大的精神寄託。

總結一下培養好情緒的方法：適度鍛鍊，足夠睡眠，科學管理，自我放鬆，學會放下，尋找寄託。

調整認知，重建心靈

我們已經知道，治療憂鬱症必須藥物療法和心理療法雙管齊下。相較於藥物療法，心理療法更加複雜，門派眾多。如行為療法、森田療法、暴露療法、精神分析、系統減敏、放鬆訓練等等。

認知療法是當前全球範圍內應用最廣泛的心理治療理論學派之一。最早在廿世紀五〇年代，美國臨床心理學家 Albert Ellis 創立合理情緒療法；此後，Aaron Beck 於一九六〇年又創立了認知療法。

思維決定情緒，情緒源於想法

所謂認知，就是人們看待世界的方式；更深層次則是一個人的心態和信念。認知療法的理論基礎，概括起來就是一句話：思維決定情緒，情緒源於想法。即任何一種情緒，都是外界環境刺激、機體的生理變化和人體對外界刺激的反應三者相互作用的結果，而認知過程又起著決定的作用。

人所有的情緒都來源於認知和思維。情緒緊跟思維，亦步亦趨。有什麼樣的認知，就會有什麼樣的情緒。當情緒消沉時，思維會被無法擺脫的消極感所籠罩。如果消極思維根深蒂固，形成條件反射，則成為慣性思維。認知、感受和行為將相互作用，形成一個不斷循環的迴圈。

認知療法的實質，就是學會用健康的思維方式替代不健康的思維方式。讓你分清楚，你的痛苦感受哪些來自事實，哪些是由於思維誤判所致。也就是說，你的感受很可能不是真實的，而是你的扭曲、不合邏輯、不切實際的思維造成的。

以上是原理層面。如果從操作層面下定義，認知治療就是通過修正個體的認知評價和思維模式，來緩解不良情緒和行為。這是一種需要患者積極參與的處置模式，用以指導患者學會識別、監控和消除與當前刺激相關的錯誤想法、信念和自我解釋，提供新的更具有適應性的「認知——行為」模式。最終目標是讓患者成為自己的治療師。

改變心態

一個人對事物的認知，到底會對自己產生多大影響？答案是：大到你無法想像。不論你採取何種認知，它都在潛移默化地影響著你和你的生活。

幾乎所有憂鬱症患者都認為：他是全世界最倒霉、最無力的人；他正陷入某些棘手可怕的問題而無力自拔；他的消極情緒是合理必然的，也是不可避免的。

其實，大約在兩千年以前，希臘哲學家愛比克泰德就說過：「人的煩惱並非來源於實際問題，而是來源於看待問題的方式。」你可能覺得不快樂，也許你還能為自己的不快樂找到具體原因：家庭不幸福、童年缺乏愛、生活環境混亂、貧困……這些想法肯定會有一些真實的成分，畢竟世界是不可能美滿的，人生總是會遇到各種挫折，甚至面臨毀滅性的災難。人的基因、童年痛苦經歷也確實會影響思維和情緒，外界環境、冷酷的人際關係也確實會攪亂人們的思緒——但這一切並非主要原因。

認知決定情緒，而情緒決定情感。腦科學的研究成果還表明，情感能激起右腦的興奮，認知能激起左腦的興奮。情感對人的認識和活動具有動力作用。積極的情感是人們認識和活動的內驅力，而消極的情感卻是阻力。

鑒於以上認識，認知療法旨在幫助我們改變心態，甚至還可以改變自己基本的價值觀和信念。不僅情緒會得到調整，你的視野還會更開闊，甚至工作起來更有動力。它帶給你的變化是巨大而持久的。

美國內華達大學戴維．安東努喬博士、威廉．丹頓博士和克里夫蘭醫療中心的古蘭德．德內爾斯凱博士，多年來一直圍繞認知療法進行研究。他們曾合著一篇文章，標題是《憂鬱症治療的心理療法和藥物療法對比：挑戰傳統觀念，用事實說話》文章運用他們長期追蹤獲得的數據，得出了一些和傳統觀念截然不同的結論：憂鬱症病因中，遺傳影響只占16％；新型心理療法，尤其是認知療法的療效並不比藥物療法差，而且對某些患者來說，它的效果似乎更好；採用心理療法治療的憂鬱症患者在康復之後更容易保持效果，復發率比採用純藥物治療的患者低得多；心理療法不僅可以治療輕微的憂鬱症，還可以治療嚴重憂鬱症。

這些結論雖尚不能完全被驗證，但仍可鼓舞人心。畢竟靠藥物來改變大腦內化學元素的失衡，是在使用一種破壞性的力量，而認知療法讓人們看到了一種靠內在力量治癒的可能性。

現代醫學已經能夠大致看出，憂鬱症可能是大腦化學物質失衡所引起的。最近有研究表明，認知療法也許真的可以改變大腦化學物質。美國一些科學家最近用正子電腦斷層掃描儀，觀察兩組患者大腦的新陳代謝情況在治療前後是否有任何變化。這兩組患者一組只接受認知療法（不服藥），另一組則只接受抗憂鬱藥物治療（不接受心理療法）。

實驗的結果是：藥物治療組中的患者在好轉後，研究人員發現他們大腦的化學物質產生了變化，這是意料之中的。讓人驚喜的是，認知療法組中的患者在成功康復後，他們大腦的化學物質也產生了變化，且和藥物治療組沒有明顯區別。這個實驗讓研究者相信，認知療法可能真的可以改變人腦的化學物質和結構，從而治癒患者。

如何調整認知

認知療法的主要代表人物貝克（A. T. Beck），系統介紹過認知療法的原理和方法。他認為，個體的認知結構由淺入深依次分為：自動思維（某種情境誘發的大腦中迅速湧現出的想法）；認知扭曲（包括任意推斷、選擇性概括、過分概括化、全或無等）；功能失調性假設（個體對於事情所持有的態度、信念或者行為準則）；圖式（早年發展中獲得的相對持久的穩定的認知結構）。

貝克認為，情感障礙的發生與病人早年經驗形成的圖式有著密切聯繫，它存在於病人潛意識中，不易被察覺。一旦有某種不良生活事件發生，大腦中便會湧現大量負性自動思維，上升到意識層面，從而導致不良情緒和行為的發生。

據此，貝克認為，對憂鬱症病人的認知行為治療，主要應聚焦於導致憂鬱的消極思維，從而修正不同水平上的認知評價，發展意識層面的理性思維，並強化積極行為模式，改善不良適應性行為。這樣，認知、行為、情緒、生理四個層面形成良性互動，使得情緒和行為模式向積極和理性層面螺旋上升，達到治療目的。

落實到具體操作步驟上，第一步是**認識自我**。可指導來訪者自我監測自己的日常活動，量化評估自己的愉悅感和成就感，然後制定循序漸進的任務計劃，活化其退縮行為。研究發現，這些行為活化策略對緩解憂鬱非常有效，並且給患者者創造了識別與修正負性認知的機會。

第二步是**觀照內心**。憂鬱的產生與個體近期的緊迫生活事件密切相關，治療師應該與患者通過討論、評估和識別，發現來訪者的錯誤應對策略。在此基礎上，指導患者如何用積極方式表達和宣洩負性情緒，重新思考、計劃和審視，建立積極的應對模式。

第三步是**學會解決問題的技能**。憂鬱症患者往往缺乏充足的技能，用一種僵化的模式來解決問題，因此需要通過利弊分析、成本效益分析等方法，提高患者的適應性，探尋解決問題的最佳辦法。

憂鬱症患者總會有很多人際關係問題需要處理。通過行為技術的有效處置，有助於提高其基本的社會技能，增加人際之間的社會支持和親密感體驗，降低社會退縮的傾向。

總之，認知行為治療的重要部分是識別負性自動思維，挑戰認知扭曲，發展新的積極思維模式，進行認知重建，提高病人對情感反應的自我控制。

近卅年來，國內外對憂鬱症認知行為治療進行了大量臨床實踐及實證研究，發現認知療法對憂鬱症輕中度患者的療效與抗憂鬱藥療效基本等同，且復發率較低。有報導稱，認知治療的療效可以維持八到十四年。目前西方國家制定的憂鬱症臨床治療指南，已將其列為一線治療方法。

當然，認知療法又是一個個性很強的療法，需要治療師和患者形成「一對一」治療方案，很難制定標準化模式，也難以預料治療何時見效、何時可以結束。目前，心理學對認知治療發生作用的機制，認識依然有限。這些都是需要在未來進一步探究的。

病癒後如何重返社會

心中的疤痕

廿世紀六〇年代，美國心理學家曾經做過一個實驗：募集十位志願者，告訴他們，該實驗旨在觀察人們對身體有缺陷的陌生人的反應，尤其是面部有疤痕的人。

化妝師首先在每位志願者臉上畫了一道血肉模糊的傷口，並用鏡子讓他們看到可怕的自己。隨後，心理學家收走了鏡子。

過了一會兒，心理學家又說，為了讓傷口更逼真，需要再塗抹一些粉末。事實上，化妝師沒再塗抹任何粉末，而是用濕棉紗把假傷口徹底擦乾淨了。

不知情的志願者們被派到各個公共場合，回來後，他們向心理學家陳述了各自的經歷。他們的感受出奇地一致：陌生人對他們驚訝、厭惡，缺乏善意，總是很無禮地盯著他們的臉。

這個實驗的結果甚至讓心理學家也很震驚：人們關於自身的錯誤認識，竟然如此深刻地影響他們的感知。他們的臉上本沒有疤痕，只因將「疤痕」刻在心，才會感受到外界異樣的眼光。

換句話說，所謂外界的眼光，只是你內心的投射。

這個心理實驗對於憂鬱症患者應該是有啟發的。許多患者病癒後重返社會，最擔心的問題是：人們將如何看待自己？是好奇、同情、憐憫，還是歧視？

都不是。事實上，每個人都有自己的生活，沒有人那麼重視你。你所理解的別人的態度，其實是你對自己的態度。如一句西諺：「別人是以你看待自己的方式看待你。」

如果你為此忐忑惶恐，需要改變的是你的內心。在這個世界上，只有你自己，才能決定別人看你的目光。

打消病恥感

接下來，我以自己為例，說明如何戰勝內心的畏懼。

這種畏懼確實曾經存在。記得病中，同事帶我去看某大型醫院一位著名神經內科醫生。這位和藹的女士在家中接待了我。她向我講解了一些知識，囑咐我盡快好起來。「別拖久了，拖久了不好，」她猶豫一下，「怕嚇著你……病在身上，總得找一個出口，搞不好會轉成癌症……」

後來，又談到康復問題：「憂鬱症患者有一種『病恥感』，害怕和人接觸；越怕和人接觸，病越好不了，惡性循環。重返社會很難。」

不過，事實證明，病癒後重返社會沒這麼艱難。

二〇一二年七月十九日，我用藥見效後當晚，向胡舒立（財新傳媒總編輯，本書序作者）報喜。第二天上午，舒立即安排我去辦公室。儘管猶豫、忐忑，我還是一咬牙，邁出了重返工作崗位的第一步。

這是重要的一步。坐在久違了五個半月的座位上，看著辦公桌乾淨、整潔，一如舊日；同事們看到我，簡單問好，並無特別的關注。

午飯時，我把病中的經歷和感受說了一遍。王爍（財新傳媒主編）饒有興味地聽完，說：「你應該寫篇文章，標題叫『地獄歸來』。」

當晚，我想起王爍的話，信筆一試。儘管五個多月沒寫東西了，我高興地發現，思維功能並未受損，甚至更好。

這篇文章對於我重返社會起了重要的作用。通過它，我告訴朋友和同事，為什麼我消失了數月。從此，大家不必再有好奇和猜疑；我也不必再費口舌解釋。

我知道，很多患者特別忌諱提自己得過憂鬱症。他自己諱莫如深，同事朋友們在他面前也只能小心翼翼，假裝不知道。演戲太累，給自己、給他人都無端增加了很多壓力，何苦？

沒什麼不好意思的。首先，這不丟人；其次，即使丟人，大家忙於生計，誰顧得上你？即使有幾個閑人盯著你，他們的興趣又能持續幾天？

不能撤除之手

最重要的，不是別人的眼光，而是自己如何長期保持身體狀態的平穩。

憂鬱症痊癒是一個漫長的過程，千萬不要以為大腦解除了抑制就萬事大吉。未來的路還很長，藥物治療只能把你從陷阱底部撈上來，接下來會怎麼樣，就看你自己了。

首先，堅持吃藥。一般來說，藥物見效後，還要進行維持治療。

世界衛生組織推薦的最短療程是半年。我認為，為了保險起見，輕度憂鬱最好維持治療六個月以上；中度憂鬱九個月以上；重度憂鬱十五個月以上。

很多人認為，抗憂鬱藥吃多了會上癮，這是一個誤解。藥物研究證明，抗憂鬱藥沒有成癮性。之所以要長時間服用，是因為保持大腦中神經遞質的濃度，暫時離不開抗憂鬱藥物。

憂鬱症復發率很高，復發後治療將更為困難。發作一次的患者，復發率為50％；發作兩次，復發率為75％；三次發作，復發率幾乎是100％。

我多次對病友打過一個比方：就像一個人，本來能直立行走，患了病，站不直了，要往後倒；這時，需要有一隻手（藥物），撐住他的後背，讓他能夠站直並繼續往前走；這隻手不能輕易撤，要等他恢復了自然站立和行走的功能後，再慢慢地、一點點地撤除。一旦發現他有些搖晃，就要立刻再次撐住，不然前功盡棄。

我知道很多患者，就是因為迫不急待地停藥，導致復發。尤其是一些女患友，明知停藥的後果，為了生孩子，鋌而走險，鑄成大錯，後悔莫及！

鍛鍊是一種生活方式

和堅持服藥幾乎具有同等作用的，是堅持鍛鍊。

運動鍛鍊對緩解憂鬱、焦慮和其他慢性心理障礙有很好的效果。二〇〇五年，美國哈佛大學曾經專門研究過這個課題。他們發現，經過三個月的嚴格運動鍛鍊，患者的憂鬱症狀有明顯改善，與接受抗憂鬱藥物治療的效果相似。對中學生的研究也發現，參加運動鍛鍊多的同學，憂鬱症狀相對較少。

其他研究也發現：鍛鍊可以改善諸如驚恐障礙、心理創傷和其他焦慮性心理問題。

研究者推測，運動鍛鍊可以促進腦內化學物質如「腦內啡」的分泌。這種物質可以使人心情振奮、精神愉悅。

運動鍛鍊還能改進自我形象，分散對日常憂慮的過分關注，提升對所遇問題處理的自信心。這些都有利於情緒的改善。

鍛鍊的好處實在太多，無須多言。這我想介紹一點兒心得：為了便於堅持，千萬不要把鍛鍊變成一個苦差，對其望而生畏。

不必太約束自己每天一定要鍛鍊多少時間、每次鍛鍊一定要出汗等等。要求太高，就堅持不下來。輕鬆點，隨意點，選擇一些簡便易行的方式，比如快走，隨時隨地可以進行。哪怕每次只能鍛鍊短短十分鐘時間，日積月累，必有所成。當慢慢形成習慣，鍛鍊成為你生活的一個組成部分，就不需要「堅持」了。

重建心靈

記不清何時何地，我讀過一句話，大意是說：一種病痛，本身就包含著治癒的力量。這句話給過我很大的啟發，它是對憂鬱症康復之路的生動寫照。

到目前為止，治療憂鬱症，藥物是首選方式。但不必迴避，藥物治療有很多侷限性：其一，只治標不治本；其二，有副作用；其三，需要長期維持治療；其四，存在治療無效的可能。

因此，藥物治療只是一種最不壞的方式，儘管其作用是決定性的，但自己的努力不可或缺。一個患者痊癒的程度，決定於他在多大程度上能夠遵從內心，重建自己的生活。

我看過一個憂鬱症電視專題報導，其中有一段說：憂鬱症也是有積極意義的，它能讓你在人生中的某一階段，停下快速前進的腳步，盤點一下人生，以便將來活得更好些。

今日看來，這個說法是有道理的。病程中，一個人會暫時失去很多社會功能，但大腦從未停頓思考。既已陷入人生最低谷，就沒有必要粉飾和虛誇，而可以直面內心，用手術刀解剖過去，梳理人生的成敗得失。當再沒有什麼可以失去的時候，轉機就將到來。

一個正常的精神世界，應該有屬於自己的價值體系和精神建構，有包容異見的氣度；能獲得良好的社會支持系統，又能獨立地擔當，不到萬不得已不違背自己的良知；同時，還能夠看清人世間的紛繁喧擾，以真誠駕駛著熱情，又以泰然超越了焦慮，敢於在自己的生活中選擇、放棄和承擔一些東西。

假如能做到，就會無所畏懼；曾經承受的一切，就不會白費。與憂鬱症的遭遇，將成為你重塑人生的契機。

心理諮詢是怎麼一回事

近日，就心理諮詢問題求教於一位業內朋友。心理學博大精深，我研習多日，只是一知半解，不得其門而入。幸友人不棄，誨我不倦，令我茅塞初開。今錄在茲，作為個人求知道路上的一個坐標，亦或可對其他有興趣的朋友有所助益。

心理治療「對人不對病」

精神疾病患者的症狀，好比海面上的大風大浪，原因是海底有火山在爆發。醫學處置只是撫平海面上的風浪，心理處置則是要找到海底的火山口，徹底解決問題。

▲你是心理諮詢師，但我首先想問問你對西醫治療精神疾病的看法。我知道有一些心

理諮詢師是反對用藥的，認為藥物治標不治本、有副作用等等。你怎麼看？

我不排斥藥物處置這條路。我也不認為心理治療可以解決一切。比如遇到精神分裂症病人來諮詢，我是要轉診的；中度以上的憂鬱症患者，我也囑咐他要配合用藥。從心理治療到藥物治療，從社區醫院到專科醫院，應是協同的系統。不同的患者，在不同的階段，可以用不同的治療方式，甚至可以組合治療。這才是科學的態度。

我經常做這樣一個比喻：疾病發作的時候，患者的種種症狀好比海面上的大風大浪；風浪的根源，則是海底下有火山在爆發。醫學處置只是撫平海面上的風浪，至於海底下火山爆發，它管不了。心理處置，則是要找到海底的火山口，從根本上解決問題。

如此說，西醫治療精神疾病，治好了，只是臨床治癒，把症狀消除。當然這也非常重要。如果海面上波濤太洶湧，你就沒法進到海底。所以先要用藥物處置，等波濤小一點，心理治療才能入手。

我不希望把藥物治療和心理治療對立起來。對於精神疾病患者來說，用什麼方法治療不重要，重要的是人好起來。

西醫治療精神疾病，依據的原理是：精神疾病大多是大腦內神經遞質失衡所致，醫學處置就是用藥物來調節大腦內的化學平衡。我想問，精神疾病心理處置的原理是什麼？心理學承認大腦疾病的生理基礎是神經遞質失衡嗎？

藥物處置和心理處置屬於兩個體系，兩條路完全不同，不應該簡單地用這一種去套另一種。兩者的科學原理也是完全不一樣的。

西醫的神經遞質理論，我可以接受。但我感覺，西醫針對的是病；而心理治療針對的是這個人。在症狀之外，還有一個軸是人格，是人格成長。心理治療是兩者兼顧的。

西醫治療的原理，現在基本明確了，至少有了一個方向。但心理治療的原理，比較複雜，說不清。有時候就是一種感覺。可能需要自己積累。積累到一定程度，看一眼就知道是怎麼一回事。

舉一個例子。我曾遇過一個病人，是憂鬱狀態。但是讓她來諮詢的痛點，是糾結於不知道未來的路怎麼走。整天糾結著，有點像強迫思維。

因此，諮詢的時候，我跟著她談，就談不下去。看到她第一眼，產生了一個感覺，覺得她很乾枯。廿來歲的姑娘，按道理正年輕有朝氣，可是她那麼乾枯，活力在流失。我意識到她可能有憂鬱的問題，就反饋給她：「你好像水分在流失。」聽到我這句話，她流淚了，本來凝固的情緒開始流動了。

憂鬱症患者如果情緒動起來了，就已經在好轉。但這是怎麼發生的，我說不清。我只是跟她建立了一個關係。

她是不是覺得，你說中了她的心思，於是你們產生交流，就可以進行下去了？

起碼我們不會在那些強迫思維上轉了。那些糾結無意義，是她在憂鬱狀態下的表現。如果她的憂鬱解決了，糾結的具體問題自然好辦。只在思維這個層面跟她解釋沒有用。

如何積累直覺

心理治療很重要的一步，就是你能不能和來訪者建立良好的關係。

說到這，我想起艾瑞克森的一段往事。作為心理治療大師，艾瑞克森被譽為「廿世紀最偉大的溝通者」，他治療中很大一部分，都花在和患者建立溝通上。

曾經有個病人，住院多年，不和任何人說話，沒有人能夠知道他在想什麼。一天，病人在院子待著，艾瑞克森走到他面前，突然把他的衣服脫下來，翻過來重新給他穿上；然後，把自己的衣服也脫下來，翻過來穿上。這一瞬間，病人對他露出從未有過的笑容。然後，艾瑞克森拍拍他的肩膀說：「現在，把你的事情告訴我吧。」從此，這個病人開始和他說話。至於治療，則是後來的事情了。

這是典型的溝通問題。你知道，認知療法的媒介是語言。對語言能力發展後才形成創傷的人，認知療法是有用的。但是對在語言前期，即不會說話的時候就受到創傷的人，只能用非語言的方式來治療。

我理解艾瑞克森的這個病人，應該是在語言前期受過創傷，因此你和他說什麼都沒有用。艾瑞克森後來和他同頻了，才能建立溝通。

▲那艾瑞克森為什麼用反穿衣服的方式來同頻呢？反穿衣服象徵著什麼？

這個不知道。可能因為他的特殊經歷，他會有一些特殊的天賦。這就是我剛才講的，可能就是一個感覺、直覺。心理治療很重要的一步，就是你能不能和患者連接上。

心理治療很多時候只是靠主觀感受。它不像生理問題那麼清晰。

▲如果這樣，是不是你們平常在工作中也充滿了困惑？比如，你在這一步，並不確切

地知道下一步該怎麼走？對於能不能治好患者心並沒有把握？

當然，心理治療沒有標準答案。我們也不是神仙。

不過，我有一個同事說，心理諮詢師應該像一個不倒翁。在治療的時候，兩個人都倒了，是不行的。至少，諮詢師可以讓來訪者看到，即使治療無效，諮詢師還能站起來。這本身也有治療作用。在同樣惡劣、不舒服的狀態下，他發現你還活著，就知道自己也能活著。這是一個無言的支持。

你發現你不是孤獨的，還有人跟你在一起，這本身就是治療。

▲你剛才提到的感覺、直覺，可以學習嗎？

我們每天都在學習，從大量個案中提高經驗。至於直覺，我覺得每個人都能有，只是平時沒有開發它。學習、體驗、觀察，慢慢你就會形成感覺。

再說具體些。心理學有一個名詞叫「體現認知」（Embodied cognition），簡單地說，是指生理體驗與心理狀態之間有著強烈的聯繫，生理體驗可以「刺激」心理感覺。反之亦然。

我曾經接待過一個憂鬱的來訪者。她是被人強行帶來的，情緒很抵觸，不肯說話。我首先想和她建立關係，在這過程中，我感覺到我的胸口又熱又堵，像火一樣燒。這就叫體現。我明白了她有不想表達的東西。這時候和她說啥都沒用，因為她的情緒通道都被堵死了。

▲這可以用科學來說明嗎？

最初我也覺得很詫異、震驚，因為這違背了我們的教育背景。但是隨著訓練、個案的增多，我這方面的感覺越來越清晰。其實我們都有這個能力，只不過自己沒有注意，缺乏訓練，慢慢湮沒了。

▲後來怎麼樣了？

我對她說：「你的情緒在我胸口體現出來了。」她說：「是的，我堵得慌，什麼都不想說。」從這時，我倆才開始建立了關係。

我說：「那你就回去，把你的怒火宣洩掉，咱們再說別的。」我建議她去找到讓她憤怒的人，把該說的話說出來。她按我說的去做，後來有了比較明顯的好轉。我再和她談話，就能夠進行下去了。

童年創傷和感情缺失

一個人的童年創傷，被一層層防禦所覆蓋，最後終於被擊穿，表現為心理障礙。

說到這裡，我還是想問：心理學認可大腦疾病的生理基礎嗎？比如你剛才說的，一個人的童年創傷，被一層層防禦所覆蓋，最後終於被擊穿，表現為心理障礙。這時，他的大腦是否會有生理改變？也就是說，他表現出的心理障礙，是否會有生理基礎？

兩者並不矛盾。心理學絕不否定社會基礎、生理基礎。一個人病了，內在外在的因素都會有。

我再舉個比較典型的例子，一個雙相障礙個案。他病發時會打他媽媽，吃了多年的藥。他的家族，也有好幾個人憂鬱。慢慢隨著諮詢深入，我發現，遺傳當然是一個解釋；但這個家族，從祖輩開始，就沒有愛的能力，給不了下一代感情的東西。這些孩子就各自發展出一些保護的本領；再到下一代，有吸毒的，還有其他各自的補償方式；再到第三代，就有憂鬱、強迫的問題等等。我覺得這個家族是缺少溫情的，沒有愛的能力。

▲你的意思是，在這個案例中，作為物質基礎的基因只是表象，實質是感情的缺失？

或者是教養方式吧。

我還遇到過一個恐懼症個案。他到現在也沒結婚。他的症狀是不能見血，地上有個黑點，他就覺得是血，會很恐懼。後來我慢慢發現，他說起來好像有點強迫，其實是在往妄想的方向發展。他一方面表現得很規矩、認真；另一面又很想放蕩、風流。他平常把這一方面全壓下去，但當進入親密關係時，焦慮、恐懼都表現出來了。他的家族中，表弟表妹的婚姻情感都有麻煩。他們小時候都是跟著祖輩長大的，這之中可能有教養方式的問題。

▲剛才你反覆說到「創傷」。是不是說，心理疾患可以理解為小時候精神創傷在成年後的顯性化？

大致可以。其實我們每個人都會有創傷，或大或小。還有一些微創傷。有的孩子天性相對敏感，再加上父母回應不佳，日積月累，對於別的孩子不是什麼事，對於他就可能形成大的問題。

心理治療是系統工程

很多孩子憂鬱也好、雙相也好，其實是家庭問題在他身上的反應。這時候家庭療法可能會有效果。如果父母不參與，孩子很難真正好起來。

▲心理學門派眾多，你屬於精神分析這一派？

也可以這麼理解。精神分析籠統地說，是在潛意識層面工作。這更多是用隱喻的方式來解決問題。比如憂鬱症，其隱喻是不斷攻擊自己，所以極端時會有自殺問題。隱喻被破解後，即意識化後，或表達出憤怒後，他就會有所好轉。

▲心理學還有哪些門派？

一般的心理治療，主要有認知療法、行為療法、家庭治療、精神分析等。

▲什麼叫家庭治療？

家庭治療是以家庭為對象來實施的團體心理治療模式，其目標是協助家庭消除異常、病態情況。家庭治療認為，個人的改變有賴於家庭整體的改變。家庭治療不著重於家庭成員個人的內在心理構造與狀態分析，而將焦點放在家庭成員的互動與關係上，從家庭系統角度去解釋個人的行為與問題。

舉個例子。我曾經做過一次家庭雕塑療法。案主的後背部有很嚴重的病變，但他自己也說不清是怎麼回事兒。我幫他做家庭雕塑的時候，找了六個人，扮演他家的六口人。這六個人並不知道他家庭內部的關係是什麼樣的，只能跟著感覺走。這時扮演他哥哥的那個人，忽然覺得後背特別難受。這個感覺是完全說不清楚的，比精神分析更說不清。的確案主就是後背出了問題。

還有一次，我一個朋友的孩子，在美國得了雙相情感障礙。因為離得太遠，我建議他在當地找一個治療師。他就找了一個家庭治療師。那個家庭治療師見他第一面就說，你們家是不是有人出軌了？確實如此，家庭是一個系統，只是症狀表現在孩子身上。

▲家庭治療就是把家庭當做一個整體，來發現其中成員的創傷？

差不多。很多孩子憂鬱也好、雙相也好，其實是家庭問題在他身上的反應。這時候家庭療法可能會有效果。如果父母不參與，孩子很難真正好起來。

潛意識和催眠

誘導來訪者進入潛意識狀態，把醫生的言語或動作整合進患者的思維和情感，推動人潛在的能力，從而產生治療效果。

▲我知道心理分析門派中，還有催眠療法。這比較神祕，講一講好嗎？

催眠療法是指借助暗示性語言，誘導來訪者進入一種特殊的潛意識狀態，把醫生的言語或動作整合進患者的思維和情感，推動人潛在的能力，從而產生治療效果。

催眠的方法可分為直接法和間接法。直接法就是通過簡短的言語或輕柔的撫摸，使對方進入類似睡眠的狀態；間接法借助於光亮的小物體或單調低沉的聲源，讓患者凝視、傾聽，或以「催眠物」接觸頭或四肢，而施治者則在一旁反覆暗示患者進入催眠狀態。

此時，可根據患者的病症，用正面而又肯定的語言向他明確指出，有關症狀將消失；或進行精神分析，找出其致病的心理根源。治療後，再及時喚醒患者或暗示患者逐漸醒來。

▲潛意識怎樣影響一個人的精神狀態？

潛意識是指人類心理活動中，不能認知或沒有認知到的部分，是人們已經發生但並未達到意識狀態的心理活動過程。

潛意識雖然無法覺察，但它影響意識體驗的方式卻是最基本的。人在幼年時會被動地獲得一些觀念，並不自覺地將這種觀念內化到自己的「系統」之中。佛洛伊德說：「一個兒童如何認知、如何面對世界，以及一些在成人看來微不足道的小事，將深刻地影響兒童的發展，並可能在以後形成精神病的症狀。」如果在兒童周圍有不良影響，它就會潛移默化地潛藏在兒童的心靈深處，引導他的處世態度和方法。

一個人在幼年期是沒有這種分析能力的，催眠則可借助潛意識狀態，找到不良心理問題的源頭，使本人意識到自身存在的非理性或潛意識深處的觀念，並用成年以後獲得的經驗和分析能力，對這種觀念做出判斷，從而達到糾正的目的。

▲被催眠者是睡著了嗎？

不是，催眠不是睡著。被催眠者非常清醒，甚至比平常更清醒。催眠只是讓被催眠者進入潛意識狀態，這樣才可以根據具體情況進行治療。剛才我們提到的艾瑞克森，經常讓患者睜著眼睛接受催眠。

狹義的催眠不是睡眠。催眠分淺、中、深度，會有兩個狀態：一是潛意識打開，但意識是清醒的，只是淺、中度；二是意識不太清醒，這就是深度催眠。一般我們諮詢用淺到中度就可以了。太深了，患者的言語會模糊，就沒法進入進一步的治療。

▲如果被催眠時自己是清醒的，那豈不是說，需要患者配合？

所有的催眠本質上都是自我催眠。如果你拒絕，沒人催眠得了。艾瑞克森被稱為催眠大師，只能說他更容易繞過別人的防禦。

▲患者在催眠中看到的、聽到的、感受到的，是真實的嗎？

你可以把它理解為一個意象，用以引導患者宣洩內心的情緒。當然這麼做要非常謹慎。要看時機。時機成熟了，才能碰，不然效果不好。

因為這需要和患者的互動。他覺得安全，才會解除防禦，互動才有可能；他覺得不安全，你強行帶著他走，他感到更不安全，會抗拒，這就叫阻抗。

對未知保持敬畏

科學的態度，本性的善良，還有專業知識，對於諮詢師來說是最基本的。

這樣看來，心理諮詢是一件非常複雜和艱難的事情。

心理諮詢師也有很多無能為力的時候。你需要去感受到底發生了什麼，你自己有什麼感覺。很多時候你感受不到，因為來訪者會自我防禦。

症狀其實是一種表達，是隱喻的表達。患者無法從正常管道表達，就會用生病的管道表達。我們需要與症狀和解，不是去抗拒它。這樣它就不是威脅性的了。

醫生這一行，一定是越做膽越小。你要對未知保持敬畏，尤其當你面對的是一個人。

作為心理諮詢師，最難的是和來訪者建立良好的關係。心理諮詢其實不是把我的價值觀灌輸給你，而是把自己放空來接受你。

▲一個心理諮詢師最重要的能力是什麼？

好的心理諮詢師，最基本的是人格要健全。個人成長很重要。所以我們一直在學習、體驗，不會停下來。也必須自我成長，否則會在工作中摻雜個人的因素，比如價值感、成就感、自己的情結等等。

我們每個人都不會那麼完善。一個諮詢師，不可能解決自己的所有問題，但至少要清晰地知道，自己哪一塊會有症狀。例如，如果我有同性戀傾向，給來訪者做諮詢時，就要意識到自己這個狀況，做必要的調整。如果你對自己覺察不夠，不但看不好患者，還會把自己的情緒帶給對方，可能給他帶來二次創傷。

總結一下：科學的態度，本性的善良，還有專業知識，對於諮詢師來說，是最基本的素質。

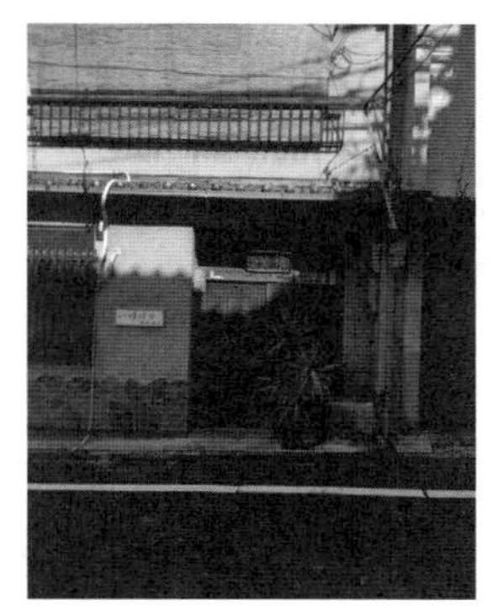

精神類疾病並非都是壞事，也會有積極的意義。它讓你停下快速前行的腳步，盤點人生，重新審視自己，從而更自信地面對世界。

渡人

題記：「無窮的遠方，無數的人們，都與我有關」

人的一生都在「渡過」，渴望由苦惱的此岸，抵達理想的彼岸。

在這個旅程中，「他渡」給「渡過」以援手和助力，「自渡」是「渡過」的內在力量；而「渡過」者，如能由「自渡」而「渡人」，則體現為人類溫暖而可親的善意。

出於對生命的感激，病癒後，通過自學和實踐，我開始了「渡人」的嘗試。先是撰寫系列文章，和讀者分享我的體會；便有許多患者及家屬慕名找到我，諮詢一些問題；他們的問題對於我來說是難得的病例，解答的同時，我對精神科學的理解也在逐步加深……

三年來，通過各種途徑找過我的患者逾百名，密切來往者廿多人。本篇的主要內容，便是記載我和患者們的交流……他們在我的心目中栩栩如生，鼓勵和滋養著我。

和患者的交流占去我不少時間和精力，但我樂在其中，我亦視之為責任。

如魯迅先生所言：「無窮的遠方，無數的人們，都與我有關。」

艱難的救贖

抗拒就醫

「你摸摸看，我是不是瘦了？」她指指自己的左肩說。

確實很瘦。這是初夏的五月，她的身軀頂著單薄的衣衫，猶如衣架。我觸碰了一下她的肩膀，又迅即收回手：凸起的肩胛骨太刺手了。

「你看我，瘦成什麼樣了啊？」她悲哀地望著我。

無須回答。我知道，她要的不是答案，而是在索取同情。但同情是廉價的，我決定不予滿足。我說：「你該去看醫生。」

這是她最怕聽的話。「不不，我自己吃中藥調理調理就行了。」她立刻縮了回去，好像被火燙了一下。

記不清這是她第幾次對我訴說。一年，在南京和北京，我見過她兩三次。第一次，她說自己失眠，沒胃口，容易累；第二次，情況嚴重了些，自述每天靠安眠藥才能勉強睡幾小時；經常心慌，每天下班後精疲力竭，想到工作就有壓力。

第二次時，我擔心她是憂鬱症，問了她幾個問題，但從她的回答看，不像。她說，如果工作順利，睡眠也會好一些；工作安排好後，帶女兒出去玩，還是會有高興的感覺；儘管不愛聚會，但如果工作需要，和人交往也沒有問題。

我對她說：「你這是焦慮，可能伴有憂鬱。最好去看醫生。」

「不用，」她拒絕，「是工作壓力太大，我吃中藥調理。如果不用上班就好了。」

又過了半年。這次再見到她，形銷骨立，皮膚黯淡無光，目光幽怨而悲涼。

她說，整夜整夜睡不著，經常覺得自己活不久了。買了一件新衣服給女兒，看女兒滿地亂跑，就辛酸地想：「明年這個時候，媽媽就看不到你穿新衣服的樣子了……」回家做了一頓晚飯，老公誇獎她，又滿心愧疚：「這麼多年為什麼不幫老公、女兒多做幾頓飯？以後沒機會了，後悔也來不及了……」

我不願意再聽，直接給出結論：「上次我說你是焦慮伴憂鬱，現在我認為你是憂鬱伴焦慮。去看醫生。我回到北京，會催問你。」

我推薦給她南京的某位醫生。回北京後，隔一周問一次。她找各種理由拖延。實在推拖不過，終於去了醫院。

這天，上午，她突然來電話。一接通，愉快的聲音洋溢出來：「張進，我看過了，醫生說沒事！」

誰希望有事呢？沒事再好不過。這件事就放下了。

求生的本能

又是幾個月過去了。

一天上午，電話響起，是她。我接通，感覺怪異。電話那頭的她，語調驚惶，語速遲緩。「是你嗎？聲音怎麼變了？」我問。

她悲苦地告訴我，這幾天感覺特別不好，整夜睡不著，全身都難受，什麼都做不了，害怕，絕望，覺得自己活不下去了。

我大驚，說：「怎麼會這樣？你現在至少是憂鬱症中度！上次醫生不是說你沒事嗎？」

我追問：「上次你和醫生怎麼說的？醫生原本說了什麼？」

她囁嚅。我明白了：出於對於精神疾病的抗拒心理，她一定向醫生隱瞞或淡化了關鍵症狀，自欺欺人。

但此時追究沒有意義。我問：「你現在哪？趕緊去看病，還來得及。」

她告訴我，她在湖北武當山上，正和一群愛好中醫的師友切磋技藝。這是她每年都要參加的交流活動。

我說：「你別切磋了，趕緊回南京，不要再拖！」

「再說吧，」她又推諉，「等課結束了，我就回去看病。」

我苦口婆心相勸：「別等了，你看你現在這樣，能上課嗎？他們能幫你嗎？」

她說：「同學們對我非常好。他們說，只有待在團體中，靠大家幫助，才能戰勝自己。他們上課去了，我在房間打掃，能力所及做一些事情，和同學們在一起我心踏實。」

我氣急敗壞：「既然你心踏實，為什麼要給我打電話？你給我打電話想幹什麼？」

「我，我，」她慌不擇言，「我當時不太好，現在已經好了……我沒事了，我掛了啊……」電話發出「嘟，嘟」的聲音。

我再撥，關機。氣得我說不出話來，惡狠狠地想：「不管了，隨她去，自生自滅！」

然而，兩天後，我又接到她的電話。她開口就說：「張進，我在機場。」

「怎麼了？」我問。

她答：「實在堅持不下去了。同學中有一個是西醫，他也建議我去看病。現在他護送我回南京，明天就去看病。」

我長長鬆了一口氣。

人是有求生的本能的。我猜測，在最後關頭，在生命消逝的恐懼體驗中，她選擇了理性。

第二天，她看完病，向我匯報：醫生診斷她為中度憂鬱。這和我的判斷一模一樣。用藥如下：米氮平、草酸艾司西酞普蘭、奧沙西泮。

我放了心。從這幾種藥看，是比較單一的憂鬱症。

我對她解釋：這三種藥中，主藥是草酸艾司西酞普蘭，它是 SSRIs 系列中藥性較強的 5-HT 再攝取抑制劑，用於幫助她修復大腦中 5-HT 的失衡；米氮平也是抗憂鬱藥，有較強的助眠作用，意在解決她的失眠障礙，同時和艾司西酞普蘭合力發揮作用；奧沙西泮是抗焦慮藥，用於減緩她的焦慮狀態。

我對她說：「這三種藥，方向是統一的。說明你是單相，很好治。嚴格按醫囑吃藥，一個月後，你會煥然一新。三年的痛苦，一個月解決。」

面對副作用

本以為她的治療從此步入正軌，康復指日可待。結果證明我樂觀了。

後來得知，她拿到藥後，沒有立刻服用，而是手捏著看了兩天。猶豫不決，害怕副作用，害怕藥物依賴……

終於，鼓起勇氣開始吃藥。從那時起，她天天給我打電話，訴說各種身體反應：頭疼、肩膀疼、肌肉緊繃、心慌、噁心、看東西模糊……

我對她說：「你太草木皆兵了！就算有副作用，也沒這麼快。這些症狀，有些你本來就有，不能都賴給副作用；有些是心因性的，完全是你自己想出來的！」

勸說沒用。每次電話，她都悲苦地訴說副作用，對前景悲觀。大約一個星期後，她堅定地表示：要停藥，改吃中藥、針灸。

我著急了，說：「你吃中藥、針灸我不管，但不能停藥，不然，前功盡棄！」

她不置可否，只是悲苦。我心生忐忑，決定當面勸導。第二天，我搭高鐵，幾小時後到了南京。

她勸阻我前往無果，在家前的馬路上迎接我。我看她神態驚惶，在川流不息的街頭，格外孤單而無助。

進了家，她媽媽看到我，如見救星。當憂鬱症患者的家屬是痛苦的。我和她談話時，只要媽媽走近，她就停住話頭，看著媽媽。媽媽驚惶而窘迫地說：「好好，我走，我走，你們談。」然後急急走開。

我心生憐憫，責怪她：「你看你，把你媽媽折磨成什麼樣子了啊！」

晚飯時間到了。她媽媽留我吃飯。看著她媽媽殷切的神情，我答應留下來。

她媽媽立刻高興地進了廚房。不到一個小時，幾盤幾碟，在桌上一字排開：涼拌黃瓜、紅燒鯽魚、茭白肉絲、蝦仁炒蛋、冬瓜排骨湯。有葷有素，有紅有綠，有涼有熱，有湯有水。雖非山珍海味，卻也熱熱鬧鬧。

這是我有生以來吃過的最好吃的家常菜。

藥效顯現

回北京後，她再沒有和我提要停藥。

但她仍然不忘記經常匯報自己的副作用感受。我視若無睹，既不解釋，也不勸導。抱定一個原則：只要按時服藥，別的都不管。

約十天後，藥效逐漸顯現。她先是胃口好了一點，想吃東西了；然後睡眠好了一點，能夠睡著了；再往後情緒好了一點，不那麼悲觀了……

這天，她又來電話。說到最後，她問我：「張進，你最近怎麼樣？身體好嗎？」最後諄諄告誡：「你自己也要小心啊。」

我覺察到她的變化，問：「你剛才關心我，是出於禮貌，還是發自內心、帶著感情在問？」

「當然是帶著感情的。」她說。

「恭喜你！」我說，「你真的要好了！憂鬱症患者的感情通道是堵塞的。如果你剛才是發自內心關心我，說明你恢復了正常人的感情。藥見效了！」

果然，再往後，她的電話一天比一天少，終於一兩個月都不再來電話。

向。

我很高興。她的身體在康復，生活在重整。不再找我，說明她的精力已經轉到新的方向。

悲苦不再

半年後，在某一個場合，我又見到了她。

一見面，她滔滔不絕。更多是在談工作，得意於自己的業績，感嘆於自己的忙碌。但是，悲苦不再；她神采飛揚，眼水波流轉。

看著喋喋不休的她，我想起了《祝福》中描寫祥林嫂的一句話，多麼吻合：

「然而她心滿足，口角邊漸漸的有了笑影，臉上也白胖了。」

困獸籠中

他是一個典型的中度憂鬱症患者。

我第一次見到他時，他正在自己昏暗的小房間焦躁地走動，像一只籠中的困獸。

在此前和此後很長一段時間，他一直不相信或者不接受自己得了憂鬱症。而從他妻子的敘述判斷，這確定無疑；我去看他的主要目的，是幫助他接受這個嚴峻現實，老老實實去看病。

他是一個高級知識分子，博士，在一家研究機構工作。儘管如此，當大腦被病魔侵襲時，他的思維仍然如弱智般單一，行為如孩童般幼稚。

所幸他病情單一，也不嚴重，接受治療後，一個月便痊癒了。

但他這個病例，仍有很大的價值，具體說明了一個憂鬱症患者，思維和認知是如何被疾病扭曲，從而變得自卑、自責、悲觀、絕望。

在他患病和治療期間，我囑咐她的妻子，不要怕麻煩，每天記載他的思維、行為和服藥後的反應。這一方面有利於他的治療，另一方面可以給其他患者建立信心。

感謝他的妻子，按我的要求做了詳細記錄。徵得她同意，我稍做整理，條列如下。

就醫之前

【第四日‧看不到前景】

他依然情緒低落，從早到晚拉著我問：「你為什麼每天這麼開心，難道你看不到眼前的困難嗎？這個家已經沒法運轉了，我們現在面臨的是生死存亡的問題。」（他所謂「生死存亡」，是指在北京生活養孩子經濟壓力大，這也是最初擊垮他的一大壓力源）

他屢屢說：「我走在大街上，覺得每個人都過得比我好。」

【第三日‧「她是罪魁禍首！」】

他昨天又陷入「不知該做什麼」的焦慮中，讓我找點事給他做。我讓他把嬰兒床拼裝一下。裝的時候，他一塊板子沒拿穩，重重地摔在地上。在旁邊大床上玩耍的寶寶嚇得哇哇大哭。聽到哭聲，他更加心煩意亂，沖著寶寶吼：「哭什麼哭，你除了哭還會什麼！怎麼這麼嬌氣！」

我把他拉到一邊講道理，他說自己都懂，就是克制不住情緒。「我現在很恨她（寶寶），就是她把我們害成這樣的。」

【第二日．「我騙了大家！」】

今天中午，他在我的鼓勵下去洗了個澡（不記得他幾天沒洗澡了）。中午嘗試著工作，但對著電腦坐了不到半小時，就又崩潰了。

「我們不要在北京苦撐下去了，回老家吧。就算治好了病，我也寫不出那些文章。我失業了，沒有薪水，靠你一個人的工資我們在北京根本活不下去。」

「你要相信我對自己的判斷。我是意識到自己能力不足，才生病的。我對你說這番話時，是理智和清醒的，沒有認知扭曲。我們應該早幾年就想到這個結局。」

我說：「你能力不足？那你的同事為什麼都誇你？」

他苦著臉說：「那是他們不真正了解我，被我的表象騙了。」

【第一日・「生活是一盤死棋」】

他一方面對治療持悲觀態度，另一方面覺得即便治好了，自己的生活也是一盤死棋。

「如果我看好了病，還是這樣懶惰，沒有責任感怎麼辦？我還是不能工作怎麼辦？」

儘管我各種開導解釋各種規勸，他還是會隔一兩個小時問我一次同樣的問題。

「我以前就是太隨性了，把時間都浪費在這些無用的事上，才會落得現在一事無成。」

「我想馬上辭職回老家。就算治好了，我們也沒法在北京生活下去了。」

就醫之後

【第一日】

服藥後，疑似副作用有噁心、打嗝、嘔吐、無力症狀。

對於治療，他一直在堅持與放棄之間徘徊，幾次跟我提出想停藥。

（筆者註：在藥物最終見效之前，他對治療都持懷疑和遲疑態度。為了勸他就醫，我和他妻子軟硬兼施，他總算同意了；真正走進醫院，又磨蹭了好幾天。

到了看病這天，一大早，我幫他掛好號，就要去上班，囑咐他耐心等待，別亂跑。想不到他說：「我覺得我還不是憂鬱症，不用看病。你一走我就走！」

我非常生氣，打電話給她妻子：「你快來！我還要上班，沒空替你看著！」可憐他的妻子，要帶四五個月大的孩子，分身乏術，只好不停打電話給他，才讓他留下看病。

醫生果然為他確診為憂鬱伴焦慮，開了抗憂鬱藥、抗焦慮藥，還有短效安眠藥。）

【第二日】

他昏昏沉沉，說話有氣無力，幾乎在床上躺了一整天。我勸了一個小時，他才肯吃晚飯。自述感覺比原來差，失去生活動力，外加視力模糊。

補充睡眠情況：昨晚十點睡，半夜醒了一次，之後再次入睡，今天早上六點醒來。

【第三日】

已沒有第二天噁心、嘔吐的症狀，除了眼睛無法對焦、看東西費力，身體沒有其他不適。感覺睡眠質量比第一天好，中間醒一次後繼續入睡，早上六點半起床。總共睡了不到八小時。

【第四日】

晚上沒睡好，凌晨三點醒後就再沒睡著。感覺頭很重，白天除了吃飯上廁所，其他時間都躺著。

今天開始加藥，早上有那麼幾分鐘心情陰轉晴。

【第五日】

加藥第一天，沒有太多不適感。視覺有所好轉，能看清近處物品，看遠處景物還是有重影。

下午在我的鼓勵下，他居然肯出門散步，走了一個多小時。

晚上睡覺前，我翻出手機的照片給他看，回憶舊時光，他很開心，好像回到從前。這是兩三個月來，我第一次看到他發自內心的笑。

但晚上又沒睡好，三點醒後就再沒睡著。

【第六日】

早上散步一小時。偶有快樂的感覺，但轉瞬即逝。

情緒起起落落，跟和尚念經似的反覆問我：「如果不好怎麼辦？你怎麼知道一定會好？什麼時候可以停藥？我能不能只吃安眠藥？」

晚上從十點睡到四點。

【第七日】

早飯後散步一小時。上午他精神還蠻緊張的，到了下午便漸漸放鬆下來。當時我突然覺得肚子餓，於是拉著他下樓覓食，他提議吃煎餅果子。這算是巨大進步啊！要在平時，他肯定不在狀況上，或是在我耳邊碎碎念要停藥什麼的。

熱騰騰的煎餅剛到手，他一把搶過去咬了一大口。我們還吃了久違的驢肉火燒，他由此憶起孩子出生前的生活。

下午過後，他基本沒什麼焦慮情緒。

但晚上睡眠還是不好，三點醒。他已經連續四天凌晨三四點醒來。

（筆者註：患者想吃東西，有了興趣，產生欲望，就是病情轉好的徵兆。他應該是從第七天開始見效的。速度之快，超出我的預期，可能和他是單一憂鬱症、較易處理有關。多數情況下，需要服藥六到八周。如果還不見效，說明藥不對症，就應該換藥。）

【第八日】

今天繼續出門散步。重影沒那麼嚴重了。褓母休假，他精神不錯，幫我一起帶寶寶。下午還饒有興致地看了會兒電視。

晚上九點多，他突然興奮地跑過來跟我說：「我躺在床上把過去那些困擾我的事又想了一遍，好像也不是那麼糟糕。我突然很想看晚上十點的直播球賽。這是不是說明我好了？」

（筆者註：確實是快好了。從上一天想吃煎餅果子到今天想看球賽，從物質需求向文化需求發展，說明大腦中欲望和興趣的通道正在被打通。）

【第九日】

今天沒什麼特別的變化，昨天的好狀態沒能持續。早上出門散步，我特意觀察他的步伐，還是蝸牛般慢。

【第十日】

今天不知怎麼了，他情緒又低落起來，又躺了一上午。下午我跟他聊了聊天，又好些，還看了場球賽。

睡眠：夜三點醒，之後又睡了，五點醒。

（筆者註：這兩天屬波動，是正常且難免的。）

【第十一日】

情緒還可以，他這幾天每天都會花些時間陪寶寶。

下午做了兩件出乎我意料的事，一是看新聞，二是去公園跑步。不過因為體力不支，不到半小時就回來了。我勸他不管多難，還是要堅持。

【第十二日】

早上他莫名地哭了起來，詢問原因，他說自己找不到關心家人的感覺，不由得黯然神傷。

他問我，以前他是不是一個沒有責任感的人？我安慰說不是的。看來他的自我認同感低，又有些退步。

下午他在天涯上看到一篇文章，名叫《憂鬱症的祕密》。這篇文章略長，他研究了一晚上，越看心情越好。

他說，文中提到的諸多體驗他都有過，例如得病之後，就像有兩個自己在爭奪對他大腦的控制權，一個是天使，一個是魔鬼。他情緒極差時，曾試過用想像天使打敗魔鬼的方法來排解，還蠻有效果。

睡眠狀況：十二點睡著，五點四十醒後接著睡到七點半，能感覺他睡得很好。

【第十三日】

第一次睡了個好覺，他早上起來精神很好。從昨晚到今早的某個時刻，他有一種突然好轉、獲得重生的感覺。

他說，過去三個月就像是一場夢、一齣戲，現在夢醒了、落幕了。這瘋狂的三個月把他的人生清晰地分為三個階段，他感覺自己現在就像個新人。

上午跟他逛商場，明顯感覺他走路比我快，還好幾次停下來等我。

不過下午遇到件煩心事，他心情沒有早上好。我覺得也正常。

【第十四日】

他狀態不錯，早上悠然自得地瀏覽了新聞，下午照常散步、帶寶寶，晚上看了場直播球賽。

睡眠：睡得很好，醒了兩次，又都睡著了。早上起來感覺還沒睡夠。

【第十五日】

一家人在忙換褓母的事，他一遇到類似具體的事情或變動，就會心煩意亂。

他比較困惑的是，現在雖然已不焦慮，但也高興不起來。他試著在紙上列出每天困擾他的事和令他開心的事，但沒太大效果。

【第十六日】

開始考慮孩子以後上幼兒園、小學的問題，覺得毫無頭緒。

我告訴他，不用想太遠，為未來一兩年做好準備就夠了。

【第十七日】

幾乎完全恢復正常，說話做事堅決果斷，不猶豫。

朋友的日記就到這。所謂「好了傷疤忘了痛」，病一好，就不想記了。

不過，還是為她高興！

這個病例的意義在於告訴人們：憂鬱症只要正確診斷，堅持治療，並不難治好。一場大夢，體驗另一種人生而已！

（筆者註：人們在生活中，經常要對自己所處的環境做出認識和判斷。有的符合實際，能很好地指引工作和生活的方向；有的則偏離了現實，以至於做出錯誤的選擇，給自己帶來很多麻煩。這就叫認知扭曲。常見的認知扭曲有：非此即彼、以偏概全、否定正面思考、感官過濾、過早下結論、誇大或縮小、情緒推理、亂貼標籤等。）

花香

「叮咚……」，手機上跳出一條信息，只有短短一句話：

好些天沒有出門了，今早出門，聞到了花香。

我記起，她是一年前找我諮詢過的一位患者。當時，她已遭受長達十年的憂鬱症的折磨，從老家來北京求醫，醫生確診她是雙相情感障礙。

循環

那是二〇一四年五月的一天，我帶她走進安定醫院。走出醫院時，她手捏著花了人民幣七百多元買的一堆藥，兩眼茫然，腳步虛浮。

「要吃這麼多藥？要吃一年？」她反覆詢問。

我不想隱瞞，老實告訴她：「對，憂鬱症治療的原則是足量足療程。你耽誤得太久了，至少要吃一年。今天就開始吧。」

她囁嚅著：「我再看看，再看看，說不定過兩天我自己就好了……」

後來，她斷斷續續和我保持著短信的交流。我見證了她一次次的循環。每次，當陷於憂鬱相，痛苦不堪時，她答應：過幾天，等熬出來，就去。可是，一旦轉好，陷於輕躁狂相甚至狂躁相，她就精力旺盛、興高采烈，全然忘記多少天前的痛苦，認為自己完全沒有必要去看病。

時間長了，我也漸漸淡忘了她，直到今天收到這條短信。

我趕緊回信詢問。又過了半個小時，她大概回到了家，給我發來一條較長的短信。她說：「過去十多天，我一人躺在床上，不吃不動，今早醒來，突然覺得頭腦清爽，就出門。天陰著，空氣潮濕，走到小區的林蔭道上，突然聞到了桂花香。我站在桂花底下，我哭了，我覺得生命回來了。」

我沒有立刻表示祝賀，而是直截了當問：「你這一年怎麼治的？藥換過嗎？」

「我一直沒有吃藥，是自己挺過來了。」她答。

我心一緊。我明白，這不是好轉，而是新一輪循環的開始。對她來說，命運不過是重新畫了一個圈而已。

我想起了她的故事。

飄忽人生

她今年卅二歲，被憂鬱症纏繞已經十幾年。

她有一個不幸的童年。

她生活在一個老式傳統的家庭。家境貧寒，有兩個姐姐，而爸媽一直想要個男孩。這種想法和期盼給她帶來很大的壓力，讓她從小就產生了身為女人的恥辱感。父母關係不和，在她的印象兩人從來沒有心平氣和交流過。父親酗酒，喝醉後會動手打人；媽媽很強勢，經常會為一些小事發脾氣。童年生活是她心底的一塊陰影，她很少體會到溫暖和愛。

和她的兩個姐姐相比，她天性敏感。似乎她的媽媽對她們姐妹的責罵和抱怨，只對她產生影響。她自小就會自責、自省、自我限制。表面上很聽話，內心的不滿在累積。她自小就性格封閉，習慣於把一切都藏起來，包括自己的情緒、欲望、悲喜，連自己都感覺不到。

進入青春期，上了高中，她經常處於很極端的狀態。那時誰也不知道這會是病。情緒起起伏伏，誰會當一回事？

長大離開家後，她更進入一個飄忽不定的時期。幼年的心靈創傷一直跟隨著她，誘發著惡劣不良的情緒。她遲遲沒有戀愛，因為她不敢承擔一個家庭的責任，也沒有信心經營一個幸福的家庭。或者說，她不知道怎麼去愛一個人。

有一段時間，她特別害怕接到家裡的電話。一和媽媽通話，媽媽就會對她抱怨父親、姐姐，以及所有的親人。她煩躁，無所適從，甚至手機上一看到媽媽的來電就心跳喘氣，難以自控。但是情緒過後，她又自責，努力想對媽媽好，想找辦法彌補。

最恥辱的事情，發生在她走上社會之後。現在看來，那時她的病情已經進入雙相情感障礙的循環時期，狂躁和憂鬱交替蹂躪著她。應該是在狂躁期，她屢次發生一夜情。她本是一個傳統的女孩，事後，對自己厭惡至極。她不知道自己是病，想不通，想不明白，只能歸結自己是一個壞女孩。她極度仇視自己，覺得自己骯髒、無用、無能、該死，恨不得毀了自己。

「那種恥辱感難以形容。」直到今天，談起這段往事，她仍然自責良久，不堪回首。

內心的衝突也反映在她的人際關係上。她工作換了一個又一個，工作時間最長的不超過一年。失業成了家常便飯，這又成為她人生又一個刺激點。「我搞不清是失業導致病發，還是病發導致了失業。」

煩躁易怒是職場中的她的大敵。工作中，有時同事問一些問題，或者老闆分配一些任務，她第一個反應經常是厭惡，沒有耐心。過後她會反省自己：為什麼要這麼煩躁？為什麼不能控制自己？這到底是因為本身的性格，還是因為病？

這是她在狂躁期的表現。如果轉相到憂鬱狀態，她便會徹底地退縮。病情嚴重的時候，根本起不來床，一連幾個月不出門，不見人，甚至不能正常洗漱、洗澡。

希望在哪

二〇一三年年底，長期不工作的她，感覺到嚴酷的生存壓力。就在這時，她在網路上看到我寫的文章，對照之下，她懷疑自己也是雙相情感障礙。她掙扎著起床，決定去看病。

她先在她所在的城市看了兩家醫院，一家是綜合性二級甲等醫院，一家是精神專科醫院。可是，這兩家醫院水平很低。她對醫生說，懷疑自己是雙相，那醫生居然問她：「什麼叫雙相？」

於是，她輾轉聯繫上我，到北京求醫。在我的陪同下，懵懵懂懂地捧著人民幣七百多元的藥走出了安定醫院的大門。

此後的情況，是她在最近才告訴我的。離開北京後，她仍然下不了決心吃藥。這時，一個朋友推薦她某地的一個禪修班，聲稱「結合了中西醫學、身心靈整體健康理念、黃帝內經、五行性理療病、情志調理等精髓，形成了一套完整的非藥物調理方式，通過情志調理、心理疏導、和諧家庭，從愛、智慧、正能量、情志的角度幫助憂鬱的朋友重返健康」。

這不需要吃藥。她看到了希望，頓時輕鬆起來。二〇一三年五月，她趕到那個城市，參加禪修班。起初感覺很好，但是，最終又能有什麼用呢？她仍然擺脫不了狂躁與憂鬱的循環，甚至循環的速度越來越快，從原來半年一循環，變成三四個月一循環，甚至一個月一循環；而且，鬱的時候越來越多，躁的時候越來越短。

到了二〇一三年下半年，她再次跌入一次深重的憂鬱中。和往常一樣，她把自己關在房子，整天躺著，不吃不動不語，甚至寫好了遺書，做好了離世的準備。而誰曾料到，她又重新活過來了呢？

「我成功了，我戰勝了自己。」她說。

我猶豫了一下，還是覺得不能附和她。我回覆：「你應該知道，你看得見顏色，聞得到花香，這是轉相了。我估計，你今明天就能恢復生命動力。趕緊趁這個機會，把有限的力量用於治療吧，把狂躁壓下去，不要等到下一輪循環。」

她的回答讓我又急又氣：「用藥壓，萬一壓成了憂鬱怎麼辦？現在的感覺實在太好了。我實在不想回到憂鬱，那太可怕了。這輩子都不想體驗了。」

我急了：「不是藥把你壓成憂鬱，而是你的病會自動從狂躁轉化成憂鬱！用藥是幫助你穩定下來，你怎麼就不聽呢！」

她無動於衷。她似乎還沉浸在感受到花香的興奮中，告訴我，她打算乘勝追擊，再來北京參加一個身心整合治療方法的課程。這個老師是中醫世家，又學習了西方心理學，把中醫、五行、按摩、西方心理學融合一起，自創了一套身心整合療法。

「老師，你不是說，憂鬱症是一個特異性疾病嗎？每個人好起來的方式不一樣，我正在尋找適合自己的方法。」她說。

我無話可說。我知道，處於狂躁興奮中的她，是不會同意去治療的。我只能等待，等她再次進入憂鬱期時。

不過，那時她又會極度退縮，無力求醫。這樣的矛盾該怎麼處理？什麼時候，她才能真正健康地聞到花香？

憂鬱病房日記

「我該有多慶幸啊，在絕望中抓住一根救命繩——主動求醫！」
——患者康復後如是說

某日，打開電子信箱，看到一位陌生讀者來信。信上寫著：

張進老師：

我是一名正在接受藥物治療的憂鬱症患者，曾在最絕望的時候，看到您的部落格，為自己重燃了希望。

我把這次患病經歷寫了下來，是為了更好地前行。一場病痛，或大或小，都會使人折損，但我們會因此而反思、自省，從而獲得更多的力量支持。獨活於世，需要更強大的內心更完整的自我來與之對抗。讓我以此機遇，破開命運之門。感謝！

這位名叫穆昕的姑娘，隨信附上她的文字，記載了從求醫到入院治療的全過程。她的回憶，坦誠、豐富、準確、詳實，把不為人知的憂鬱症病房的生活，完整而真實地展現在我們面前，具有極高的價值。

讀完她的郵件，我回了一封信給她：

收到，謝謝信任，謝謝你的分享。你很幸運。一、你應該是單相憂鬱，治療相對容易些；二、你就醫早，就醫徹底（住院）；三、藥對症（文拉法辛相對而言是新藥，見效較快，目前比百憂解用得更廣泛）。不過，你現在只能算臨床治癒，離徹底治癒，還有距離。在維持治療時期，一定要堅持服藥，遵醫囑再減藥和停藥。不然，有可能前功盡棄。祝福！

徵得穆昕姑娘的同意，我把她的文章稍作編輯，發表如下。

「用藥物維繫的睡眠

也沒有什麼不好

至少在夢中
說了一場悄悄話
然後醒來
和大腦進行一場談判
死亡還未抵達
又何必畏懼呢
流淌在每一條神經上的字符
都是和解的命令……」

這是我在患了憂鬱症並造成我的生活重大困擾後的內心獨白。每天當夜幕沉降，我的心就開始害怕起來，不知道要怎樣才能度過這漫漫長夜。「惶惶不可終日」是我當時的真實寫照。直到我主動去求醫並在醫院住了半個月，這種恐懼才慢慢開始消退。

發病

二〇一四年四月的清明節，從湖北老家回到工作地佛山南海後，我一貫的淺眠開始變成了連續的失眠，每晚固定在同一時刻（凌晨兩三點）醒來，曾困擾我多年的頭痛也在頻頻加深。

我一直堅定且固執地以為自己是偏頭痛，如往常一樣睡一覺，或是吃點止痛藥就會好轉。但實際，情況並未像預想的那樣不治而癒，頭痛愈演愈烈。「五一」假期過後，因工作需要，我帶著頭痛，接連高強度工作三天後，實在撐不住，便聽從部門主管建議，去了醫院。

以往求學期間頭痛，我只需好好休息一段時間即好。工作後，並不能給我足夠的時間來休養。回想我上一次因為頭痛求醫，是在去年五月。頭痛似乎已經成為我一種定期復發的病症。

求醫

二〇一四年五月五日，我第一次因為頭痛求醫。

醫生建議做 CT 檢查，我自認為不至於那麼嚴重，沒有做，只是讓醫生開藥止痛。實際上，連那些藥我都不敢吃（擔心依賴性）。三天後，頭痛感就消失了。但失眠並沒有好轉，越來越糟糕，從曾經一夜只醒來一次、再難入睡，演變成了一夜醒來三四次，幾乎整晚無眠。期間頭痛亦有反覆。到二〇一三年九月底、十月初，頭痛再不願離開我，整日伴我左右、形影不離。加上糟糕的睡眠，我的情緒長期處於低谷。

我自知自己天性敏感多思，但也有一定的內省力和情緒自控力。這一次，我卻無法讓自己再次感受到情緒的波瀾，心如一潭死水，無力感一次次襲來，衝擊到心靈深處。從無望到絕望，輕生的念頭好幾次一閃而過。

我開始對自己感到害怕，對自己的陌生感前所未有，第一次覺得自己這麼無用、無存在感、無價值感。

二〇一四年十月十三日，我因為頭痛，第二次走進醫院。遵照醫生建議，做了 CT 檢查，最後醫生診斷為枕大神經炎，並服用了一些頭痛的治療藥物。

入院

第二次求醫吃藥無好轉後，有好友提醒是否患有憂鬱症？在她的建議下，我閱讀了財新傳媒張進老師的部落格，他曾是重度憂鬱症患者並經過西醫治療痊癒。

二〇一四年十月廿九日，我來到廣州市第一人民醫院就診。醫生初步診斷我為憂鬱狀態。

我竊喜憂鬱狀態就是還沒到憂鬱症的程度，也許能靠自己調節，不用依靠藥物。但醫生建議我入院用藥物治療。因我這種天性敏感質人，若長期情緒低落，很難靠自我的力量走出低潮。並告知憂鬱狀態的治療原理與憂鬱症無異，同樣需要長時間服藥並定期複診。

我猶豫不決，害怕一旦用藥就會依賴，也擔心工作時間安排。在跟部門主管溝通後，他建議我安心養病，無需牽掛工作。

當天我趕回佛山收拾行李，準備第二天入院治療。當夜，我一邊收拾一邊眼淚不自覺地下落，幾近淚盡，根本不情願也不甘心入院。

【第一日】

十月卅日，星期四，是我入院治療的第一天。

辦住院手續時，我臉色暗沉，神情恍惚，整個人木訥得很，好像需要別人下口令才懂得挪動腳步。進了病區，護士告訴我給我安排的床位還沒騰出，我被安排在醫生辦公室等候床位。頭痛纏身的我幾已喪失思考能力，很乖順地聽從安排。

隨後，便有醫生來問診，我積極配合醫生，詳述狀態，並根據之前的自查告知誘發因。這時，隔壁的房間傳來女孩的哭聲，我聽到突然好想像她那樣哭一場，但是眼淚已經流不出來了。

其實，從二〇一三年十一月開始，我的情緒便開始處於持續低潮期，幾乎每天都會在固定的時刻流淚。當時已有同事主管提醒過可能是憂鬱，建議我去求醫，但我沒有重視。春節回家給了我一個緩衝的機會，後來清明節再次回家，這種情緒上的低落還未反映到身體上，成為器質上的病變。

醫生問診結束後，已近中午十二點，但床位仍未騰出。我一個人在外吃完午餐，隨意逛了一會兒，回到醫院。下午兩點，我跟著護士進入病房。病房紫外線消毒的味道久未退散，把行李隨意擱置後，我就坐在了病床前的座椅上，無心整理。

隨後，有人來鋪床，順便給了我一套病服。我脫口而出，「可以不穿嗎？」我知道內心仍在與「我是病人」這樣的字眼做強烈的抗爭。

當晚無眠。晚上十點，護士給我吃了一片阿普唑侖（一種安眠藥）。一閉眼，各種亂七八糟的想法洶湧而至，頭痛時刻纏繞著我。走廊內的人聲、電梯鈴響的聲音一直在我的腦海迴旋。護士每一次巡房（每隔一小時巡一次房），我都是醒著的狀態。凌晨三點，我再次服用了一片阿普唑侖，仍是醒著的狀態多。到早上的六點，護士來幫我抽血檢驗。我問時間，知道已經是第二天清晨了。

【第二日】

十月卅一日，星期五。

護士抽完血後，我終於有了點睡意，沉入睡眠。八點半左右，有醫生過來與我聊天，問我昨晚的狀態，心在想什麼。我如實回答。醫生問我這時候最想要誰的關心，我答沒有。她奇怪，「怎麼會沒有呢？」我告訴她，我已經很習慣一個人獨自面對這種黑暗和孤獨的時刻了。

醫生離開後，有看護拿著預約好的檢查預約單，帶著我在院內各大樓間穿梭。我的精力只能集中在腳步上，因為怕跟不上看護而走丟。做完一天的檢查，我甚至都不知道我檢查過的項目有哪些。

下午，我站在病房的陽臺上，看到窗戶是設了門簾關卡的，心苦笑——「是為了防止病人跳下去嗎？」

晚上，姐姐從深圳趕來陪我。她在九點多到達醫院，跟她聊了會兒天，就到服藥的時間了。我吃了一片阿普唑侖後，慢慢沉入了睡眠。直到第二天護士來整理病房，我才知道我竟然安穩地睡了一晚。

事後回想原因，可能姐姐的陪伴讓我心安了一些，加上慢慢適應了病房的環境，才換來一夜安眠。

【第三日】

十一月一日，星期六。

到這天，我才基本熟悉了。我所住院的病區設在神經外科大樓的最高樓層，病區掛著精神神經科病區的牌子。後來我了解到，其實它還有另外一個稱呼——精神心理科病區。醫院考慮到患者的隱私，只用了「精神神經科」的字眼。

這個病區二〇一四年五月剛設立，什麼都是新的，環境整潔乾淨。病房分為兩種，單人房和雙人房，整個病區能同時容納卅人。我當時所住的病房是單人房，房內有空調、電視、廁所等，設備比較齊全。電視的播放是有時間設置的。床邊會有一些特別提醒，比如防跌倒、需要廿四小時陪護等。

伙食比較清淡。每日會有餐廳員工進入病房，直接在病房內訂餐。房間每天都有清潔員打掃，並送來乾淨的病服。病人服藥都有護士督促，看著吃下去。病人一般可以請假外出，但需要主治醫生簽字確認。

這時的我，已經不那麼排斥身上的病服了。之前的無眠變成了嗜睡，白天我也昏昏欲睡，一直困乏打不起精神，曾經以阿普唑侖助眠過的我深知，這是藥物的副作用。

下午好友和部門同事來探望，聊天過程中，我的狀態也慢慢轉好了一些。

那一晚，亦安睡了一夜。

【第四日】

十一月二日，星期日。

早上醫生來查房，我詢問醫生出院的時間。醫生回答，病情好轉平穩後，才會讓我出院，至少需要兩周時間。原先只打算住院七天的我聽了，黯然神傷。

那晚開始，醫生給我服用文拉法辛抗憂鬱藥，矽硫平輔助治療。文拉法辛為 75 mg 劑量，矽硫平為1/4片。依然服用一片阿普唑侖助眠。

凌晨三點左右，還是睡不著，再次增服一片阿普唑侖。

【第五日】

十一月三日，星期一。

清晨起來，我去洗手間，昏昏沉沉，剛坐在馬桶上的那一刻，我感覺整個世界都在旋轉，胃像有什麼堅硬的器物在攪動，噁心乏力。我借助還未喪失的最後一點意識回到房內，倒在床上。心悸中，出了一身冷汗。

事後問護士，我知道這是藥物的副作用開始了。那晚睡眠中，也在半夜醒來過一次，但很快再次入睡。

【第六日】

十一月四日，星期二。

前一天的昏昏欲睡，無力疲勞，姿態性低血壓……這些症狀逐漸減輕。食欲不振、味苦口乾、排尿困難、便祕、輕度震顫等一些細微症狀仍在。但我可以獨自去做檢查了。

當晚，文拉法辛開始增量為 150mg，改用1/4片奧氮平輔助治療，壓躁預防雙相情感障礙（躁鬱症，兼有狂躁狀態和憂鬱狀態兩種主要表現）。

【第七日】

十一月四日，星期三。

我自覺情緒有一點波動，對自己患病的意識也越來越清晰，能夠很專注地翻動手邊的書籍了。頭痛失眠仍未消退，心情多數時候仍沉鬱。

醫生來查房時，我有精力問了醫生一些問題。我問醫生，為什麼給我用文拉法辛？我了解到目前抗憂鬱藥物已經發展到第四代，分成八大類，差不多幾十種。醫生給我的答覆是文拉法辛是作用於雙通道（對5-HT 再攝取抑制作用最強，對去甲腎上腺素再攝取抑制作用也較強）的藥物，在全球臨床應用最普遍。

下午，我又去找之前認識的病友姐妹聊天。同病相憐，都在病中的我們很容易找到共同的話題傾談。那天 Dan 姑娘（第一天問診時在隔壁房間大哭的女孩）剛剛大哭過一場，眼睛仍紅腫著，聽到我問「你怎麼流淚了」，眼淚就落下不止。她告訴我眼淚流下來根本無法控制，並打趣說「不去拍韓劇真是浪費了」，逗樂了整個病房。

從那天開始，可能有了「同道中人」的陪伴，我開始心安了，也有了笑顏。當晚，整夜安眠。

【第八日】

十一月五日，星期四。

我的心情仍舊有些許起伏，但一直未攪動那潭死水。我心中「藥物是否有用或治癒」的疑慮似乎比前一天更深了。

我向醫生詢問前幾天幾乎每天都在問的問題——「什麼時候可以出院？」醫生的答覆都是還需要多住些時日，調好藥量，病情平穩後才能出院。如果我堅持要求出院，他也可以讓我出院，但不建議我馬上投入工作。

經過這些天的了解，我的主治醫生似乎已經認識到我有女強人的潛質，他知我個性好強，並建議我要適當放下。

【第九日至第十四日】

十一月六日，星期五。

這天，我服用的文拉法辛增量到225mg，奧氮平劑量仍是1/4片。

從十一月九日入院第十二天開始，我服用的奧氮平增量至1/2片。其間有兩晚醒來過，但都很容易再次沉入睡眠。頭痛仍在，較之前已減輕了一些。並且會時不時地出神發呆，仍舊覺得腦袋笨重得很，覺得自己呆呆的，笨笨的。

轉機在十一月十二日，即入院第十四天的下午出現。我突然感覺身心皆輕，壓在心的大石塊一下子掉落了。我是真的感受到藥物的療效了，之前的絕望感、想自殺的念頭都消失了。

我馬上發信息給好友：「我像是看到了奇蹟的發生，雖然頭痛還在，但已不能成為影響情緒的主要因素了，那個完整的我正在一步步回來。」

那種陽光照進陰暗的心房的感覺，真的很想讓你擁抱全世界，是可以為之喜極而泣的。

同在病中的好姐妹 Dan 也感受到了同樣的變化，她跑來與我深情相擁，告訴我：「寶貝，我好開心，感覺那個從前的自己又回來了。」

她問我，現在的我最像什麼時候的我？我答是大學畢業那段時間，因那時的我最無憂無慮最輕鬆。她說她是高中的自己，因那時的她是全能的 Dan，最自信也最開心。

我們互訴衷腸，感覺有淚盈於睫。那是這麼久以來我們第一次真切地感受到，這個世界好美，值得我們好好去愛。

那天晚上，我並沒睡得很好，但已不同於前段時間壓抑式的失眠。我心緒平和，開始回想過去的種種，第一次那麼肯定地確認並接受自己是患有憂鬱症，不是之前所謂的憂鬱狀態，並且是處於輕度轉向中度的階段。

我回憶，我的憂鬱症可追溯至童年時期。因自小家境貧困，激勵我不斷努力求學，改變自身境遇；而我又有完美主義傾向，常常為自己訂立過高的要求，克己求全。這麼多年來，我一直與現實處在一場長期的拉鋸戰中，讀小學時就已經開始感覺到頭痛，中學時更是經常頭痛、流淚，並有過輕生的念頭。到大學一年級，整個學期我都幾乎沉浸在自己的世界，很少與同學溝通交流。

因為到遙距家鄉幾千里的哈爾濱去求學，要適應新的文化新的環境，敏感的我更面臨極大的挑戰。幸運的是，到下學期我就加入到學生社團組織中，並開始利用部落格紓解心情，很快便走出了情緒低潮期。

後來南下廣州讀研究所，直到在嶺南文化深厚的佛山南海工作，再一次適應新的文化與環境。這些年的生活，似乎一直處於一種遷徙的狀態，我的心緒也隨著這些環境的改變和其間經歷的種種而起起落落。其中的艱難與煎熬，若不是真正的憂鬱症患者真的很難感同身受。

入院前一天，我發了微信：「感同身受從來都是一個假動詞。」而那一晚，我拿起手機，寫下了「久違了，親愛的你。感謝所有。」

【第十五日】

二〇一四年十一月十四日，在我的要求及醫生的同意下，我出院了。每一個護士都跑來與我擁抱，我的病友們也都送來關切的問候與祝福。

在醫院住了半個月，我和病友都熟悉起來，分別時頗有些依依不捨。整個病區，有比我小的弟弟妹妹，也有和我同齡的，更多的是比我年長的叔叔阿姨、爺爺奶奶，男女比例基本各占一半。

患者病症都不一樣，以憂鬱症為主，另外有躁鬱症以及精神分裂症。我的好姐妹 Dan 住的是雙人病房，與一位老奶奶同住。這位老奶奶發病是由於老伴去世。隔壁病房住著一個比我們大十來歲的姐姐，面目憔悴，時常有被迫害妄想，醫生診斷為精神分裂症。再隔壁住著一個比我們小很多的妹妹，大概還在念初中，看上去神態遊離，也被診斷為精神分裂症，由其雙親廿四小時陪護。有一個妹妹，廿來歲，跟我差不多同時入院，但從未出過病房，由其母親陪護。我和 Dan 在走廊走動時看見妹妹面色沉鬱，得知她因為情緒不穩定，不能確診，醫生無法用藥。

還有一位叔叔，患有躁鬱症，由其愛人陪護。他正處於狂躁期，每日有用不完的精力。據他所訴，曾經在精神病院待過一年，沒有被治癒，轉移到這。晚上他會到各個病房去聊天，有說不完的話，話語缺乏邏輯，整夜不睡，在紙上記錄一些零散的字句，第二天交給我，想讓我把他的故事編撰成書，廣為傳播。

住院十五天的時間，不是很長，但也足以讓我與那的一切建立起感情來。無奈我文筆有限，詞窮語短，無法繪出她的美、寫出她的好。但我仍要以我最真誠的內心、以我童年的信仰向所有醫護人員致以最大的謝意！謝謝！

就在是我出院後的第三天下午，在我與友人談聊的過程中，那個惡魔——憂鬱症又回來了，我清楚地感受到它在我心靈上停留了片刻，我暗淡消沉了一會兒，又用勇氣把它趕走了。

為自己，好好過活下去——這是說給我自己，也是告訴恰巧看到這些文字正飽受煎熬的憂鬱症患者們的！我比多數人都幸運，所以有時候不知道拿什麼來報答，唯有盡所能地成為最好的自己！只因我愛這世界，愛得深沉！請讓時間成為治癒我們的良藥！

這次的治療還只是個開始，我知道後路漫漫，我亦知自己能更加勇敢、更加堅強面對，謹遵醫囑，積極治療，治癒康復。

常人很容易誤解憂鬱症，也存有很多的偏見，也許上天給了一個機會讓我認識它，我也可以盡自己所能讓更多的患者走出病痛，重燃希望！

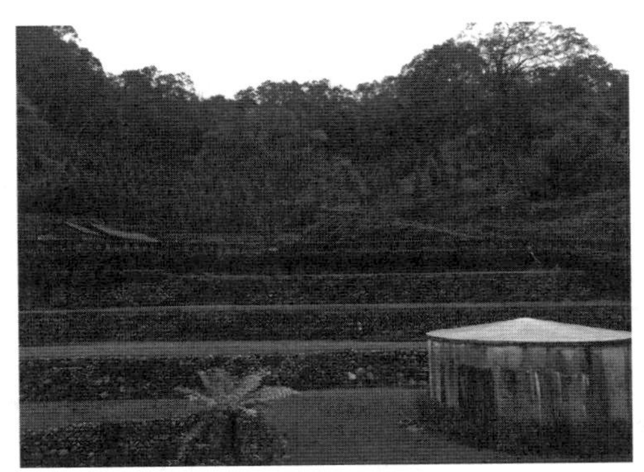

每個人都能感受到情緒的存在，但很難說清楚情緒到底是什麼。
每個人都想擺脫不良情緒，但大多數時候只能被情緒牽著走。

寒冷的微笑

她告別我很久了，可她的微笑還停留在我眼前，留給我的卻是徹骨的寒冷。

她是我的同事介紹來的。同事說，這位廿歲的小姐，在北京一個名門大學讀書，成績優秀，陽光燦爛，但只有她媽媽知道她鬱鬱寡歡，孤獨而怪癖。媽媽勸慰她、鼓勵她、責怪她，一無所用，母女關係反而僵化了。

今年暑假，母親發現孩子偶爾暴飲暴食，吃得狂吐，一連幾個小時大哭不止，才發覺不對勁。我的同事知道這個情況，找到了我。

我問：「她這樣多久了？」

同事答：「從中學就這樣，大概三四年了吧。」

我心中暗生惋惜，說：「太久了！快讓她來找我，不要耽誤，越快越好！」

昨天下午，她走進了我的辦公室。

她給我的第一印象是明媚的微笑，大方而得體。圓臉，大大的眼睛，亮晶晶的，青春洋溢。總之，很討人喜歡的一個姑娘。

我請她坐下，寒暄幾句後，說：「你看上去一點事都沒有啊，你笑得多好看。你的笑是發自心底的嗎？」

話剛說完，她的眼神黯淡下去，眼睛紅了；接著，我看到她的眼淚滾落下來。她說：「很多年了，我的臉在笑，心在哭，我心是冰冷的。」

以下是她的敘述：

「我從小就內向，不快樂，不喜歡熱鬧，總喜歡一個人待著。後來，離開家鄉到外地上中學，更孤獨了。高三時，學習緊張，壓力大，實在受不了了，有要崩潰的感覺。什麼事情都提不起精神，一直撐到聯考。總以為上了大學，學習不那麼苦了，環境改變了，會好起來。

「哪知道，上了大學，越來越難受。大學和中學不一樣，沒人管，班主任一年也見不到幾次。同學也各顧各的，沒人注意我。同宿舍同學稍微了解我一些，但不理解。她們說我家庭條件好，什麼都有，還不快樂，是矯情。

「我知道我自己不正常。但我不想讓別人看出來，只有努力去做。我擔任校學生會外務部部長，我逼著自己做好。一鬆弛下來，就很累很累。上午，沒有課的時候，我會在床上一直躺著，很久很久。」

接下來是我和她的問答：

「你過去感興趣的事情，現在還有興趣嗎？」

「我從小就沒有感興趣的事情。我從小到大，所做的一切，都是因為我覺得應該做。」

「那你現在一天當中，一點點快樂都沒有？」

「偶爾吧，當我完成一件困難的事情後，會鬆一口氣，覺得快樂。」

「這不是真正的快樂，只是緊張和壓力後的放鬆。真正的快樂是從心底洋溢出來的。」

「是。」

「有沒有自己喜歡吃的東西？」

「沒有，我吃飯只是覺得應該吃。」

「有男朋友嗎？」

「沒有。我看很多同學都有男朋友了，覺得自己也應該有。努力過，但沒能真正開始。」

「你做事猶豫嗎？」

「非常猶豫。一點點小事都想來想去。」

「你自卑和自責嗎？」

「是，從小到大，我成績都很好，所有人都誇我。但我不知道為什麼，自己心很自卑，覺得誰都比我好。」

「有自責的情況嗎？」

「是，我遇到不好的事情，會歸咎於我自己，後悔、痛苦。」

「你現在和人交往怎麼樣？怕和人打交道嗎？」

「我根本不願意和人打交道。我害怕打電話。我從小就害怕打電話，能不打就不打。」

「那你怎麼能做學生會外務部部長？」

「我強迫自己做。我想得到認可。」

「這樣硬逼著自己，豈不是很累？」

「是。」

「你在北京有朋友嗎？」

「有幾個同學。」

「常見面嗎？」

「不常。他們在城市。想到要去那麼遠，我就害怕。」

「你暴飲暴食是怎麼一回事？」

「有一次，我心太煩躁了，覺得要崩潰，就拚命吃東西，吃到再也吃不下去了，吐了，才覺得心好受一些。以後就經常這樣了。」

「多久一次？」

「兩三天一次。」

「吃什麼？」

「隨便。大多是在學校的小超市買一堆麵包。」

「不挑自己喜歡吃的？」

「完全沒有喜歡的概念，就是往嘴裡塞。」

「吃什麼都一樣？」

「都一樣。」

「吃到吐豈不是很痛苦？」

「狂吐之後，心會好受一點。」

「能好受多久？」

「也不久。所以兩三天就會來一次。」

「那你其實是用一種痛苦來麻醉另一種痛苦？而且麻醉期也很短？」

「是的。」

我的眼淚也幾乎要掉下來了。

我沉吟一會兒，直截了當地問：「你想過死嗎？」

她又是微微一笑，答：「我想過，死是一件美好的事情。但我沒有真正想過去死。我還想活下去。」

我說：「對，我們要活下去。我們一起想辦法。我們有辦法。」

然後我說：「你知道嗎？你的情況一點也不特殊，是典型的憂鬱症，而且，有一個專門的術語，叫『微笑型憂鬱症』。」

我打開手機，搜索到一條，給她看：

「……微笑型憂鬱症屬於憂鬱症類別，是少部分憂鬱症患者的症狀。患者如同在憂鬱的心境表面蒙上了一層微笑的面紗。他們的共同點是不願意傾訴、不願意放棄『尊嚴』，從而進入一個惡性循環。

「……微笑型憂鬱症患者儘管內心深處感到極度痛苦、壓抑、憂愁和悲哀，外在表現卻若無其事，面帶微笑。這種『微笑』不是發自內心深處的真實感受，而是出於『工作的需要』、『面子的需要』、『禮節的需要』、『尊嚴和責任的需要』、『個人前途的需要』。」

她微微點點頭。

我又說：「你不是心理問題，是病。你排斥去醫院看病嗎？」

她說：「不。」

我進一步問：「你排斥去精神病院看病嗎？」

她答：「不。只要能好起來，我什麼都願意做。」

我的眼淚終於流了下來。

我對她說：「以後，再有人說你不堅強，你不要聽，不要信！你很堅強！你一個人在黑暗中熬了五年，太不容易了。再沒有人比你更堅強了。」

一瞬間，她淚水嘩啦啦湧出，在下巴上聚集，似一條線滾落下來。

不必再說什麼了。我站起來，告訴她：「好了，好孩子，下周一，我帶你去看病。只要你嚴格遵醫囑，不怕吃苦，再加上一點點運氣，兩三個月後，你就會煥然一新。」

「我什麼苦都能吃，只要能好起來。我做夢都盼著能好起來。」她說。

下周一帶她去求醫。以後的事情，以後再敘述吧。

續

今天帶這位姑娘去看病，醫生診斷為雙相。

我大惑不解。據孩子的敘述，她患病五年來，從未有過狂躁或者輕躁狂的經歷。

醫生為我作了解釋：一、有家族遺傳史，多為雙相；二、廿歲以下的青少年發病，多為雙相；三、暴飲暴食，屬於進食障礙，多為雙相的伴隨症狀，提示雙相。

開藥如下：蘿拉西泮、德巴金、碳酸鋰、百憂解、阿立哌唑、苯海索。

其中，蘿拉西泮是抗焦慮藥；德巴金、碳酸鋰是情緒穩定劑；百憂解是老牌抗憂鬱藥；阿立哌唑主治精神分裂症，有壓狂躁的作用；苯海索又稱安坦，作用在於選擇性阻斷紋狀體的膽鹼能神經通路，用來緩解前述藥物有可能帶來的震顫副作用。

為什麼如此用藥？我起初有疑惑。因為百憂解是選擇性5-羥色胺再攝取抑制劑，藥效較好，但有較強的轉躁作用。為何選用它？

後來，醫生為我作了解釋：這女孩現在最重要的症狀是飲食障礙，同時共病雙相。當務之急是抑制暴飲暴食。而暴飲暴食屬於強迫，百憂解是治療強迫的首選藥物。因此，儘管百憂解有轉躁作用，但也只能冒險選用；而為了對付轉躁，則以德巴金和碳酸鋰兩種情緒穩定劑來平衡。為了保險，最後再用抗精神分裂症藥物阿力哌唑來鎮壓可能出現的狂躁。——這是一個完整的用藥邏輯。

一位文學青年的來信

這三年，我收到過難以統計的患者或家屬的電郵，還有微博、微信、ＱＱ留言。有的寥寥數語，有的長篇大論；有的只說病情，有的還交流思想，直抒胸臆。

這封信，是其中「抒發胸臆」類代表性的一封。來信者，如他自己所說，是一位典型的文學青年，有著與生俱來的人文情懷。他多愁善感，敏銳自尊，慣於學習，深思自省。他的病程，極具代表性；他對憂鬱症的認識，已比較深入；他對命運的抗爭，讓我嗟嘆；他的信中體現出的濟世情懷和社會責任感，讓我嗟嘆。

徵得本人同意，我把他的信略略編輯一下，做了些補充，呈現在這，意在為憂鬱症的療治，也為我們這個時代，留一份真切的記錄。

尊敬的張進老師：

您好！

因為近十年的焦慮、憂鬱症狀（可能還有強迫），上網找資料時有幸找到了您這裡。瀏覽了您的部落格，五味雜陳、不勝唏噓。既有對您文采、識見、成就以及作為一位有良知的媒體人擔當情懷的敬佩，也有對您所從事的關注當代中國社會進程、推動當代中國社會變革，傳播常識、心憂民瘼的新聞事業的一絲嚮往……

當然，更有對自己當年因為焦慮、憂鬱而未能進一步深造的些許無奈。不然，今天，我或許已經在人民大學、北京大學或是社會科學院文學碩士甚至是博士畢業了吧，可以去實現自己的讀書、學術夢想；或者，像您那樣，去做一名有理想、有擔當的新聞人……

發病緣起

說說我的大致情況吧。

您可以叫我小趙，八〇後，從小喜歡讀書，尤愛文史哲，成績一直名列前茅。二〇〇五年考入北京一所師範大學的中文系。二〇〇九年考社會科學院文學研究所研究生失敗，回老家當了老師，寄食謀生。出於興趣，一邊教書，一邊持續讀書。

狀態好的時候，我會在課堂上突破教材藩籬，和學生們說文解字，聊聊漢字的源流、演變以及初創時的含義，給學生們講解一些社會熱門議題，培養他們的獨立思想、自由精神，做一點漢娜．鄂蘭（Hannah Arendt）所言的公民教育。在我看來，語文課其實大有可教，它應該是有情感的溫度、思想的深度和生命的厚度的。但當今的中學語文課，多少老師在照本宣科，生氣全無……

題歸正傳，還是說說我的憂鬱、焦慮的事吧。

事情要從我讀高中時說起。十年前，班上轉來一位男生，非常用功，考試成績慢慢超過了我。因為天性中的完美主義、敏感、細膩、好強，不服氣的我和他展開了超級惡性競爭。我們之間的關係非常緊張並且公開化，我始終處於下風，感覺壓力巨大，開始焦慮、自卑、自責、自罪。而班主任為了激發我們倆的鬥志，故意安排我們坐在一起。多少年後回想起當年和他坐在一起時的焦慮、自卑，依然刻骨銘心。我感覺自己就像一隻兔子，在隨時可能撲過來的老虎身邊待著，一待就是兩年。那麼，這隻兔子的精神、情緒還能正常嗎？

就這樣經過三年，我的性格全變了，緊張、自卑，總把別人當作假想敵。大學四年我每天都是獨來獨往，埋頭讀書，對他人充滿了戒備。同時，由於讀了魯迅、尼采的書，整個人悲觀、頹廢，憤世嫉俗，還自以為深刻，呵呵。

直到大三著手考研究所時，才發現自己陷入空前的焦慮，根本無法投入學習。那時我高度近視，戴一千兩百度的眼鏡，這種焦慮投射到我對眼睛的擔憂上，總擔心自己會不會忽然瞎了。這種焦慮根本控制不住，以至於後來擴大到看任何東西，都會擔憂自己的眼睛。我開始胸悶、頭痛、心慌、心悸、氣短，注意力無法集中，健忘、說話困難、行為懶散。

艱難自救

在同學們的訝異中，我考研究所失利，痛徹心扉，徹夜難眠。沒辦法，卷鋪蓋回家吧，先活下去再說。

回到老家後，雖然焦慮、憂鬱狀態依然，但憑藉多年所學，還是順利通過考試，當上了老師。之後，由於焦慮、憂鬱狀態頻繁間歇性發生，我把大量時間、精力花在了研究自己的情緒上，進行自我療傷。透過幾年的認知療法、森田療法、內觀療法等，我的思想認知、精神狀況有了很大的改觀，不再像原來那麼悲觀、偏激、憤世嫉俗。

沒想到，更大的焦慮還在後面。二〇一三年我交了一個女朋友，接觸了一段時間，相互感覺不錯。有一天，忽然腦子蹦出一個念頭：對方會不會是愛滋病帶原者？由此，我開始了恐愛之旅，再一次陷入巨大的恐懼、焦慮、憂鬱。嚴重時，甚至覺得全世界人人都是愛滋病。明知這樣的念頭荒唐，但就是控制不住。很自然地，戀愛告吹。我也進入到「狀態正常——恐愛焦慮憂鬱——狀態正常」的循環之中。

接下來說說我的心理諮詢和用藥經過：

雖然高中時種下了病根，到大三複習考研第一次出現焦慮憂鬱（甚至強迫）等症狀，我並沒有意識到這是生理性病變，需要吃藥。從二〇〇九年到二〇一三年間，我一直都在自學心理學，以及進行網路諮詢：

一、二〇〇八年懷疑自己是強迫症，開始自學森田療法。遵循「順其自然，為所當為」的原則，帶著對眼睛的擔憂去用眼，逐漸脫敏。到二〇一〇年夏天，對高度近視的恐懼、擔憂完全消失。

二、二〇一一年接受湖南一位諮詢師的遠程諮詢，為期半年，一周一次，花費近人民幣七千元。諮詢師本身曾經是嚴重的神經症患者，後來通過自學儒釋道傳統文化痊癒。有一定效果，矯正了自己的偏激悲觀、完美主義的一些認知觀念。

三、二〇一二年接受過重慶一位催眠師的催眠治療，見效似乎不大，後中途放棄。

四、二〇一三年接受過北京一家業界知名的心理諮詢公司的遠程治療，學習領悟「對神經症的接納」，有一定效果，花費近人民幣六千元，為期半年。

五、二〇一四年二月接受內觀療法的心理諮詢，練習「動中禪」，通過覺知動作，保持活在當下的正念，看清引起焦慮恐懼的強迫念頭的本質。中途有中斷，現又在練習，感覺效果不錯。

諮詢感受：如果是憂鬱症患者，吃藥應該可以徹底好轉。但像我這樣的憂鬱、焦慮、強迫症狀共存者，在吃藥的同時，必須進行心理治療。我曾經有一段時間，吃藥效果非常好，後來藥物忽然失效，恐愛強迫觀念來了，重新陷入巨大的焦慮、恐懼狀態。所以，對於焦慮症、強迫症等神經症，必須結合心理治療，心理治療才是治本之策。

用藥經過：

一、到了二〇一三年，發現反反覆覆發作終究不是辦法，開始考慮吃藥。八月份去北大六院看病，那些天我的精神狀態正好不錯，所以心理檢測結果顯示「無焦慮、憂鬱狀態」。大夫給我開了舍曲林，回家之後，服藥不規律，斷斷續續吃了一個月，感覺不見效，就停服了。

二、二〇一三年十月，電話諮詢北京回龍觀醫院一位大夫，他建議我服用鹽酸帕羅西汀，可惜我服用不久又停服了。

三、二〇一四年四月，透過好大夫網站電話諮詢了南方醫科大學珠江醫院一位大夫，開給我度洛西汀及一些輔助用藥。剛開始吃非常管用，整個人在一周之內恢復到正常狀態，真是幾年來從沒有感覺過的輕鬆。吃到大概一個月後，可能潛意識對藥物副作用的擔心，我開始故意漏服，大概又過了兩個月，有一天狀態忽然不行了。後來又換成黛力新、文拉法辛，效果都不明顯。

疑惑待解

以上就是我這十年來一直到今天的情緒狀態和諮詢、用藥過程，我的疑問如下：

一、依您的經驗，我是憂鬱症？焦慮症？還是強迫症？還是雙相情感障礙中的輕躁狂呢？我這些年，狀態時好時壞。發作時候就是以上症狀，通過認知療法想通一些問題後，情緒狀態會好一段時間。這段時間內我是很自信的，感覺自己在人群中交往很大方得體，很願意和別人交往，做什麼事情也得心應手，有積極性主動性，但也感覺沒有過分之處。

狀態好的時候，大腦想法很多，時不時會想到很多各種幽默的點子、笑話，我不知道這算不算思維奔逸；我原本的性格雖然不是活蹦亂跳陽光外向，但感覺也不是特別內向自閉。雖然比較慢熱，和哥兒們兄弟們在一起也能放得開；但或許哪一天，一個焦慮的念頭忽然從腦子蹦出來，可能又陷入焦慮憂鬱狀態之中。

綜上，我不知道這是單相憂鬱症還是雙相輕躁狂？單相憂鬱不經吃藥，會一直間歇性好轉又發作嗎？

二、不管哪一種情況，我已經不算第一次發作了吧？十年之中，狀態老是好一段差一段，尤其出現症狀的近五年來，經歷過無數次焦慮憂鬱狀態的發作，頭痛心慌注意力無法集中等，搞得自己生不如死，無數次想不如死了算了。當然，只是想想而已，從未實施過。經過森田療法、認知療法、內觀動中禪修習等，熬一段時間就過去了，情緒又會哪一天忽然好起來。

也正是因此，加上對藥物副作用的恐懼，一直沒有及早吃藥治療，直到現在才認識到藥物治療的重要性。現在吃藥，我估計需要終身服藥了吧？

三、現在回頭看，我之前吃藥太不規律了，難怪控制住又復發。像起初吃的帕羅西汀和舍曲林，一天一片，吃了一個月，我想應該都沒做到足量足療程。後來奧思平非常管用，但只規律服藥一個月，就斷了，想起來兩三天才吃一次，這可能是導致後來復發的重要原因。

再後來，吃奧思平忽然不管用了，我想可能還是劑量和療程的問題，太心急了。

四、說說我的個性，典型的文人性格，從讀書到工作，一直是眾人眼的才子。具體表現為內心敏感、細膩，有些追求完美；思考問題特別容易深入，慢熱；做事情謹慎、穩重、崇尚腦力勞動，經常思考生活的意義；對生活中的集體聚會、吃喝玩樂不是特別熱衷，最理想的生活是做一個經濟獨立、自由思想的讀書人。

如果不是因為性格基礎造成的憂鬱、焦慮，其實我還是很喜歡自己的性格的。我這樣的性格，應該是遺傳自我媽，她就是一個對文字特別有感覺，又極度追求完美的超級完美主義者。個性小心謹慎，每次出門鎖門都要鎖好幾次，其實早已經鎖好了。只不過她生活中沒有遇到什麼突發事件，所以沒有發展到焦慮、憂鬱。

張老師，看您的部落格，您在自己康復之後開始對憂鬱症群體的關注，對憂鬱症知識的普及，以及對憂鬱症網友的幫助，體現了一個有責任感的知識分子超越性的社會關懷。確實，在劇烈轉型的當代中國，憂鬱症是一種時代病，疾病背後隱喻的一系列社會問題都引人深思。對此，長於思考、心懷家國的知識分子無法做到無動於衷，正如您部落格中引用的魯迅那句話，「無盡的遠方和無窮的人們，都與我有關。」

寫得很長了，辛苦您撥冗回覆，並向您的情懷、堅守（呵呵，是否說得有點悲壯，都是大詞），一併表示真摯的敬意和感謝！

我的回覆如下：

小趙，來信收悉。感謝你對我的信任。

我覺得你對憂鬱症等的認識已經比較專業了。我基本同意你的判斷：你的病，憂鬱、焦慮、強迫、雙相的跡象都有。雙相不太明顯，但可能是軟雙相。有最新研究表明，廿歲以下憂鬱發作的患者，很大可能就是雙相。

至於復發，你也說得對，很可能已經經歷了兩次以上的復發。原因，也如你說，可能和治療不徹底、服藥沒有足量足療程有關。

下一步，我建議你接受正規、系統治療。到一個比較好的醫院，找比較專業的醫生，從頭開始，堅持不懈，會有效果的。

最重要的是保持信心！

祝你好運！並祝你能實現你的人文理想！

張進

二〇一五年三月三日

橡皮人

我約她在日壇公園南門見面。她曾是我的舊部屬，已失散多年。這些年，媒體圈風雲變色，離亂紛起；身邊的同行、師友，走馬燈變幻。有的人升遷，志得意滿；也有人失意，潦倒落寞。熟人中突然消失了幾個，又有誰記得呢。

前兩天，突然看到她在朋友圈發言，才想起不見她已有經年。她的話，寥寥幾句，大意說，因為生病，一年多沒和外界聯繫，把很多朋友都封鎖了。我覺得不對勁，懷疑她是憂鬱症，於是打電話給她，一定要見面。

這天，絲雨如煙，日壇公園南門外水光滿地，倒映著青磚紅牆。她從雨中匆匆跑來，頭髮披散著，被雨水打濕成一縷一縷。那衣服似乎也很久沒換了。

畢竟她是我職業生涯中帶的第一個編輯，共事多年，感情猶在。無需寒暄，她把她的情況對我和盤托出。

地獄和天堂

她果然是憂鬱症，而且可以追溯到五年前。發病誘因是多年高強度的工作，以及生活在一個強控制型家庭。第一次發病時，她曾到安定醫院就診，醫生給予心理輔導，判斷她的憂鬱是緊迫性的，無需用藥。醫生囑咐她，注意保護自己，離開施暴源頭，慢慢會恢復的。

五年來，她的病情至少起伏了三次。完全正常的時候少，更多是在低落和亢奮的路途上。高漲的時候，精力充沛，工作拚命，能夠夜以繼日出差，追蹤新聞人物；可以同時參加多項活動，讀書、讀學位；體力旺盛，能夠野外穿越、跑馬拉松。然而，好景不長，很快會從亢奮跌落到憂鬱。最嚴重的時候，一連數天、數月蜷縮在房，整日躺著，和外界的聯繫自然中斷了。

聽完她簡述病情，我心一緊。我判斷，這不是簡單的憂鬱症，而是雙相情感障礙。我跟飯店服務員借來一支筆、一張紙，為她描畫病情起伏的軌跡。

根據她所說，病得最重的時候，做任何事情都像有摩擦力，很難，包括洗澡、刷牙、剪頭髮。「我大概有三年沒有剪髮了，一直拖延、拖延，長髮早已及腰，乾枯分岔，糾結在一起，一如我的人生。我頭髮很少打理，今天來見你才稍微梳一下。」

「你現在頭髮並不長啊。」

「前幾天剛剪的。從想剪到下決心剪好，大概花了四個月時間。」

除了情緒上的壓抑、低落，身體症狀也很明顯。她說，嚴重時，疲憊、胸悶、心慌，稍微運動一下就心悸。有時躺在床上，心也會「怦怦」跳。

她一邊說，我一邊記，一邊畫。言畢，一張她的情緒漲落圖清晰呈現出來。其中幾個重要的轉折點，她都可以說出具體的時間和相關事件因素。

我指著這張圖告訴她：「你剛才說，你是間歇發作，其實不是。如果你是單相憂鬱，發作了會恢復；而後再發作，再恢復。這叫間歇。但你這樣，忽高忽低，一會兒天堂，一會兒地獄。這不是間歇，而是循環，是狂躁和憂鬱的循環。」

我大膽地說：「我判斷你是雙相。但我不是醫生，說了不算。你應該去醫院確診。」

「我知道可能是雙相。」她聽了並不吃驚，但又說，「我現在不想用藥物治療。我看過你的文章，說憂鬱症是一種特異性疾病。那麼，治療的方式也應該不止用藥這一種。我忍了五年的痛苦沒有吃藥，是想尋找不一樣的治療方式。」

她看著我，誠懇地說：「張進老師，請讓我去嘗試探索，哪怕我現在很狼狽。這也是我的權利。」

嘗試心理治療

接下來，她敘述了探索心理治療的艱辛歷程。

「我覺得，憂鬱症不能碎片化處理。導致發病的緊迫事件只是誘因，應該有更深層次的心理機制。追溯根源，直接修復內心的創傷，是更本質的治療。」

她告訴我，五年前，她就開始看心理醫生。醫生是用精神分析療法和催眠療法治療。在催眠中，醫生會引導她內觀自己，一層一層看到自己的人格。這樣，憂鬱症的病因——內心的傷口，可以一點點地得以修復。

「憂鬱症的治療是系統性修復工程。藥物治療是生理修復，心理治療是在潛意識中修復，還有在現實中的保護和修復。幾種治療手段是可以相輔相成的。」

按照她的治療方式，意識到自己得了憂鬱症後，首先要反思，探尋內心過度吸取生命能量的部分。可能是童年的陰影，長期超負荷的工作；也可能是不幸遇到控制型人格的家人，或者長期以來某個創傷突然發作。

其次，給自己創造一個安全的抱持環境，盡量避免接觸創傷源頭。她特別幸運，在多年高強度工作後，遇到了一位寬容的主管，容忍她的工作強度大大降低。「能發病說明潛意識覺得目前這個環境是安全的。」

隨後，按照醫囑，她找了一位心理諮詢師，用精神分析療法和催眠療法介入治療。

精神分析的治療也是循序漸進。最初從舒緩情緒開始，幾個月後第一次有了顯著療效。

那天，醫生幫她催眠。在醫生的引導下，她閉著眼睛，在潛意識中看到了一棵樹，樹幹上插著一把劍。這把劍，劍頭朝外。醫生要她把劍拔出來，她拔不動；在醫生的鼓勵下，她努力地拔啊拔啊，「轟然」一聲，劍終於被拔了出來。這時她從夢中醒來，全身輕鬆。

自那以後，她從一個性格偏壓抑的乖乖女，變得容易發怒。「憂鬱是內向的，憤怒的能量都指向自己；這次治療後，我開始學習不那麼壓抑自己。但中間也有很多反覆，大概一年多，性格才慢慢穩定下來，變得溫和而堅定。」

她用「定向爆破」這個詞，來形容治療的過程。「在成長的過程中，累積了很多負能量和創傷。平常都在潛意識中不被重視，憂鬱症讓我們有機會回到潛意識，看到自己的傷口。」

聽完這些理論，我一時消化不了。我對她說：「憂鬱症是一個自癒性疾病，也就是說，即使不做任何治療，也有可能暫時緩解。你能確定，你的潛意識治療有效果嗎？你的恢復，是心理醫生的功勞，還是自癒性緩解？」

「我和心理醫生一起努力，總會治好的。」她說。

我說：「如果治好了，那就不應該再反覆。你試了五年，但一次次循環重複，而且好像周期越來越短，憂鬱的情況越來越重，這能說明效果好嗎？」

她說：「心理治療是一個漫長的過程。在潛意識中，傷口是一層一層的，需要逐步恢復。我這五年也是一點點修復傷口。這次是我定向爆破，主動打開這個傷口，往下再走一步，所以這一輪症狀比較重。不然我也會和常人一樣正常生活。」

「你怎麼一下子學會了這麼高明的方法？」我覺得神祕。

我知道，心理學博大精深，心理治療更是一門獨特的技術，簡直可以說是在和上帝與靈魂對話，她怎麼能這麼快就掌握？

聽我這麼問，她的目光越過我的頭頂，似在凝神思索。她斷斷續續對我說了一個故事。

潛行於意識之流

一天，催眠中，在諮詢師的陪伴下，循著意識之流，她在自己的人格中一層一層往下行。

她說，潛意識也是有層次的。以往，她都是在較淺的意識層面治療，這一次，她要到潛意識的更深處去「定向爆破」。

她一路潛行；最後，在一個地下室的水牢，看到了一個橡皮人。

「橡皮人？」我驚訝。

「對，是橡皮人，一個穿著超人衣服的橡皮人。」

「這意味著什麼？」

「這個橡皮人，忠實守護著我的防禦機制。小時候我缺乏保護，自己生成了一個自我防禦機制。它的承受力、爆發力、耐力極強，常救我於危難之中。」

「那又怎麼樣？」我問。

「憂鬱症發作往往是身體的自我保護，是潛意識實在不願意忍受生命能量被剝奪。在地下室看到橡皮人，意味著我的人生已經開始改變。在意象對話中，我理解了自己很多行為模式，看到了自己這麼多年默默承受的部分。我看到了自己的傷口，在修復的過程中，蘊藏的負能量會釋放，引發身體反應。心靈在重新整合，新的人格在孕育。」

她告訴我，那天，看到橡皮人後，第三輪憂鬱爆發。她又將自己縮進了「烏龜殼」，與大部分朋友斷了聯繫。按她的說法，這叫「閉關」；熬了幾個月，現在終於「出關」了。

「那橡皮人呢？」我問。

「我感激這個超人給我這麼長時間的保護。它支撐我走過最艱難的歲月，支持我一點一滴進步。如今我成長了，它太累了，而且我現在的支撐足以保護我自己，它去休息了。」

她的所談，對我是一個未曾接觸過的新體系，我一時無從評論。

她非常誠懇地對我說：「張進老師，你再給我一段時間。我暫時不想用西醫治療。西醫要吃藥，吃那麼多的藥，而且藥物的副作用我也受不了。我還是想繼續用心理療法。」

看著她虔誠的面容，我不忍心再說什麼。我說：「好吧，你再試試。如果這次不行，或好了又反覆，那你就不要再幻想了，立刻來找我。」

「好！」她鬆了一口氣，明顯高興起來。

一個月後，她的症狀好轉，已經可以正常生活和工作。她發了微信過來：「憂鬱症是一次閉關修煉和重生的過程，我的生命前半段是乖乖女，後來憂鬱讓我解脫，明白了一個人修復創傷的重要性。」

不過，我仍然擔心她將來再反覆。「你能保證不再發作嗎？」我問。

她回答：「我的治療主要依靠另外一個理論體系，就是關注海底是不是有火山爆發或者地震。將海底的傷口一一修復好，海平面的風浪就不會太大了，起起伏伏也是可以接受和調整的。」

她繼續說：「不要把憂鬱症單獨當成一種病，可將其看作生命成長中一段特殊時期。我希望我能夠繼續修煉，重新承擔生命的責任。心靈成長是一條少有人走的路，我在享受心靈成長和修復的快樂。它需要發自心底的接納，生命的力量就這樣注入了我的心。」

「我要自己運轉。希望下次你看到我，我在發光。」她最後說。

我無法判斷她說的是否都對，但看她這樣自信、振奮，神采飛揚，還是為她高興。祝願，唯有祝願。

對賽娜遺言的分析

二〇一三年二月十六日夜，一位網名叫「sienna 賽娜」的女孩，在她的微博上發表了一段遺言，後被證實自殺。

她的遺言短短四百多字，冷靜、理智、清晰、痛楚。我反覆看了多遍，感傷和痛惜之餘，感覺她對憂鬱症有很多錯誤認識。假如不是這樣，也許她就能堅持下來，走出黑暗。故對她的遺言做一些解析，以為後來者鑒。

先實錄她的遺言，共兩段：

抱歉很多事情沒來得及處理和交代就離開。憂鬱症太痛苦，世界變得黑暗扭曲，再努力也感受不到任何美好，想什麼都想到死。奶奶在叫我，應該就要精神分裂，實在熬不住了。再見，大家。

並非新聞報導通常說的想不開或某種壓力過大而輕生。已經憂鬱多年，一直沒法完全感受到正常人的樂趣和追求，只是以為自己生性冷漠被動。元旦高燒三天後，開始經歷憂鬱症爆發，整夜失眠，興趣欲望全部消失，抗拒交流，變得邋遢懶惰，身心狀態全面惡化。春節前在安定醫院確診為重度憂鬱症，發展至今失去大部分記憶、思考、交流和行為能力，沒有方向感，無法組織語言文字，大腦彷彿被綁架，甚至連點餐和發郵件都難以順利完成，藥物治療的副作用更像惡狗噬咬身心。現在意識已經瀕臨分裂邊緣，入院是唯一選擇，但明白醫治這精神癌症耗時耗財而且效果難以保證，即使有幸痊癒，失去工作能力的前精神病患者在現今社會也難以謀生，更害怕長期服藥和隨時可能復發的陰影相伴終生。自知不屬於意志力強大人群，無力繼續與日夜不斷的恐怖體驗糾纏，不願就此生活在議論和同情中，亦不願給脆弱的家人再增加長期照料病人的精神和經濟負擔。責任和道理我都明白，也曾嘗試自救，但身心脫離自我控制，時刻被絕望和無力困擾，滑向黑暗深淵的痛苦實在不堪忍受，反覆思考後還是選擇自行結束。請大家理解我的掙扎和無奈，原諒我的自私和懦弱。再見，愛你們。

針對塞娜遺言，作了一些分析如下：

「世界變得黑暗扭曲，再努力也感受不到任何美好，想什麼都想到死。奶奶在叫我，

應該就要精神分裂，實在熬不住了。再見，大家。」

分析：儘管精神分裂症和憂鬱症都與神經遞質有關，但兩者完全是兩種不同的病。精神分裂症被猜測是大腦中神經遞質多巴胺失衡，憂鬱症被猜測是神經遞質血清素和去甲腎上腺素失衡。通俗地說，它們是兩條路上跑的車，不會相遇。憂鬱症不可能變成精神分裂，精神分裂也不會變成憂鬱症。

當然，憂鬱症嚴重到一定程度，可能出現精神症狀，稱為「伴有精神症狀的憂鬱症」；而精神分裂症患者在發病前可能會有憂鬱狀態，在康復期也可能出現憂鬱症狀。但兩者是不相通的。

賽娜說「奶奶在叫我」，應該是一種假性幻聽，這與精神分裂的妄想、幻覺有本質區別。賽娜的遺言中兩次提到精神分裂，如果害怕即將到來的精神分裂是她選擇自殺的一個原因，這多麼讓人痛惜！

「醫治這精神癌症耗時耗財而且效果難以保證……」

分析：「精神癌症」之說，實在是自己嚇唬自己。憂鬱症雖然可怕，但國內外統計已經指出，有三分之一的憂鬱症患者可以完全治癒，終生不會復發。

如果患者及時就診，配合治療；假如再運氣好，用對藥，最快一個月內就可以緩解乃至痊癒。

「即使有幸治癒，失去工作能力的前精神病患者在現今社會也難以謀生……」

分析：憂鬱症不是精神病，只是一種情感障礙。不要自己給自己戴上精神病的帽子。而且憂鬱症只是大腦的功能性失調，並非器質性病變，不是永久性損害。

賽娜敘述她在病中，「失去大部分記憶、思考、交流和行為能力，沒有方向感，無法組織語言文字，大腦彷彿被綁架，甚至連點餐和發郵件都難以順利完成」——這是殘酷而真實的敘述。但這一切都是可逆的。病癒後，智力、記憶力、決斷力等等，不會受任何影響。原來有多聰明，還是有多聰明。

「更害怕長期服藥和隨時可能復發的陰影相伴終生……」

分析：憂鬱症復發率確實較高，但復發都是有原因的。其中最主要的原因就是自行停藥。如能做到遵醫囑，堅持服藥，同時進行恰當的心理治療，一般不會復發。

當然，堅持服藥，說起來容易做到難。尤其是病癒後，還能堅持服藥更加不容易。

「現在意識已經瀕臨分裂邊緣，入院是唯一選擇……」

分析：住院並不可怕。如果是重症患者，住院會有更多的治療手段。比如做無抽搐電休克療法（MECT），並無太多的痛苦，見效較快。再輔助藥物治療和心理治療，即使重度患者也能很快擺脫憂鬱。

勿幫憂鬱症患者「貼標籤」

翻譯家孫仲旭因憂鬱症離世（二〇一四年八月廿八日），我原本沒打算寫什麼東西。因為就憂鬱症問題，我寫的已經夠多，實在沒有新的話要說了。

但是，這兩天，我在網上看到一些懷念孫仲旭的文章對於他因憂鬱症自殺一事，有的想當然，有的不懂裝懂，有的似是而非，有的裝模作樣。總之，語多乖謬。我不得不就一些錯誤表述，談一談我的看法。

「認識他的幾位朋友都說，他那麼熱愛生活、熱愛美食、熱愛翻譯、愛說話，怎麼可能得憂鬱症呢？」

怎樣才會得憂鬱症？不熱愛生活、不熱愛美食、不愛說話，才會得憂鬱症？照這麼說，孫仲旭讓你感覺到熱愛生活、熱愛美食、愛說話，是假裝的？

事實上，憂鬱症的病因相當複雜，目前全世界最先進的研究，都未能將憂鬱症的成因給出肯定答案。一般認為，憂鬱症可能和基因、性格、環境、惡性緊迫事件有關。但這也不過是經驗推測，不是定論。

誰都有可能得憂鬱症。任何時候都有可能得憂鬱症。憂鬱症是一種特異性疾病，患者的表現，也各不一樣。並非得了憂鬱症的人，就是性格壓抑、扭曲、陰鬱、不熱愛生活。請勿給憂鬱症患者亂貼標籤。

「這個夜晚注定難熬了。因你的死。活著不是比死更難嗎？男子漢不是應該選擇難事而不是簡單的事去做嗎？」

這位老兄對孫仲旭可謂情深意切。可惜錯了。憂鬱症患者自殺，不是不堅強。你會嘆息晚期癌症患者自殺「不堅強」嗎？

事實上，憂鬱症患者因其大腦內部化學元素失衡，他的肉體和精神遭受個人意志無法控制的雙重重創，這是一種實實在在的、比癌症更深刻的痛苦。很多患者說，「生不如死」，絕不誇張。局外人站在道德制高點上，居高臨下甚至帶有一絲優越感地同情、開導或者指責他們，這是不科學也是不公平的。

請不要想當然地認為憂鬱症患者「脆弱」，並下意識地表現出自己的優越感吧！

「福克納得知海明威自殺後，說了句令人心頭一驚的話。他說：我不喜歡一個走捷徑回家的人。仲旭兄，這也是我想跟你說的。可我不是不喜歡你，我只是不喜歡你以這種決絕的方式離開。可我知，誰也沒有權力苛責你。你的世界沒有人能探知。」

自殺是「走捷徑」？如果福克納真的如此評價海明威，我感到遺憾；儘管你說，「誰也沒有權力苛責你」，但你這段話明顯隱含著指責。你未必了解憂鬱症，未必了解憂鬱症患者肉體和精神的雙重真實痛苦，就「心頭一驚」，作這樣的評判，是不是太輕浮？

「一位讀者、作者在微信上私下說的，因為相近的文學趣味，他常在網上跟孫仲旭交流互動，一切微博上的交流都覺得他不可能得憂鬱症。」

診斷憂鬱症，是一項非常複雜的專業臨床技術，豈是微博交流就能判斷？

由於社會輿論對患者的蔑視，甚至患者本人也自我輕視，他會下意識地掩蓋病情，用最大的意志力維持日常生活，不願意放棄「尊嚴」，不願意對人傾訴，從而進入惡性循環。

人前強顏歡笑，背後暗自哭泣，這在臨床上有一個專門術語，叫「微笑型憂鬱症」。

「大概越自省的人活得越痛苦，但您翻譯的書還有寫過的字，都會留下來。」

的確，據經驗歸納，敏感、自尊、克己、自省的人，易於得憂鬱症。但這並非科學結論。而且，善於自省的人，未必多麼痛苦。請不要把孫仲旭的生活說得這麼悲苦，他不需要同情。

「八月初，孫仲旭結束在喀麥隆的四個月公務回到廣州，他打了電話給幾個朋友，說自己的精神狀況可能出了問題。」

我不知道這位朋友的轉述是否完整。不管這是孫仲旭的原話，還是略有出入，都不準確。

要知道，憂鬱症只是一種情緒障礙，以顯著而持久的心境低落為主要臨床特徵。這所說的「心境低落」，可能是悶悶不樂，也可能悲痛欲絕，甚至悲觀厭世，但不是「精神狀況出了問題」。憂鬱症患者幾乎不出現精神病性症狀，患者絕大多數時候都是理性的。

因此，說憂鬱症是精神狀況出了問題，言重了。

「前兩年開始，他的狀態就不太好，以前他的生活更平穩，他個人也比較單純，現在他有些不適應這樣的環境了。」

這句話，似乎隱含著一層意思：一個人，生活變動、狀況不好、不適應環境，就會得憂鬱症。

沒這麼簡單。憂鬱症患者不是脆弱、「不適應環境」的同義詞。

「在這個時候再去追問，為什麼是孫仲旭得了憂鬱症並選擇主動退出這個世界，也許已經沒有什麼意義了。」

這句話有一半是正確的。全部正確應該是：不僅「這個時候」，在任何時候，都不要去追問患者患病的原因。你沒有這個權力，而且你追根問底也難有正確的結論。你能真正深入一個人的內心嗎？退一萬步，即使結論正確，意義亦有限。

更重要的是，如此追問，事實上構成了對憂鬱症患者的道德審判，滿足了你的窺視欲。這會讓患者自卑、自責、自外於人群。這是對患者的又一重傷害。

當然，從臨床上看，找到病因對於治療憂鬱症也許有一定的參考價值。但這個價值是有限的。在一個短時間內，僅僅個別誘因，不可能觸發憂鬱症。有的時候，確實沒有病因。

沉且，疾病既已爆發，病因就不再重要。就好像你用火柴點著爆竹，爆竹已經爆炸，你再追究火柴，無濟於事。

逝者已矣。追悼逝者，請先理解他。表達感情，請先尊重他。不要想當然，不要信口開河；更不必裝模作樣，聲情並茂。一瞑之後，言行兩亡；無聊之徒，謬托知己。奈何！

勿幫憂鬱症患者「貼標籤」。

最痛苦的是無能為力感

我發表文章「勿幫憂鬱症患者貼標籤」後，受到許多朋友的批評。所有批評概括起來，大約集中為一個問題：我反對追究孫仲旭的死因，是不對的。孫仲旭罹患憂鬱症，和他的生存狀態有關，有著明顯的社會性因素。孫仲旭之死，是對社會現實的反抗。追問孫仲旭的死因，不是批評他的性格和質疑他的脆弱，而是對社會進行批判。

我理解這些朋友的善意和初衷。我當然也認識到孫仲旭作為翻譯家的生存狀態的窘迫，和他作為思想者面對當今社會現實的苦悶。

但我仍然認為，當我們表達一個觀點的時候，仍然需要嚴密的邏輯，因果之間要有科學的、理性的一一對應關係。

正是在這個問題上，孫仲旭之死和他的處境、思想、情緒、意志、毅力等等，缺乏直接對應關係。（當然我不否認各種社會因素和人格因素的存在，但不是直接對應關係。）

我想在此明確表達以下觀點：憂鬱症不像一些人認為的那樣，是「知識分子的心理病」。憂鬱症的對面不是「不快樂」，而是「失去生命活力」。原因是大腦主導的荷爾蒙和化學反應失控。

具體地說，就是血清素、多巴胺和去甲腎上腺素分泌不足。後者可以簡單理解為興奮劑。缺乏這種神經遞質，意味著缺乏刺激物，從而生命缺乏足夠的動力和能量，造成醫學上的「精神運動性阻滯」現象。

這種現象下，患者做任何事情都會覺得艱難。吃飯、走路、洗澡、交談等等，平常人的平常事，對他們都是千難萬難，都需要極大的毅力。

再說一說憂鬱症群體的問題。

我反對憂鬱症是「知識分子專屬病」的判斷。這個判斷多半來源於想當然，出於自身對於社會現實的不全面觀察。

我的觀點是：底層百姓比知識分子更容易罹患憂鬱症。這在經驗觀察層面能夠得到驗證。據我調查，多個精神專科醫院的接診記錄證明，來院就診的農村居民占一半以上。

史丹佛教授 Robert Sapolsky 曾經專門研究過壓力機制問題。他在非洲研究狒狒時發現，這種動物等級嚴謹，高級狒狒擁有一切，底層狒狒則很慘，吃不飽，還受欺凌。他發現，這些狒狒壓力荷爾蒙水平與它們的健康狀態密切相關。越是底層的狒狒，壓力越大，越容易患高血壓、胃潰瘍，精神上也越容易躁動不安。這說明底層的生活壓力會變成生理壓力，最後傳導到精神層面。由於狒狒是靈長類動物，它可以成為研究人類壓力的模型。

生物體對於環境的緊迫反應大約是這樣的：當感覺到壓力時，大腦視丘下部（hypothalamus）區域一個小小的迴路會釋放壓力荷爾蒙，將身體置於高度警覺狀態，在短時間內調動生命潛能，準備迎戰各種危機。等到危機過去，緊迫反應就會自動關閉，從而休養生息。但如果危機是持續性的，緊迫反應系統長期開啟，不能關閉，就像底層狒狒那樣，危機就會演變成慢性壓力，長時期身體機能受到損害，情緒也趨於出問題。

所以，Robert Sapolsky 認為，壓力並不直接引發任何單一的疾病，慢性壓力才更可怕。

而在所有的壓力中，最痛苦的是無能為力感——你無法改變自己的處境，你對未來沒有處理能力，不知道痛苦何時會是盡頭，這或許是為什麼窮人更多憂鬱症的原因。

諾貝爾獎得主、人道主義經濟學家阿瑪蒂亞．森長期關注底層社會，曾專門研究過貧困問題。他認為，貧困不僅僅是生計問題，還帶來自由的喪失和精神的危機。我想，這個觀點和 Robert Sapolsky 的論述是相通的。

總之，憂鬱症絕不是思想痛苦導致的情緒低落或者自暴自棄。它有著深刻的生理與生物學根源，與其他疾病一樣真實。

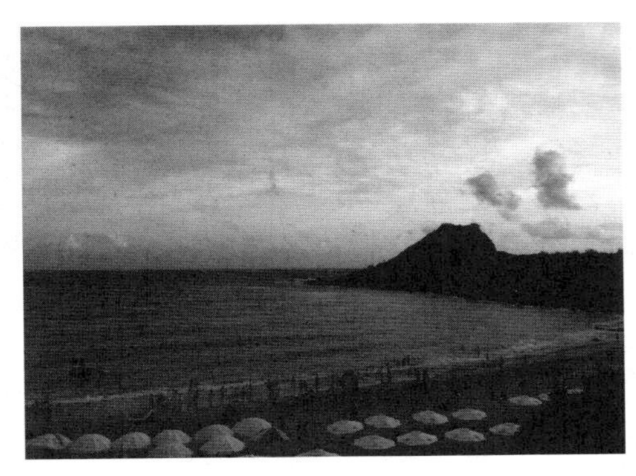

情緒是連接生理和心理的橋樑。情緒如洪水，可疏不可堵。不要試圖控制和消滅自己的不良情緒，要順應其自然規律，或聽任其隨時間流淌，或任其反復出現麻木，或宣洩它，或滿足它。

後記

免於恐懼

本書選擇在這個時節出版，是有特別含意的。三年前的此時，我罹患雙相情感障礙，病重而不自知。在用極大的毅力完成了最後一篇封面文章《追求效率民生》，又掙扎著為「兩會」報導編了幾篇稿後，終於在二〇一二年三月十二日這一天轟然倒下，開始了長達半年的病程。

一晃三年過去，回顧當時的苦痛，恍如隔世。我曾經讀過一句話，大意是說，一種病痛，其本身就包含著治癒的力量。對於精神類疾病來說，更是如此。如今，我可以比較有把握地確認，經過兩年多的調整，我已經從人生的最低谷攀升而出，重建了我的生理體系、心理體系和社會關係體系。

具體說來，大約有這幾個變化吧。

（一）首先是體能的提高。

從病癒後第一天起，我就開始了運動鍛鍊。兩年半以來，除了出差去外地，無一日間斷。漸漸地，體力健旺，身體輕盈，走十幾公里山路不覺得累；不怕冷，洗冷水澡一直堅持到十一月中旬，即使感冒，一天就好。不久前體檢，所有生化指標都處在正常值的中段。

運動鍛鍊的好處人盡皆知，問題在難以堅持。我的體會是，最開始要制定任務，用毅力強逼自己完成；慢慢任務變成了習慣；最後習慣變成了享受。到第三階段，就不需要堅持了。

如今，鍛鍊已經成為我每天的必修課。一日不動，臨睡前就若有所失，一定要補上才踏實。晚上，在公園鍛鍊，穿行在樹的暗影中，耳邊風聲颼颼，身體輕盈得似乎消失，竟會有一種憑虛禦風的飄浮感覺。

1　指中華人民共和國全國及地方各級人民代表大會和中國人民政治協商會議兩者合稱時的簡稱。

（二）其次是腦力的提升。

一般來說，精神類疾病對腦力多多少少會有些傷害，對此我已有心理準備。可是，莫名其妙地，從二〇一四年五月，也就是我開始寫作《科普憂鬱症》系列八篇、接著寫作《舊事新敘》系列八篇時，我隱隱約約感覺到，寫作越來越順手，表達越來越精確，感受力越來越靈敏，聯想力越來越豐富。再往後，到二〇一四年下半年，創造力（包括攝影）呈爆發態勢，兩三天就會寫一篇文章，體裁多種多樣，質量也能維持在一個水平線上。

那一階段，我處在一種奇妙的狀態中。內心情感洶湧，目眩神迷；對美的感受隨處可掬，對生活的感激接踵而至。整個人都置身於發現之中。就像日出的光芒驅散了黑暗，靈感在那一刻源源不斷而來。

我曾懷疑過這個變化是否真實。經過反覆對比（我幾乎重讀了此前寫的所有文章），我確認了這個事實。

那麼，如何解釋？結合我在精神領域所學，我提出了三種假說：

第一，我的腦力本來就是這麼高，只是過去多年一直處於慢性病程中，智慧被疾病遮蔽，而今只是恢復到本來狀況而已。

第二，患病後，治療過程改變了大腦的某種結構和功能，而這個改變，幸運的是朝向好的方向，刺激和提升了腦力。

第三，我自以為現在狀況很好，其實是處於雙相的輕躁狂期，表現為腦力的暫時提升。也許不久的將來，又會跌入相反方向的憂鬱中。

這三種狀況，第一種和第二種都是好事。但是，如果是第三種，則前景堪憂。出於對第三種狀況的擔憂，有一段時間，我時常會有一種緊迫感。就是要抓緊這段好時光，拚命寫。不然，不知道哪一天，狀態就跌回去了。

二〇一五年春節，向姜濤醫生拜年時，我對他敘述了我的三個假說。姜濤說：「你的三點總結是有可能的，但是狂躁狀態一般不產生創造力與生產力，短期會有效率的增加，但是後果不佳。所以長時間觀察的結果就是你與狂躁無關。」

至於原因，姜濤說：「這應該是你本身潛能巨大，通過疾病恢復把很多潛能釋放出來了，這個在我這也有很多例子，並不是什麼奇蹟。就是中醫說的可能是在疾病期與恢復治療過程中打通了一些筋脈或經絡，人一下就變得聰慧了。」

不過，姜濤說，這也不會是經常發生的，因為，「首先他要有積累沉澱或儲備了足夠的潛能。」

這番解釋，讓我如釋重負，不再擔心現在是輕躁狂。

（三）除了腦力的提升，還有記憶力的變化。這是在兩個方向：短期記憶力下降；遠期記憶力增強。

如今，我眼前的事情，尤其是數字、人名、地名，幾乎轉眼就忘。我絕不敢相信自己當下的記憶，一定要記在紙上才放心。

姜濤醫生對此的解釋是：「大腦皮質活躍，不穩定，刻的印記比較淺，形不成深刻記憶。」

至於遠期記憶力的提升，可能更難解釋。

不久前，我的大學同學建了一個群組。一天，敘舊時，提到卅二年前，同學們曾經辦過一本刊物《南大中文》。說話間，那本發黃的、紙張粗糙的油印刊物，突然在我腦海浮現；我當即報出其中有哪幾篇文章，是哪幾位同學所寫，甚至復述出文章開頭的幾句話；接著我想起我和一位同學去採訪某位老師；那位老師住在一個筒子樓[2]，我們穿過狹窄擁擠的走廊時，黑暗中有一個打赤膊的男人在做飯，用的是煤油爐，煤油味撲鼻而來……

我毛骨悚然。我實在不知道腦子居然還裝著這些東西。由此我推論：記憶力是很強大的，很多事情我們自以為忘記，其實它只是躲藏在大腦的某個地方，說不定什麼時候，它就會被挖掘並浮現出來……

（四）但以上這一切不過是皮相之議。

相較於生理，最深刻的應該是精神世界的變化。今日我能夠發自內心地說，精神類疾病，包括憂鬱症、雙相等等，都是有積極意義的。它讓你停下快速前行的腳步，盤點自己的人生，重新審視自己，發現自己，從而更自信地面對世界。

為什麼？我悟到：人的精神世界，是有著堅硬的外殼的。無論別人還是自己，都很難深入到自己的精神世界，遑論改變？並非情願地，一次徹底的精神疾病治癒過程，有可能打破這個堅硬的外殼，讓大腦功能從失衡到平衡，相應地精神結構也會發生變化；而精神結構的重塑，則可形成良性、積極的情緒、意志、認知、思維模式，使心理狀態得到改變。

從現實角度看，一個人在病程中，會暫時失去很多社會功能，但大腦從未停止思考。既已陷入人生最低谷，就不必再粉飾和虛誇，而可以直面內心，用手術刀解剖自己，梳理人生成敗得失。

人生在世，最負面的情緒是恐懼。所以羅斯福的「四大自由」中，有一條就是「免於

---

2 中國的一種城市居民樓結構，橫截面為狹長的條形，兩端有樓梯，中間貫穿一條走道如筒子狀，因而而得名。

恐懼的自由」。而恐懼的原因是害怕自己不夠強大。其實，強大和弱小，都是相對的；追求外在的強大沒有止境，唯一能做到的是內心的強大。

每個人心中都有一堵牆，同時都有一扇門。這堵牆是自戀、恐懼、封閉，把自己和真相隔開，看不見世界的真實存在，看不到自身更大的力量。只有推倒這堵牆，或打開通往牆外的這扇門，讓外在的光亮照進來，或點亮你心中的光，你才能看清自己的內心，讓真相自然映現。

有時候，我甚至認為，憂鬱症或者雙相，其實是精神力量整合的一個契機。是停下原來的腳步，靜觀並重組。兩年半來，我經歷了人生的第二次成長。好比從自我中抽身而出，從高處來直面自己，俯視前後左右、過去將來。

我想，每個人都可如此。假如你能對自己洞若觀火，你就可以更加自信和從容地面對這個世界，真正強大起來。——你也就會無所畏懼。

兩年半來，我一直沒有停止對自己的重新認識。完成這篇文章後，我的反思基本完成。人們窮其一生，都不會結束對生命的永恆追問，在奔向知天命之年時，我有此認識，並不算晚。——子曰：朝聞道，夕死可矣。

今天是二〇一五年五月六日，在廿四節氣中屬立夏。「鬥指東南，維為立夏，萬物至此皆長大」，立夏意味著春天已去，炎暑將至，萬物繁茂。生命勃發的季節到來了。

寫到這，已是深夜。窗外，暑氣夢境般流淌，它浸潤著人類的眼睛和心靈。我寫過，且釋然，人生一段往事，就此滑向生命深處。大起大落，大喜大悲；遙遠荒僻的沉靜中的地方，你或許能找到昔日蒼勁時日的美麗回憶，那種種強烈的情感和矛盾，早已熟稔的幻想、熟稔的悲淒……

讓我們懷有感恩之心，珍惜生活吧。

謹以此書向那些慈悲心懷、幫助患者重見天日的醫生們致意；

向那些曾經飽受折磨，最終逃出生天的勝利者們致意；

向那些正在飽受折磨，但咬緊牙關不言放棄的堅持者們致意；

向那些和自己的親人一樣飽受折磨，在求治之路上辛苦輾轉的家屬們致意。

晚安。

張進

二〇一五年五月六日夜

附錄一

關注精神健康・關注憂鬱症

前言：有了認知，才有預防

你一定聽說過憂鬱症，但是，你未必真正了解憂鬱症。

一種相當廣泛的認識是：憂鬱症是「情緒病」；得了憂鬱症的人，是「小心眼」「想不開」「愛鑽牛角尖」「意志脆弱」，等等。

其實不是。憂鬱症就是一種病，有著和其他疾病一樣完整的生化過程，其最大特點是自殺率高。世界衛生組織（WHO）報告指出，憂鬱症是最能摧殘和消磨人類意志的疾病，它對人類生命和財富造成的損失是災難性的。由於憂鬱症的病狀常常被軀體病痛所掩蓋，

90％左右的憂鬱症患者不能意識到自己可能患病並及時就醫。預計到二〇二〇年，憂鬱症將成為全球第二大致殘疾病。

憂鬱如此兇猛，可是迄今為止，在全世界，人們對憂鬱症的認識還非常初級。憂鬱症的發病機理、治療路徑、預防預後，仍是一個黑箱。世界各國對於憂鬱症，最多是對症治療，遠不是對因治療，還停留在經驗和摸索的階段。

一、認識憂鬱症

憂鬱症是一種常見的情緒障礙，可由各種原因引起，以顯著而持久的心境低落為主要的臨床特徵。

憂鬱症是一類具有高患病率、高復發率、高自殺率和高致殘性特點的情緒障礙性疾病。大眾概念中的「憂鬱症」，一般是指的單相憂鬱症。實際上，憂鬱症並非單指一種精神疾病，而是一組同屬精神障礙疾病的總稱。它包括了單相憂鬱症、雙相情感障礙中的憂鬱發作、隱匿性憂鬱症、非典型性憂鬱症等等，統稱「憂鬱症」。

這裡主要對單相憂鬱症及雙相情感障礙進行講解。

（一）憂鬱症的特徵

憂鬱症最明顯的特徵是情緒憂鬱、低落。但憂鬱情緒並不一定就是憂鬱症。判斷一個人是否患有憂鬱症，有三條重要標準：

首先，他的憂鬱情緒與其處境不相稱，也就是說，生活中並沒有值得他悲傷的事情，他仍然情緒低落。這是一種放大了的「低落」，患者情緒可以從悶悶不樂，到悲痛欲絕。

其次，憂鬱症的情緒低落是顯著而持久的，即患者在相當長的時間（達到或超過兩周）心情壓抑苦悶。生活中，我們每個人都會經歷情緒上的潮起潮落。但是，我們總能自我調整，在不知不覺中恢復生命的活力。而如果情緒低落、萎靡不振的狀況一直持續，無論如何也無法恢復到原有的健康狀態，就可能患上了憂鬱症。

第三，憂鬱症還有一個特點，即反覆發作。一般來說，當你在生活中遭遇不幸時，時間是最好的創傷彌合劑，再深重的痛苦也會逐漸淡化。但是，憂鬱症相反，它不但不會隨時間流逝而自然好轉，即使治癒後，也還會反反覆覆，一不小心就會復發。

總之，憂鬱症與正常的悲傷不一樣，它會干擾人的生活、工作、學習能力、食欲、睡眠以及樂趣，甚至可能吞噬人的生命。

那麼，如何區別「憂鬱情緒」和「憂鬱症」？我們提供《憂鬱症自測表》（點擊測試），以供參考。

（二）憂鬱症的症狀

憂鬱症是一個發展過程，從「陰雨天般的心情」即憂鬱情緒，逐漸發展到鬱鬱寡歡，繼續發展到失去自信、興趣和感受快樂的能力。有人將憂鬱症的症狀歸結為「六無」：無興趣、無價值、無希望、無意義、無精力、無辦法。最後還會表現為認知失調、行動退縮、思維障礙及行動障礙等，嚴重者甚至不語不食，生活無法自理，呈痲木僵化狀態。最極端者會自殺。

憂鬱症有三大核心症狀，即憂鬱「三聯徵」和七條附加症狀。重度憂鬱症包含至少兩個核心症狀和至少兩個附加症狀。

憂鬱「三聯徵」：

（1）情緒低落，表現為：感覺生活沒意思，高興不起來，特別是興趣與愉快感喪失，鬱鬱寡歡，痛苦難熬，度日如年，不能自拔。

（2）思維遲緩，表現為：腦袋不靈活，記憶力減退，思考問題困難，覺得腦袋空空、變笨了。

（3）運動抑制，表現為：運動機制受限，精力減退，不愛活動，走路緩慢，言語少等。

附加症狀：

①自信心喪失和自卑；

②無理由的自責或過分的罪惡感；

③反覆出現自殺念頭；

④精神運動性改變，激越或遲滯；

⑤睡眠障礙（失眠、早醒或嗜睡）；

⑥食欲改變（減少、增加或暴飲暴食）；

⑦身體不適，功能性疼痛（噁心、口乾、頭痛或關節肌肉疼痛）。

需要注意的是，還有一種「非典型憂鬱症」，可能只表現為軀體症狀，比如身體的不適、疼痛等，而並無顯著的情緒障礙。這些軀體症狀與一些生理疾病的症狀相似，又稱為「隱匿型憂鬱症」，它非常容易因誤診而耽誤治療。

【描述・憂鬱體驗】

憂鬱症和其他疾病一樣，患者的軀體承受著痛苦折磨。比如，頭痛。這種疼痛是一種鈍痛，不劇烈，但沉重，有重壓感。它有如一片烏雲，盤踞在你的大腦。有時候突然消失，就像是被風吹走；但你不敢放鬆，因為你知道，它還會不期而至，你恐懼地等待著它的到來……

再如，胸悶，胃痛，肩頸痛，耳鳴，心慌，食道堵塞感和燒灼感等等。不同的患者，會有不同的軀體症狀；同一個患者，在不同的時期也會出現不同的症狀。當病程發展，且出現服藥副作用後，病人又會合併程度不同的行動障礙。手抖，走路不穩，觸覺敏感，易驚嚇，坐立不安。類似於焦慮症狀，醫學上稱之為「精神運動性不安」。再往後，會發展到思維障礙、閱讀障礙、語言障礙；怕風、怕水、怕聲音……全身心的痛苦，稱之為度日如年，絕不誇張。

其次，專屬於憂鬱症的一個特點，是快感阻斷。當發展到重度階段，屬於人類的所有快樂，各種欲望，統統消失了。患者每天情緒極度低落，覺得做任何事情都毫無意義。對於他，人生不再是新鮮和快樂的旅程，而變成痛苦的煉獄。

第三，與快感缺失相關的另一個特徵是絕望。這是憂鬱症患者的又一共性。自我評價無限降低、自責、自罪，患者普遍覺得未來一片灰暗，看不到任何希望。痛苦和巨大的無價值感，足以吞噬他的一切。

第四，最可怕的，是情感的喪失。當病程再發展到一定程度，患者會變得麻木、呆滯。憂鬱症的一個基本的表現，就是患者不再能體驗情感和生活的美麗。世界上的一切，喜怒哀樂、愛恨情仇，都與他無關。親人朋友近在咫尺，他卻遠在天涯。他不但喪失了快樂、希望，最後還喪失了愛的能力、審美的能力。這個時候，人就成了一具軀殼，成了行屍走肉。（摘自《為何憂鬱症患者容易自殺？》，作者張進）

【案例．焦慮】

我退掉了先前租的房子，想搬到更便宜的地方去，但是我就是無法完成搬家這件事。我瞬間崩潰，焦慮把我瓦解。早上三四點我就被一陣陣強烈的恐慌感驚醒，那緊張的勁兒讓我恨不得從六樓的窗戶跳出去，也許那樣還舒服點。和別人在一起的時候，我總覺得自己會因為壓力過大而昏過去。三個月前，我還能好端端地去上班，而現在，世界已離我而去。

它真正來襲是在我退了房子兩個星期後，我發現我迫切需要搬家，但是我卻出不了門。我感覺人們都欺騙我，我就像隻草原上負傷的動物。我完全崩潰了，幾乎一整天不吃任何東西。我一副精神分裂的緊張模樣，就好像受到巨大驚嚇一樣，這讓我看起來舉止怪異。我的記憶力短暫喪失，後來更糟，我無法控制地腹瀉，甚至會失禁。我好像活在恐怖的地獄，無法離開這間房子半步。（摘自《重口味心理學2》，作者姚堯）

【案例．死亡意念】

不能站在陽臺。十二樓。可惜防盜網太醜陋，太礙事。好想飛下去，像一隻蝴蝶那樣飛，像一片紙屑那樣飛。接觸到地面的那一剎那會有多痛呢？我喜歡白天飛，天空晴朗的日子飛……只要目光一看到陽臺，思緒就飛舞起來。我費勁地像拔河那樣將視線拔回來，雙手抓住一邊門框或椅背。我無數次閉上眼睛，讓自己退回到客廳，退回到書房的角落。我知道這是心魔在作怪。我蜷縮在角落，背脊緊貼鑲嵌在牆角，心卻有異形怪獸的黑影吼叫著，破腔而出，一次又一次地，旋風般撲出去。它長嘯著，橫掃一切障礙撲向天外。（摘自《曠野無人——一個憂鬱症患者的精神檔案》，作者李蘭妮）

（三）憂鬱症的病因

迄今，憂鬱症的病因並不清楚，但可以肯定的是，生物、心理與社會環境諸多方面因素參與了憂鬱症的發病過程。常見公認的病因包括：

遺傳因素：憂鬱症的發生與遺傳因素有較為密切的關係。憂鬱症一般被分為內源性和外源性兩大類，內源性憂鬱症往往由軀體內部因素引起，帶有明顯的生物學特點。這個「內部因素」其實就是基因特點，往往透過遺傳獲得，它是造成大腦中三種神經遞質（5-HT、去甲腎上腺素、多巴胺）失衡的根源。

在現實生活中，經常可以觀察到，一個憂鬱症患者的直系或旁系親屬中，還會有其他精神疾病患者，說明這個家族遺傳傾向明顯。上海精神科醫生顏文偉認為，在全世界人口中，大約有 5%至 10%的人有這種遺傳基因，容易得憂鬱症。

生物化學因素：研究發現，憂鬱症是患者大腦中三種神經遞質不平衡所致。人腦中有幾億個腦細胞，稱為神經元。兩個腦細胞之間，有一個間隙。人腦傳遞信息時，前一個腦細胞的神經末梢就會釋放出一種化學物質，其使命是載著信息，跨越間隙，像郵差一樣把信息傳遞下去。這個化學物質，就叫神經遞質。

大腦的神經遞質有很多種，最主要的就是三種：5-HT、去甲腎上腺素和多巴胺。這三種神經遞質，其功能不完全一樣。比如，5-HT 掌管情感、欲望、意志；多巴胺傳遞快樂；去甲腎上腺素提供生命動力。如果這三種神經遞質失去平衡，神經元接收到的信號就會減弱或改變，人體就會出現失眠、焦慮、強迫、憂鬱、恐懼等症狀，表現為憂鬱症、雙相情感障礙、精神分裂症，以及其他大腦疾病。

【案例・張國榮】

二〇一三年，張國榮逝世十周年，他的姐姐張綠萍首次公開了張國榮患憂鬱症的原因。張綠萍在採訪中說道：「很多人都以為哥哥生病，是因為在娛樂圈裡壓力太大而讓他感到精神壓力很大。其實，我從一開始也以為是娛樂圈壓力使然，但出了事之後，有位醫生寫了一份四張紙的信，解釋給我聽，說憂鬱症在醫學上分兩類：一種是Clinical Depression，因為腦部化學物質不平衡，是生理上的；一種就是大家明白的有不開心的事什麼的導致的。哥哥就是第一種。」

心理社會環境因素：一些研究顯示，社會重重壓力，種種負擔和不幸的生活事件，如失業、失去至愛親人或朋友、患病、離婚等等，可導致憂鬱症。有時，憂鬱症的發生也可能與軀體疾病有關。一些嚴重的軀體疾病，如腦中風、心臟病發作、激素紊亂等，都有可能作為壓力源引發憂鬱症。

性格基礎：一些憂鬱症患者在其兒童期，曾經有母子分離、被父母情感忽視、照看者心理障礙導致孩子心理養育環境不穩定等問題。這樣的孩子長大後，容易悲觀，自卑，缺乏自信心，對生活事件掌控感差，多疑，過分擔心。這些性格特點會加重緊迫事件的刺激，容易導致憂鬱症。

由此可知，兒童期經歷、自身性格因素、家族遺傳、腦部化學物質不平衡、與情緒有關的腦神經環路失調、長期受軀體疾病困擾、遭遇重大打擊……這些因素都可能導致憂鬱症。

但並非有上述困擾的人都一定會罹患憂鬱症，好比同樣淋了一場雨，有的人會感冒，有的人卻不會。每個人的身體和心理素質不同，對憂鬱症的抵抗力也不同。

同時，我們也要知道，任何人都有可能在其一生中的某個階段患上憂鬱症，甚至可能沒有什麼特殊原因，就像「鬧鐘到了一定時間就響了」，沒有誰是對憂鬱症完全免疫的。我們都需要具備對憂鬱症的充分認知，才能做好憂鬱症的早期識別及防治。

（四）易患憂鬱症的人群

儘管現代社會人們更容易被憂鬱症侵襲，但這並不表示憂鬱症是現代病，或只針對某類人。

憂鬱症古已有之，西元前八世紀古希臘的文獻中就有對憂鬱症的描述。它既不是人類的弱點，更不是衡量意志、品格或運氣的標準。沒有哪種人可以對憂鬱症免疫，患憂鬱症的人不分職業、種族、性別、年齡、財富多寡、地位高低、知識高下。

因此，以下所列易患憂鬱症的人群分類，並不表示憂鬱症只襲擊這類人。

貧困人群：比如中國國營企業解聘人員和農村留守人員，是憂鬱症高發群體。研究已經證明，貧困是憂鬱症的一大誘因。貧困使人憂鬱，憂鬱愈使人貧困，二者交互作用，導致精神障礙與孤立。接受社會救濟的人群中，憂鬱症比例是總人口患病率的三倍。

十八致三十五歲的青年：青年人處於性格成長期，家庭、學業、工作壓力較大，是容易患上憂鬱症而又被大家所忽略的群體。尤其是青少年憂鬱症如未引起重視和及時治療，很容易釀成悲劇。

事業有成的人：他們有了一定的社會地位，責任比較大，精神壓力也比較大，患病的機率比較高，如企業家、社會精英。

藝術創作類人群：從事藝術創作類工作的人性格都比較敏感，工作、生活往往也不規律，如詩人、音樂家、畫家、演員等，他們患憂鬱症的可能性比一般大眾大八倍。

從事瑣碎細緻工作的人：有一些行業需要從業人員投入大量時間和精力，且處理的大多是繁雜瑣碎的事，他們更容易患上憂鬱症，比如教師、警察、財務、醫護人員等。

慢性病患者：長時間患有某種身體疾病者，很容易導致憂鬱症；而憂鬱症會降低免疫力，從而使身體病情更加惡化。

孕婦或初為人母的女性：一些女性因為心理上沒有做好當媽媽的準備；一些女性則在孕期出現神經內分泌系統紊亂，在這些情況下容易患上產前或產後憂鬱症。

（五）雙相情感障礙（躁鬱症）

從病理角度來說，雙相情感障礙和憂鬱症是兩種不同的疾病。但由於雙相情感障礙的憂鬱相與憂鬱症完全相同，所以人們也習慣於把雙相情感障礙的急性憂鬱發作，視為憂鬱症。故此，本手冊也將雙相情感障礙的識別，收錄其中。

顧名思義，雙相情感障礙是一種既有憂鬱發作、又有狂躁發作的疾病。狂躁相的特徵是興奮、激動、樂觀、情感高漲；憂鬱相恰是另一極端，是悲觀、呆滯、情感低落、思維遲緩、運動抑制。二者可交替循環發病，一個階段化悲為喜，一個階段又轉喜為憂。如果你坐過過山車，體驗過加速、墜落和拋升，你就會明白，這種情緒上的過山車式體驗便是躁鬱症。

雙相情感障礙比較特異的是狂躁相。醫學記載，狂躁相的具體表現為：

（1）心境高漲，自我感覺良好，整天興高采烈，得意洋洋，笑逐顏開，富有感染力，常博得周圍人共鳴，引起陣陣歡笑。

（2）思維奔逸，反應敏捷，言語增多，滔滔不絕，信口開河，眉飛色舞。內容不切實際，經常轉換主題；目空一切，自命不凡，盛氣凌人，不可一世。

（3）活動增多，精力旺盛，不知疲倦，興趣廣泛，動作迅速，忙忙碌碌，愛管閒事，好為人師；常揮霍無度，慷慨大方，舉止輕浮。

（4）面色紅潤，雙眼炯炯有神，心率加快，瞳孔擴大。睡眠需要減少，入睡困難，早醒，睡眠節律紊亂；食欲亢進，暴飲暴食；對異性興趣增加，性欲亢進。

雖然同屬於情緒障礙，與憂鬱障礙相比，雙相障礙的臨床表現更複雜，自殺率高於單相憂鬱症。絕大多數雙相患者的自殺，是在憂鬱發作或混合憂鬱狀態下發生的。

問題是，患者輕度狂躁發作時，自我感覺良好，並不知道自己患病；直到狂躁發作過後，患者不得不拖著疲憊不堪的身體奔向另一個極端——憂鬱。這時，他們的活力和熱情消失，言談、思考和行動變得遲緩，生活變得無趣，從世界之巔墜入無限黑暗深淵。就這樣，憂鬱與狂躁相互交替、周而複始、永不停歇、沒有盡頭。

而患者在就醫時，卻只會著重描述憂鬱發作時的感受，雙相情感障礙因此非常容易被誤診為單相憂鬱症。

美國最近有一個研究，跟蹤隨訪了十三年前被診斷為憂鬱症的兩百名患者，發現當年被診斷為憂鬱症（單相）的患者，46％最後被確診為雙相情感障礙。即目前被診斷為憂鬱症的患者中，可能接近一半實際上是雙相情感障礙患者。

雙相情感障礙如果按照憂鬱症（憂鬱障礙）來治療，一是難治，二是解除憂鬱後，會導致轉向狂躁，發病頻率明顯加快；發作頻率越快，治療難度越大，患者自殺風險越高。

二、憂鬱症的錯誤觀念

社會上很多人對憂鬱症誤解重重，對患者另眼相看。

對癌症患者，人們往往會抱以同情，或者讚揚讚揚他們和病魔鬥爭的堅強；但是對憂鬱症患者，通常顯得冷漠、迴避甚至是嘲笑。他們會想當然地認為，憂鬱症是患者意志不夠堅強所致。

事實上，憂鬱症是一種生理和心理交錯的疾病。由於大腦發生功能性病變或器質性病變，患者遭遇意志無法控制的精神障礙和痛苦，局外人也許永遠不能體會到患者的痛苦。他們甚至會站在道德制高點上，居高臨下甚至帶有一絲優越感地同情、開導或者指責患者，這是不科學也是不公平的，也會讓身邊患有憂鬱症的朋友產生病恥感，羞於言病，更沒有勇氣尋求救助。

對憂鬱症的常見認知誤區如下：

（一）憂鬱症＝精神病？

生活中，很多人一聽說「憂鬱症」，就把它和「精神病」聯想在一起。實際上，憂鬱症的確是一種情感性精神障礙（情緒障礙），它與常見的強迫症、焦慮症、失眠症等同屬於精神類疾病的範疇。而大眾觀念中的「精神病」，實際上是醫學上所指的精神分裂症。精神分裂症患者會出現行為失常，就是所謂「瘋瘋癲癲」的表現，而在理性上，憂鬱症的病人和正常人很接近，思路很清晰，與「精神病」大不一樣。

另外，大眾誤解精神類疾病患者容易做出傷害他人的舉動，十分危險。實際上，與普通人群相比，精神病人的肇禍比例並不高，重性精神病中僅約 10％的患者有肇禍行為及危險。由於精神病人的肇禍事件被過度渲染，導致社會對精神病患者（精神障礙患者）產生了恐懼、歧視，增加了精神病患者（精神障礙患者）及病人家屬的「病恥感」。

現實中，很多人，包括患者本人，也覺得得了憂鬱症很丟人，沒有勇氣邁入精神科門診的大門。其實，憂鬱症也是疾病，是疾病就需要治療。全社會應該給憂鬱症患者多一些關愛，如果都歧視憂鬱症患者，不能得到有效治療的患者會越來越多。

（二）性格軟弱、心胸狹窄的人才會得憂鬱症？

憂鬱症每個人都可能得，它和心胸狹窄或意志薄弱沒有直接關係。歷史上罹患憂鬱症而性格堅韌的偉人比比皆是，如，美國第十六任總統林肯，二戰時期的鐵腕人物美國總統羅斯福，英國首相丘吉爾，硬漢作家海明威等等。

【案例．張家輝】

張家輝在雲南拍完《紅河》返港後，發覺無法以個人意志戰勝情緒低落、多疑、無動力、腳冷及失眠，最終要去求醫。張家輝說：「見醫生後被證實患上輕度憂鬱，也證實我絕不能用意志力去征服這個病。不過最放心就是聽到醫生說憂鬱症好普通，好多人都有，適當醫治很快就複原！」

（三）笑臉迎人、開朗樂觀的人不會得憂鬱症？

憂鬱症患者的表現並非總是以淚洗面。有部分患者表面上笑臉迎人、樂觀開朗，其實這並非來自內心深處的真實感受，而僅僅是為了工作、面子、禮儀，強顏歡笑。這樣的憂鬱症，又被稱為「微笑型憂鬱症」，多發生在那些身份高、學識高、事業有成的成功人士中，男性多於女性。這類人在社會上給人的印象是呼風喚雨，無所不能，表現得十分強大，能力似乎不容置疑。他們即使患上了憂鬱症，往往也不會向他人訴說。

【案例．楊干華】

二〇〇一年三月廿九日，廣東省作家協會副主席、著名作家楊干華因憂鬱症自殺離世。朋友在紀念他的部落格中寫道：「他人很好，說話滑稽幽默，滿臉笑容、滿頭白發，像個老頑童。」他自殺前一天還在開黨組會，討論作協工作，沒有任何言行異常。他走得很冷靜，留下百字遺言，聲明他的離去跟任何人都無關，並從容交代後事。

（四）憂鬱症是都市人才得的富貴病？

有人認為憂鬱症是都市人才得的「富貴病、矯情病」，但有關調查顯示，貧困人群是憂鬱症高發群體。接受社會救濟的人群中，憂鬱症比例是總人口患病率的三倍。在中國農村，青年女性自殺的數量幾乎是城市女青年的五倍，其中很多是憂鬱症。但是，由於在中國社會，特別是農村，主流文化仍是男權文化，農村女性自殺事件並未受到很多關注。而農村相對落後的醫療條件加上唾手可得的劇毒農藥，讓患有憂鬱症的婦女更容易自殺。

【案例．隱匿】

回龍觀醫院北京心理危機研究與處置中心副主任張艷萍在接受《中國新聞周刊》的採訪時說，曾有這樣一個案例令她頗受震撼：一個農村女教師結婚不到一年，便把自己反鎖在屋內，喝下農藥自殺了。她留下一封遺書，稱自己的死和其他人無關，只是因為覺得生活太痛苦了。後來調查得知，其實她死前是有徵兆的。自殺前，她變得非常不愛說話，還總是起床很晚耽誤上課。而且家人回憶說，她在上中學時曾有過短時間的憂鬱狀態。這是典型的憂鬱症。遺憾的是，這是在她死後家人才知道的。

（五）憂鬱症僅是「心靈感冒」？

如果說，把憂鬱症視為像感冒一樣的常見病，那麼把憂鬱症理解為「心靈感冒」是有道理的。但又必須知道，治療憂鬱症，絕不像治療感冒那樣簡單，一是需要更長的時間，短則半年，長則數年；二是需要極強的毅力，樹立信心，堅持服藥，戰勝自我。

所以，對於治療憂鬱症，一定要有足夠的打「持久戰」的精神準備，不能簡單地把它視為「心靈感冒」，認為「一治就好」。否則，患者會因為治療遲遲不能見效，以及在治療中經受各種痛苦，而心情沮喪，悲觀失望，最後放棄治療。

（六）憂鬱症是心理問題，不用吃藥？

在關於憂鬱症的各種認知中，將憂鬱症看成一種單純的心理疾病，恐怕是流傳最廣、影響最大的誤解。正因為此，很多憂鬱症患者以為，只要有堅強的意志，靠自己就能「走出來」，因而拒絕精神科醫生和藥物的幫助。實際上，憂鬱症根據不同的輕重程度有不同的應對辦法。輕度憂鬱症可以不吃藥，通過心理治療及自我調節得到緩解（心理治療應該限時，如治療六周憂鬱症狀無改善時，則需考慮採取藥物治療）；中度憂鬱症患者可以用藥，也可以不用；重度憂鬱症患者必須用藥。

對於重度憂鬱症患者來說，藥物是根本，心理治療是輔助。要在家人支持下及時尋求精神科醫生的幫助。

【案例·崔永元】

二〇〇二年，崔永元突然離開《實話實說》，很久之後，他才公布原因：自己得了重度憂鬱症，每天都在想著自殺。面對憂鬱症病魔，崔永元頑強抗爭——抵禦誤解、接受治療、大把吃藥、堅定信心，「這個病正在恢復中，我相信我會變成一個健康人的」。他公開自己的病情真相，就是要告訴大家：如今越來越多的人確實存在這種病，如果你身邊有患心理疾病的人，不要歧視他，一定要鼓勵他去看醫生。

（七）吃藥會變傻、變笨？

這個誤解，多半出於對藥物副作用的恐懼。副作用確實存在，有的表現為口乾、視力模糊、排尿困難、便祕、輕度震顫及心跳加速等，有的可能引起直立性低血壓、心跳過速、嗜睡、無力等症狀。

但是，副作用也沒那麼可怕。很多患者一打開藥品說明書，就被上面列舉的密密麻麻的副作用嚇倒，不敢吃藥。其實，西藥對於副作用，是「醜話說在前頭」。西藥上市前，要進行多期藥物實驗，只要任何一名患者出現一種副作用，說明書都會把它一一列舉出來。事實上，出現這些副作用的機率非常低。而且，在很多情況下，只要身體逐漸適應了藥物，副作用也就會逐漸消失，絕不會讓人變傻、變笨。

患者還應區分不適感究竟是藥物副作用，還是症狀本身。副作用也因人而異、因時而異。副作用的大小和患者本身體質關係很大，與他服藥時的內環境包括心理狀態也有關，不可一概而論。

對於疾病和副作用的利害關係，應是「兩害相權取其輕」。無論如何，副作用和憂鬱症對人的精神、肉體的摧殘相比，微不足道。絕不能因為害怕副作用而中止治療。

（八）憂鬱症用藥就應該立竿見影？

全球每年都會向市場推出數十種抗憂鬱新藥，但迄今為止，尚無一種抗憂鬱藥具有立竿見影的效果。

一般來說，西藥發揮作用是立竿見影的，可是抗憂鬱藥是個例外。這是因為，抗憂鬱藥作用於大腦，要經歷一段漫長的旅程。實現改善大腦神經遞質的功能，既需要足夠的藥量，也需要足夠的時間。任何一種抗憂鬱症起效，至少需要四到六周的時間，有的甚至需要六到八周。這就是「足量足療程」的由來。因此，病人即使在醫生指導下對症下藥，效果也至少在二至三周之後開始出現。對此，患者和家屬必須有充分的耐心。

很多患者不知此理，服藥三五天後，發現沒有效果，就失望而停藥；也有的患者堅持服藥一段時間，正面效果沒有顯現，副作用卻先期到來。他看不到前景，又難以忍受副作用的痛苦，中途放棄服藥，功虧一簣。

因此，無論選用哪種藥，都必須用足治療劑量。不要期待奇蹟發生，要咬緊牙關堅持，一直到藥物見效。

三、關愛精神健康，預防勝於治療

社會大眾對憂鬱症基本防治知識所知甚少，使得人群中憂鬱症患者的未治率居高不下。面向社會大眾廣泛宣傳和普及憂鬱症防治知識，是一項極為關鍵的常規任務。

開展此類健康教育，不僅是整個精神衛生健康教育的重要內容之一，對提高中國社會人群的心理素質和生存質量，也有著重要的意義。

（一）自我預防，保持精神健康

儘管憂鬱症病因至今未明，但還是有一些措施對預防憂鬱症有正面效果。比如鍛鍊身體，增強體魄，便可以在一定程度上抵禦身體疾病。憂鬱症自我預防，就是保持精神健康的重要方法。

讓自己睡個好覺

失眠，是憂鬱症最常見的預測性因素，長期失眠者發生憂鬱症的風險很高。都市人群工作、生活壓力大，睡眠質量普遍偏低。應戒除熬夜、酗酒等不良生活習慣，保證健康高質量的睡眠。這能在一定程度上預防憂鬱症的發生。

多進行戶外活動

晝夜顛倒、宅在家、一刻不離電腦或遊戲，是現代一部分人長期的生活方式，這會增加患上憂鬱症的機率。

適度的戶外運動是預防憂鬱症的天然藥物。二〇〇五年，美國哈佛大學科學家研究發現，經過三個月的嚴格運動鍛鍊，患者的憂鬱症狀有明顯改善，與接受抗憂鬱藥物治療的效果相似。研究者推測，運動鍛鍊可以促進腦內有益化學物質比如「腦內啡」的分泌。這種物質可以使人心情振奮、精神愉悅。其他研究也發現：鍛鍊可以改善諸如驚恐障礙、心理創傷和其他焦慮性心理問題。

運動鍛鍊還能改進自我形象，得到團體成員的幫助，分散對日常憂慮的過分關注，提升對所遇問題處理的自信心。這些都有利於情緒的改善。

釋放壓力、調節情緒

每個人對壓力的適應能力都不一樣。首先要學會自我調節，疏解內心壓力、釋放情緒，建立自己的獨特的心理調節方式，比如唱歌、聚會、做義工等等。無論什麼樣的方法，只要適合自己，都能在一定程度上預防憂鬱症。

對容易憂鬱的人或曾經出現過憂鬱症狀的人而言，在壓力大的時候，尋求專業的心理諮詢或心理治療，是一個好辦法。

尋找精神寄託

當人們面對無法解決的困境時，信仰可以令其堅定。面對痛苦絕境，有信仰的人能夠承受更多。從心理學的角度看，宗教產生的一個原因，就是因為人們很脆弱，承受力有限，需要一個強大的精神寄託。

即使你沒有宗教信仰，也可以適當嘗試接受一些宗教思想，或進行一些宗教活動、冥想、禪修等。這對心理因素導致的憂鬱症能起到一定的防控作用。

（二）及早處置，更易治癒

對很多患者來說，早期情緒異常很可能是憂鬱症的前導症狀，只是由於症狀不典型，易被患者及家屬忽略，在很多醫院也容易被誤診，因而耽誤最有利的治療時機。因此，要注意關注自己和家人的精神狀況，進行早期精神異常評估，做到早發現、早治療，以免給自己和家人帶來傷害，造成不可挽回的悲劇。

（三）關愛他人，從傾聽開始

中華醫學會主編的《憂鬱障礙防治指南》指出：「耐心傾聽患者的自動述說，使患者感到有人正在關心和理解他。傾聽，是所有治療的前提。」耐心的陪伴傾聽、無條件的理解對憂鬱症患者的康復可有較大幫助。

傾聽，不要憐憫或爭論

當患有憂鬱症的親人或朋友向你傾訴他的痛苦時，我們如何「傾聽」？北大六院院長助理姚貴忠說：「如果是重度憂鬱症患者，以陪伴為主，減少說教，不做思想工作，不提指導性意見，默默地陪伴，患者有需要就給予幫助；如果是輕症患者，要了解他想要什麼，可以談得比較深入。但主要是讓他傾訴，切忌以社會標準要求病人。」傾聽，也是一種安慰。

鼓勵，不要指責和打擊

憂鬱情緒嚴重的人往往會自卑自責，當有憂鬱傾向的朋友在你面前表現出對自己的失望和否定時，你一定要鼓勵他／她，告訴他／她：「你是病了，不是錯了」，認可他／她的長處，引導他／她承擔一些力所能及的事務和責任。

陪伴，不要冷漠和疏離

如果你身邊的朋友有憂鬱傾向，一定要多陪伴他／她，最好找他／她一起去做運動，如爬山、打球、跑步等等，不要因為他／她的推托而放棄。朋友的陪伴和運動都能緩解憂鬱情緒。最後，如果對方的憂鬱情緒加重，一定要勸導，並陪他／她一起去看精神科醫生。

當然，勸說患者參加活動，也要恰到好處，不能強制。不然患者覺得難以忍受，會引起負面效果。

北大臨床心理學系臨床心理學家鐘傑副教授在一次演講中說，他的一個學生連續兩星期都很憂鬱，對任何事都提不起興趣。他叮囑對方注意自己的精神狀態，警惕患上憂鬱症的危險，對方恍然大悟道：哎呀，我是從事精神科這個專業的，怎麼都沒察覺到自己的狀況呢！

鐘傑老師最後說：「你身邊多一個人具備心理健康的基本認知，我們就多一份安全，因為，你的身邊會多一雙眼睛照看你！」

（四）傳遞愛與知識，共築生命藍天

迄今為止，人們對憂鬱症的認識還非常初級，世界各國對憂鬱症的治療都還停留在經驗和摸索的階段，再加上精神衛生建設及醫療方面的不足，我們和憂鬱症做鬥爭還任重道遠。因此，我們更需要做好對精神類疾病的防控。

在此，我們摘錄了財新網記者對北京安定醫院精神類疾病臨床治療的主任醫生姜濤的採訪，以供借鑒：

Q：最好的治療是預防。憂鬱症的預防有什麼難處？

A：所有疾病的防控其實都應該形成網絡防控體系，尤其是憂鬱症。治療的效果總是有限的，重要的是病人自己的預防。這和他的文化程度、家庭關注、社會關注都有關係。如果自身重視，又有家庭支持、社會支持，才能做到個人的防控。沒有一個社會支持系統，光靠患者本人，90％的患者都做不到很好預防。

Q：社會支持系統現在怎樣？

A：社會支持不夠，政府投入不夠，國民對憂鬱症的認識不足。按道理，對憂鬱症，應該有三級（醫院、社區、家庭）防控。現在都很不到位。

Q：如果憂鬱症不加治療，或者治療效果不好，最後會演變成什麼狀況？

A：一是自殺，二是變成慢性憂鬱。自殺率上升，失業人群多，憂鬱症病人家庭受拖累，社會負擔加重，國家財政也受損失。

Q：慢性憂鬱會怎麼樣？

A：病人會持續處於一種社會適應不良狀態，人際交往功能下降，社會功能受損非常嚴重。他的智力可能不會下降，但是認知功能下降明顯，喪失大部分工作能力，天天在家待著，什麼都不能做。這也可以稱為精神殘疾。

Q：有這麼嚴重？

A：當然。整個社會對於憂鬱症關注不夠，重視不足。即使患者就在我們身邊，我們也不一定能夠意識到這方面的問題，從而患者得不到及時的診治。

良好健康的社會精神環境，是個人精神健康的一道外圍防線。憂鬱症的成因中，「環境因素」即是指整個社會的精神環境對個人精神狀態的影響。一個充滿戾氣的社會環境，無異於精神空氣的「霧霾」，對個人的精神心理狀態有極大的影響和摧殘。而健康的社會精神衛生環境，需要我們共同打造。

一句叮嚀、一次傾聽，也許就能挽救一個陷於精神困擾的生命。你幫助到的，可能是你的朋友，還有朋友的朋友，朋友的家庭……讓我們共同參與傳播精神衛生知識，傳遞關愛。我們每個人，既是傳播者，又是受益人。拒絕冷漠、旁觀和空喊口號，為傳播精神健康知識出一份力，你我攜手同行，共築生命藍天。

相關諮詢單位

免付費專線

諮詢機構	電話
各縣市生命線	當地直撥1995
各縣市張老師	當地直撥1980
衛福部安心專線	0800-788-995

北部地區：諮詢機構

諮詢機構	電話
基隆市社區心理衛生中心（周一~五9:00-17:00）	(02)2423-0181～5
台北市社區心理衛生中心	(02)3393-6779 # 11、12
癒心鄉心理諮商中心	(02)2822-7101 # 3236、3274
馬偕協談中心平安線	(02)2531-0505 (02)2531-8595

宇宙光輔導中心	(02)2369-2696 (02)2362-7278
生活調適愛心會	(02)2759-3178
社團法人中華民國肯愛社會服務協會	(02)6617-1885
新北市社區心理衛生中心	(02)2257-2623
宜蘭縣生命線協會	(03)9329-595
桃園市社區心理衛生中心	(03)332-5880
新竹縣社區心理衛生中心	(03)6567-138
新竹市社區心理衛生中心	(03)523-4647
苗栗縣社區心理衛生中心	(037)332-565 (037)332-621
宜蘭縣社區心理衛生中心	(03)936-7885

北部地區：醫療機構

縣　市	醫院機構	科　別	電　話
台北市	台北市立聯合醫院松德院區	成人精神科 心身醫學科	(02)2726-3141 (02)2346-6662
	國立台灣大學附設醫院	精神科	(02)2312-3456
	台北榮民總醫院	精神科	(02)2875-7027 (02)2871-2151

	長庚紀念醫院台北分院	精神科	(02)2713-5211 #3631 (02)2717-3466
	馬偕紀念醫院台北分院	精神科	(02)2543-3535
新北市	衛福部八里療養院	一般精神科 臨床心理科	(02)2610-1660 #344 (02)2610-1660 #210
	馬偕紀念醫院淡水分院	精神科	(02)2809-4661 #2931
基隆市	衛福部基隆醫院	精神科	(02)2429-2525 #3603
	長庚紀念醫院基隆分院	精神科	(02)2431-3131
宜蘭縣	羅東聖母醫院	精神科	(03)954-4106 #6203、#6195
	國立陽明大學附設醫院	精神科	(03)932-5192 #149、#157
桃園市	衛福部桃園療養院	預約專線	(03)369-8553 #2705
	長庚紀念醫院林口分院	精神科門診掛號	(03)328-1200 (03)328-1316

	聖保祿醫院	（心身科）精神科	電話語音掛號專線：(03)377-3300
新竹縣／市	國立臺灣大學醫學院附設醫院竹東醫院	精神科	(03)594-3248 # 1142
	國立臺灣大學醫學院附設醫院新竹分院	精神科	門診掛號 (03)5326151 # 2702 (03)5333395
	馬偕紀念醫院新竹分院	身心科	(03)516-6516
苗栗縣	衛福部苗栗醫院	精神科	(037)261-920

（資料來源臺灣憂鬱症防治協會 http://www.depression.org.tw/index.asp）

渡過：
憂鬱症治癒筆記

作　　者　張進
總 編 輯　陳郁馨
副總編輯　李欣蓉
行銷企畫　童敏瑋
社　　長　郭重興
發行人兼出版總監　曾大福
出　　版　木馬文化事業股份有限公司
發　　行　遠足文化事業股份有限公司
地　　址　231新北市新店區民權路108-3號8樓
電　　話　(02)22181417
傳　　真　(02)8667-1891
E-mail: service@bookrep.com.tw
郵撥帳號　19588272木馬文化事業股份有限公司
客服專線　0800221029
法律顧問　華洋國際專利商標事務所 蘇文生律師
印　　刷　成陽印刷股份有限公司
初　　版　2016年11月
定　　價　300元

本作品中文繁體版通過成都天鳶文化傳播有限公司代理，經中國工人出版社授予木馬文化事業股份有限公司獨家發行，非經書面同意，不得以任何形式，任意重制轉載。

國家圖書館出版品預行編目(CIP)資料

渡過：憂鬱症治癒筆記 / 張進著. -- 初版. -- 新北市
: 木馬文化出版 : 遠足文化發行, 2016.11
面；　公分
ISBN 978-986-359-323-2(平裝)

1.憂鬱症 2.心理治療

415.985　　105019317

GOBOOKS
& SITAK
GROUP©

GOBOOKS
& SITAK
GROUP©

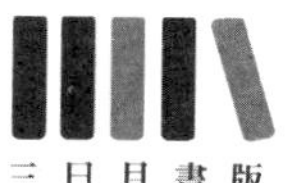
三日月書版

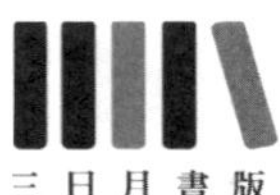

三日月書版

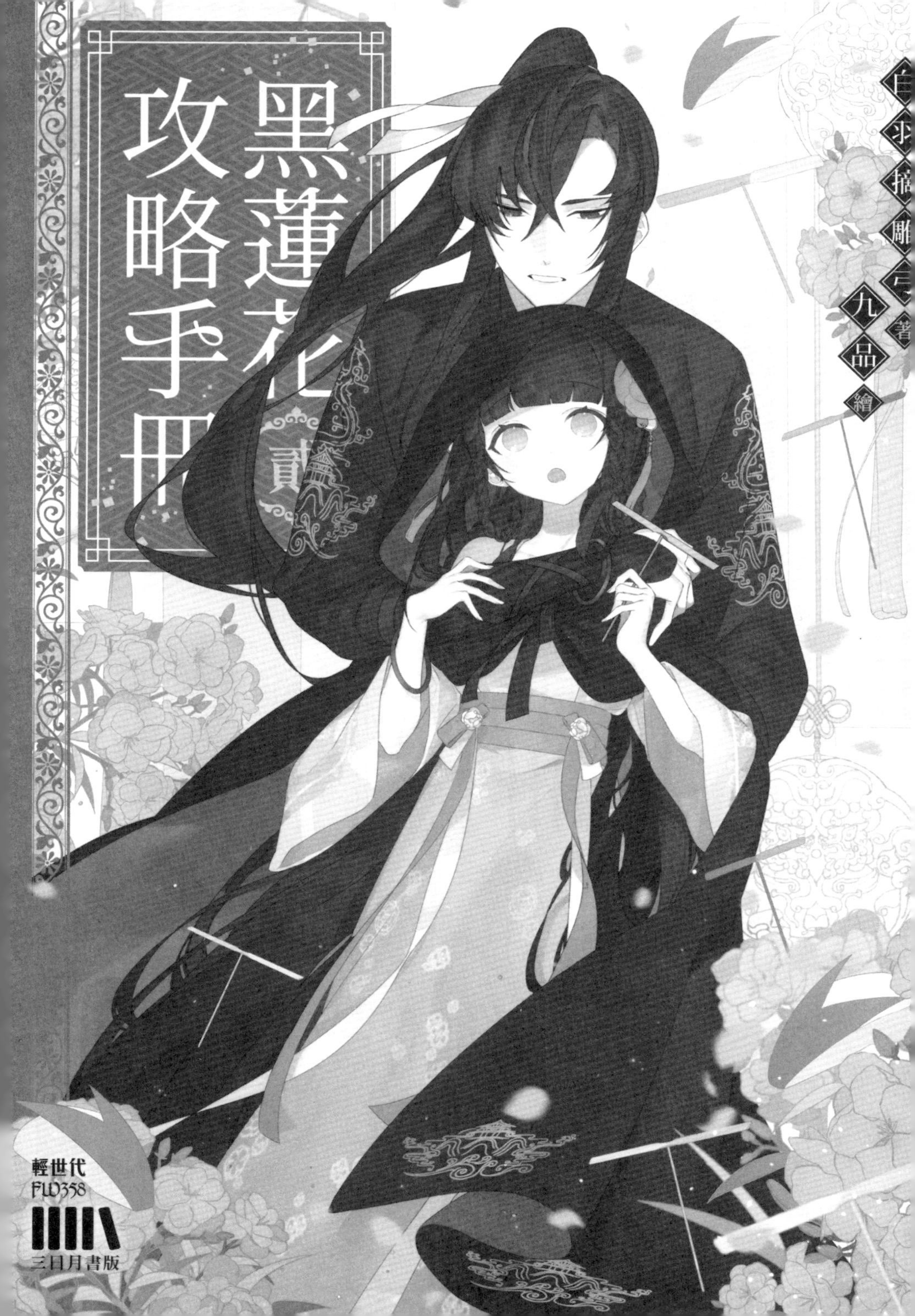
黑蓮花
攻略手冊
貳
白羽摘雕弓 著
九品 繪
輕世代
FW358
三日月書版

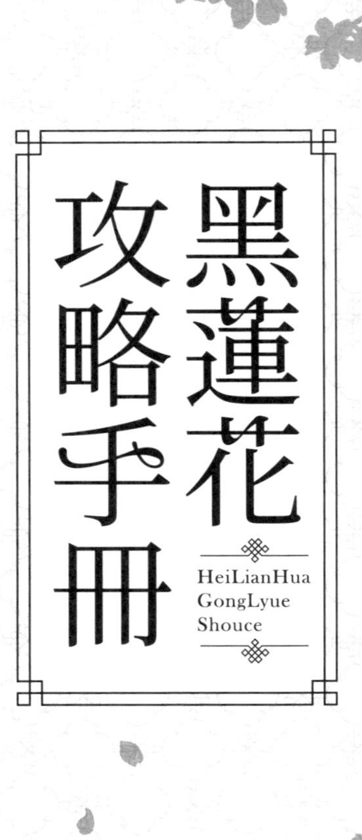

HEILIANHUA

GONGLYUE SHOUCE

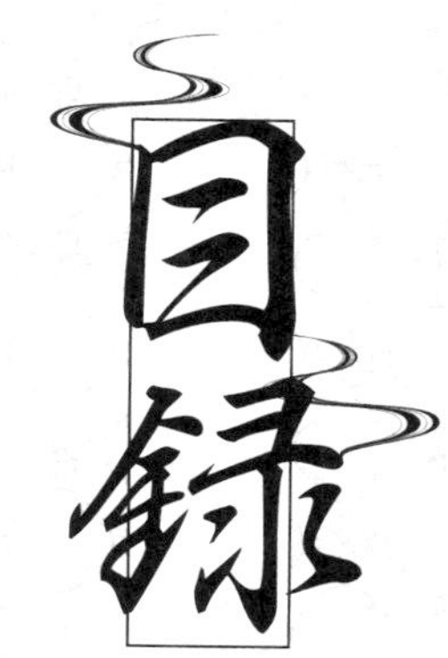

目録

CONTENTS

HEILIANHUA
GONGLYUE SHOUCE

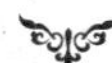

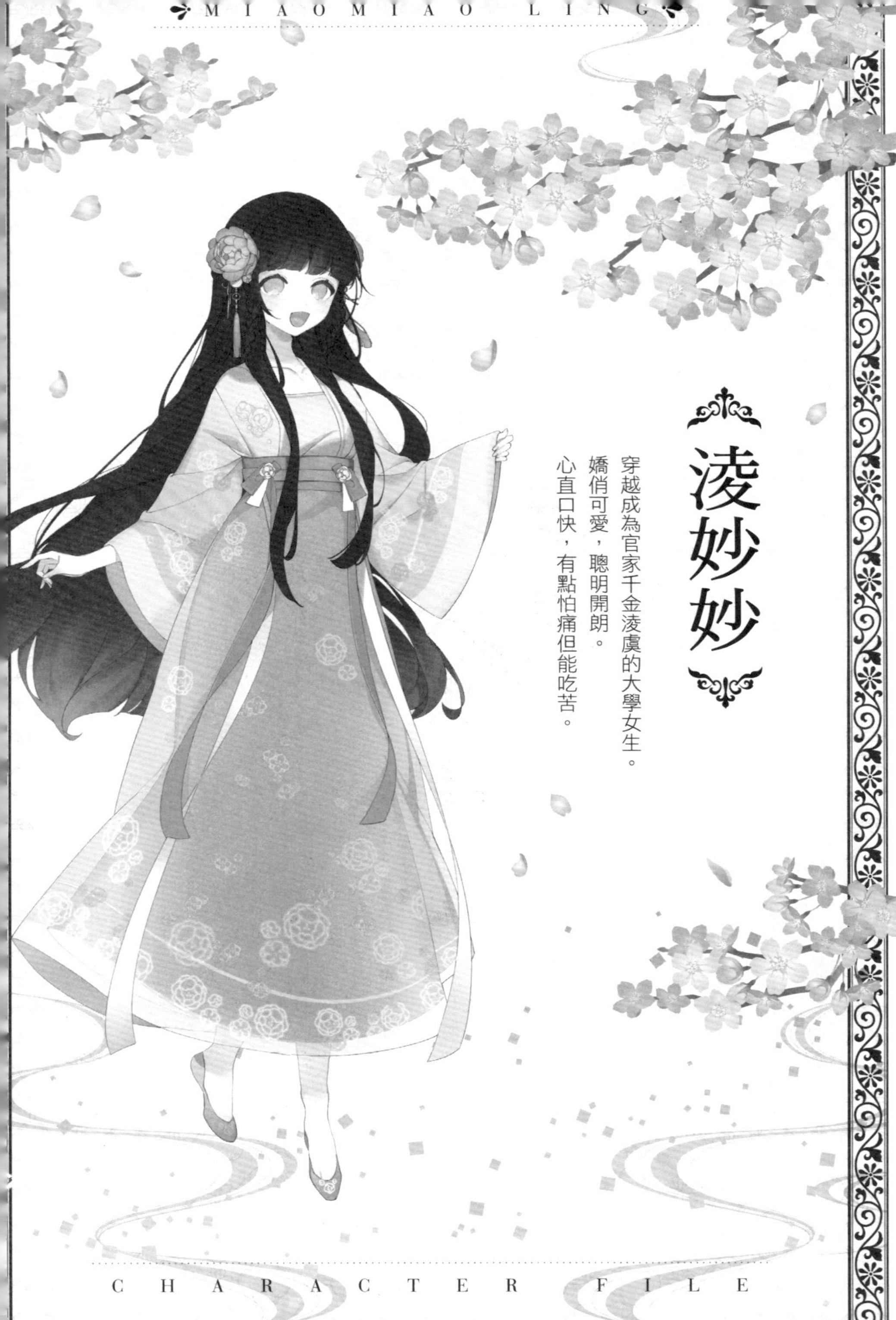
MIAOMIAO LING
凌妙妙
穿越成為官家千金凌虞的大學女生。
嬌俏可愛，聰明開朗。
心直口快，有點怕痛但能吃苦。
CHARACTER FILE

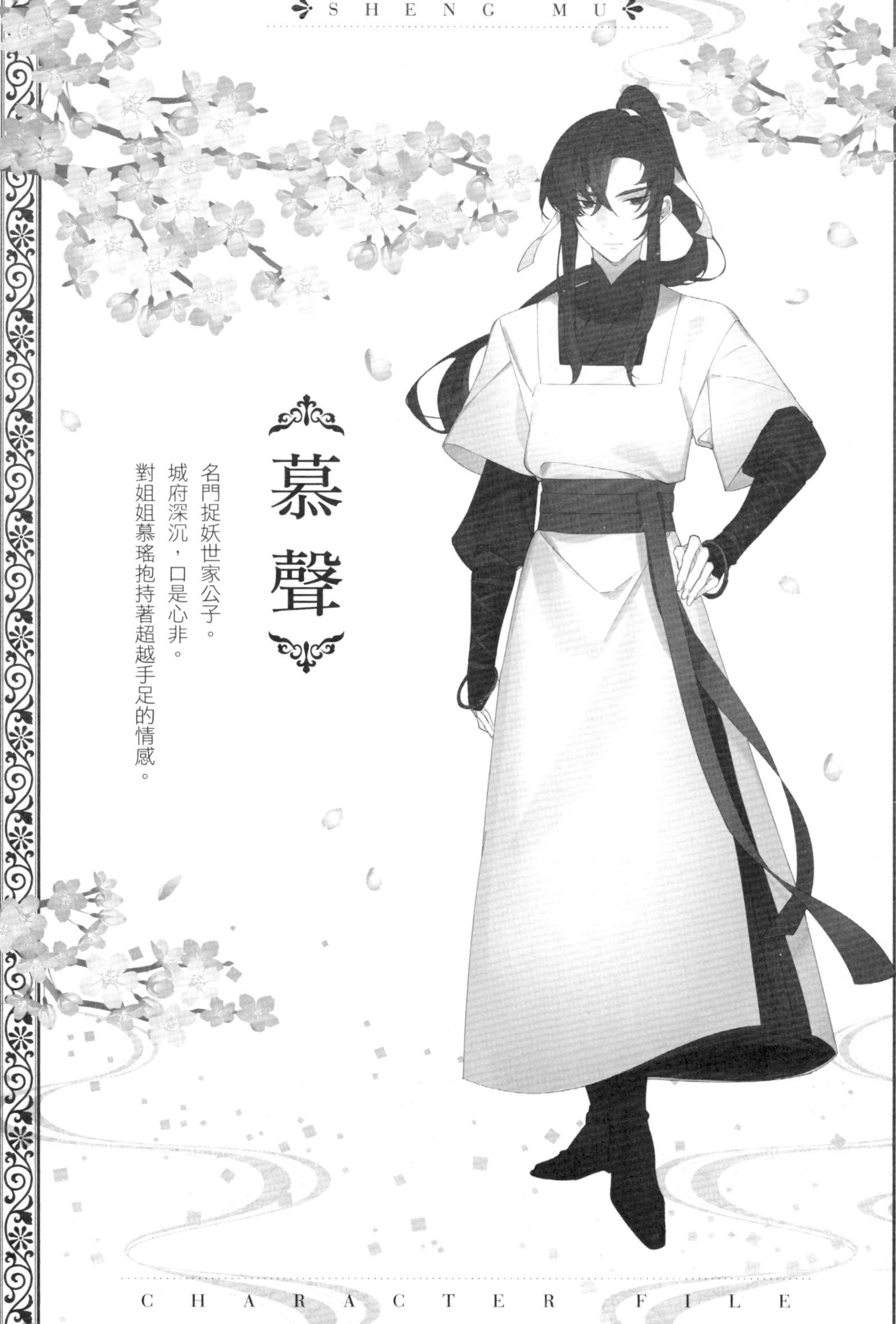
慕聲
名門捉妖世家公子。
城府深沉，口是心非。
對姐姐慕瑤抱持著超越手足的情感。

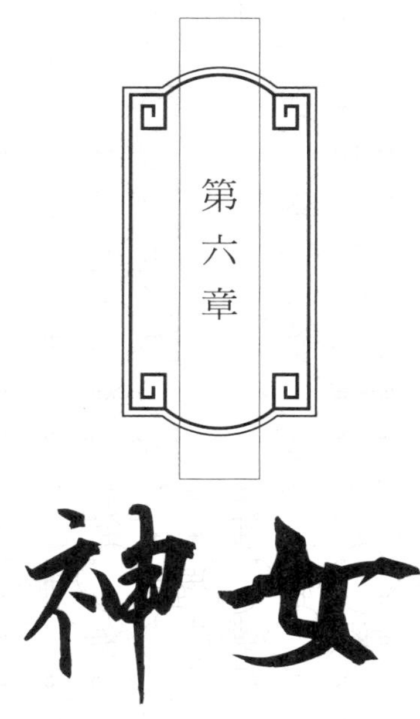

第六章 神女

端陽帝姬以一種厭惡又挑剔的神情注視著鏡中的自己，手指撫摸著一雙明眸下的兩團青紫，「叮噹」一聲將綴滿珍珠的雲腳簪子擲在了桌上，聲音裡帶著煩躁，「龜茲進貢的那一盒蜜粉呢？」

為她梳妝的宮女彷彿有些心不在焉，慌忙回過神來，「回殿下，前些日子用完了……我拿咱們自己產的珍珠粉補上。」

端陽盯著鏡子的目光慢慢游移到了宮女臉上，面無表情地盯了半晌，語氣有些古怪，「佩雲，服侍本宮久了，連一聲『奴婢』也忘了嗎？」

佩雲呆呆望著她陰冷的神色。端陽雖然一向性子驕縱，但從未苛待過她們，更別說這樣陰陽怪氣地說話，當即慌亂地跪在了地上，「奴婢知錯。」

佩雲低著頭，惴惴不安地看著地板，沒有發現端陽胸脯起伏，眸光裡氣憤和委屈交替浮現，似乎是極力忍耐著什麼，半晌才冷聲道，「妳下去，換佩雨進來。」

佩雲與佩雨擦肩而過，佩雲一直低著頭，顯得有些心神不定。

佩雨是一年前入宮，比她小四歲，今年只有十五出頭，個子也才到她胸脯，模樣是不及她周正，但勝在天真爛漫，笑起來的時候也分外有感染力。她很瘦小，顴骨高，頭髮有些稀疏，髮髻紮得緊緊的，顯得腦袋頗大。

端陽已經趴在桌上假寐，「來了？」

「殿下，您怎麼還放任她在身邊……我們明明都看見……」佩雨憤憤的聲音格外清脆，端陽立即直起身子「噓」了一聲，冷笑道，「還不到時候，等我抓她個人贓俱獲，看她如何抵賴。」

說這話時，她的眼神通紅，宛如一隻被攻擊後發怒的小獸，「這五年，我哪裡待她不好？吃裡扒外的東西。」

佩雨垂下略大的腦袋，悄聲嘟囔，「她原是陛下的侍女，肯定打從心裡看不上我們這處，自滿起來了，自然要往外牽線搭橋。」

「呵，皇兄……」端陽臉上一絲笑也沒有了，任佩雨替她梳妝，手裡死死捏住一把橡木梳子，「皇兄是讓先皇后娘娘養大的，心和我們不在一處。母妃辛辛苦苦生下他，卻連個太后都當不成，我又算什麼？」

那些虛名和寵愛，從來就沒踏實過。

她今日總算是不吐不快，出了一口怨氣，若是佩雲在側，一定會嚴肅地提醒她「謹言慎行」，果然是幫著外人欺負她！

佩雨卻不同，是個忠心護主的奴婢，端陽跟她在一起時，感到好似隨心所欲的暢快。

佩雨年齡雖小，但手勁卻很足，揉捏端陽肩膀的力道恰到好處，令她瞇起了眼睛，語氣也緩和下來，「那天，妳看見我和柳公子說話了嗎？」

佩雨甜甜地笑了，「奴婢瞧見了，真是一對璧人。」

「他懂得很多我不知道的事，是我見過最溫柔守禮的男子。」端陽帝姬的嘴角剛勾起又落下，「只可惜他身邊總有一個人，時時刻刻與他在一起，我要他陪本宮逛花園，他也不答應。」

佩雨的按摩使她渾身放鬆下來，陣陣倦意襲來，不禁打了個哈欠。

「帝姬殿下昨夜沒睡好？」佩雨瞥她半晌，急急轉身，踮著腳尖從櫃子裡找到一盒香料，「還好，佩雲先前燒的香料剩了不少，帝姬殿下回床上躺一會吧。」

「點上吧。」端陽在背後心不在焉地應道。

佩雲打開紙包撚出一塊，在香爐中點燃，一縷淡淡的幽香瀰漫出來，「帝姬殿下覺得這安神香如何？」

一扭頭，端陽竟然已經趴在妝臺上睡著了，小宮女輕手輕腳地湊近她，試探地推了推，「帝姬殿下？帝姬殿下？」

沒有得到回應，她在一片昏暗中長久地望著端陽睡著的臉。

「既然你們已經在南郊找到了那處興善寺，證明陸九所言非虛，至少不全是捕風捉影，這件事有蹊蹺。」慕瑤的眉頭微微蹙起。

「如果要隱瞞或者封存什麼的，南郊那麼大一座廢棄的興善寺，不可能不做任何處理、棄之原地吧。」柳拂衣撩襬坐下，一語中的。

慕聲答道，「那裡很偏僻，四周長滿荒草，不仔細看很難看得出來。」

淩妙妙察言觀色，發覺慕聲刻意隱瞞了慕家封印的事情。

她想了片刻，跟著點頭，「那條路上人煙極少，就算有人看到那座大殿，多半也會當做海市蜃樓，不會冒險一探究竟。」

語尾剛落，她感覺到慕聲的目光再度落在她身上，似乎是在打量。

只是他們兩人的說辭顯然不能說服慕瑤，她當即做了決定，「阿聲，明日你帶路，我親自去看。」

「不行。」慕聲登時變了臉，「太危險了，阿姐不能去。」

慕瑤勾起嘴角，目露嘲諷，「你方才不是說只是偏僻一些嗎？」

慕聲潤澤的眼珠微微一轉，顯得遲疑又無辜，「……柳大哥說得很有道理，萬一那裡有封印，我們那日去得倉促，未曾發現呢？」

「好了好了。」柳拂衣覺得有些好笑地揉了揉太陽穴，「實地勘探不是什麼要緊之事。在此之前，我有幾個疑惑，想跟諸位提一提。

「先前我們猜測，帝姬的惡夢是由於檀香裡添加了致幻的草藥，但趙太妃每次都與帝姬同入同出，那她為什麼沒事？」

慕瑤作勢要答，柳拂衣抬袖阻止了她，接著道，「瑤兒發現檀香裡有死人骨灰，這麼多骨灰從何而來？骨灰不能燃燒，點燃之後只會撲簌簌地往下落，隨風浮在空中，若說是為魚目混珠好降低成本，實在說不過去。

「據郭修坦白，這批檀香的來源是涇陽坡一個叫李准的江南商人，此人在這一串事件中，究竟扮演了什麼樣的角色？他與十年前的舊事，又有什麼樣的關係？」

大家目不轉睛地盯著柳拂衣，均陷入了沉思。

「還有一個，據陸九所說，十年前興善寺落成不久，一日突然寺中僧人暴斃，紅光漫天不散，這種怪事顯然非人力可及，必有神怪參與，然而為什麼我們在探訪的過程中，從不曾感受到妖氣？」

在場眾人一陣沉默，慕聲面無表情，慕瑤像是想到了什麼，臉色變得難看起來。

凌妙妙輕輕開了口，「柳大哥說『此事必有神怪參與』，就已經回答了第一個問題。」

柳拂衣以眼神讚許，接道，「沒錯。致幻的草藥未必真的會招致惡夢，就算有效果，也會波及全體，只有神怪參與，才有挑選和控制目標的本事。」

慕瑤蹙眉，「可是我們的確不曾感知到妖氣，難道是對方修練甚為高深，深不可測……」

「阿姐不要把敵人想得太強大了。」慕聲的語氣帶著溫柔憐惜，「我們捉妖人探尋不到妖氣，可能對方真的不是妖，卻同樣有故弄玄虛的能力。」

慕瑤和柳拂衣同時抬頭，「鬼？」

凌妙妙安安靜靜地聽，眨著一雙黑白分明的眼。

柳拂衣為她悉心解釋，「妖是非人之物修練得來，通常具有濃重的煞氣，妖力越高者妖氣越甚；但鬼是人所化，本質上是人存在的另一種方式，捉妖人不容易感知鬼的怨氣。」

妙妙誠懇地點頭，「所以，十年前的興善寺紅光和十年後現在帝姬惡夢，很可能都有鬼魂的參與。」

柳拂衣思忖片刻，解釋道，「鬼魂與妖不同，它們移動的能力有限，基本上會被困在死亡的地方，如果要強行移動，需要依附於『媒介』。」

妙妙聽得頭皮發麻，「按柳大哥的說法，有沒有可能，這個『媒介』就是檀香裡的骨灰，骨灰隨著風飄飛，沾染了女眷們的衣襟，就跟著端陽帝姬回家了……」

如果此刻她那個膽小的丫頭在身邊，聽到這番話，恐怕會尖叫著抱頭鼠竄。

可惜在場都是身經百戰的捉妖人，面色並沒有多大變化，都點頭默認了凌妙妙的猜測。

慕聲把玩著自己的腰帶，歪頭笑道，「既然有鬼魂，那必是死了人。你們猜這些人究竟是死在興善寺趙太妃那裡，還是死在涇陽坡製香的李准那裡？」

慕瑤冷清的眉眼有些鬱結，「枉死之人化作鬼，生前身後事，皆為因果，此事應是陰司插手，我們捉妖人以什麼立場來管？」

事已至此，真相撲朔迷離，平靜的局面下彷彿醞釀著暴風雨，她迫切地想追查下去，但是……

慕聲笑道，「阿姐若是想查，我就陪著查下去，想必捉鬼和捉妖一樣有趣。」

慕瑤回過頭，恰好對上弟弟帶著無限縱容的眼眸，這麼多年來，他誰也不聽，卻對她言聽計從，總是無條件地站在她這一邊，她心中微微一動，「阿聲，姐姐謝你。」

「咱家有禮了。」

大門突然吱呀一聲打開，劇烈的蟬鳴聲一下子全湧進內室，一身嶄新深藍官袍的內監捧著拂塵，背後是兩個梳著雙丫髻的侍女。

內監邁進門檻，直往慕聲衝去，笑得滿臉褶子，「慕公子，太妃娘娘請您去前殿吃酒。」

慕聲微微瞇起眼，回頭望了全都一臉茫然的三人，指了指自己，「只叫我？」

「呃……」老內監有些尷尬，但急忙圓回了話，「諸位大人勞苦功高，一起去也無妨。只是太妃娘娘有旨，先前慕公子和這位姑娘急著出去查案，都沒能好好見一面……」

「阿聲，你去吧。」慕聲還未說話，柳拂衣便替他做了決定，他還猝不及防地伸手猛推了淩妙妙一把，不容拒絕地笑道，「妙妙也去。」

陽光穿過宮廷內巨大的梧桐樹，斑斑駁駁地落在淩妙妙頭上。

一行人在宮道中行走，穿過曲折的廊橋，時而被樹蔭籠罩，時而落入燦爛的陽光下。不知為何，慕聲走得格外緩慢，一路上不緊不慢地欣賞著皇室宮殿，淩妙妙走在他旁邊，努力無視著前方徐公公和宮女們那頻頻回望的熱切眼神。

此時迎面過來了一群小青衣，穿著花花綠綠的衣裳，打頭陣的是一個十幾歲的小太監。那太監自己都還是個半大不小的孩子，壓不住人，小丫頭們便放膽嘰嘰喳喳，惹得徐公公老遠見著就皺起眉頭來。

忽然孩子堆裡小小地騷動了一下，飛出一道黑影，直衝到這邊來。慕聲出手迅如閃電，伸手接了個正著。

小太監見徐公公面色像要吃人，心裡暗叫不好，立即帶著她們唰啦啦跪到一旁，「都閉嘴！是誰亂扔東西？」

慕聲低眉看著手中的小玩意。

是一支竹蜻蜓，小小的，做工很粗糙。

徐公公察言觀色，見他神情並沒有被冒犯的不悅，鬆了口氣，「都是民間來的野孩子，不懂規矩……」

慕聲眼睫微動，伸手將竹蜻蜓還給他，「無妨。」

徐公公掛著笑，轉身便沉了臉，對著嚇得戰戰兢兢的一群小青衣斥道，「你們的腳踏進了皇宮裡，就跟以前不一樣了，以後誰再沒規矩，直接抓到慎刑司往死裡打，聽到沒有？」

小太監嚇得點頭如搗蒜，「是、是，公公說得是。」

徐公公冷哼一聲，將那竹蜻蜓折成兩段，信手扔進草叢裡，轉身對慕聲笑道，「慕公子這邊請，小心誤了時辰。」

慕聲看他一眼，沒有做聲。

徐公公對上他的眼神，渾身一顫。這個瞬間，他突然覺得眼前這少年和陛下的眼神有些相似，淡漠，冷厲，讓人有片刻恍惚，當下心裡止不住震驚，沒敢再催。

妙妙和慕聲仍然跟在後面，不緊不慢地走。妙妙回頭望去，那群小青衣還在原地跪著，風颳著道旁大樹，綠浪翻滾，發出嘩啦嘩啦的聲響。

「你是怎麼回事？」淩妙妙輕輕碰了碰慕聲的手臂。

「別說話。」慕聲仍舊四處觀望，語氣出奇冷淡。

「慕公子……」短短的路走了足足有一刻鐘，徐公公實在忍不住了，頂著一腦門熱汗，邁著小碎步快速折返，笑咪咪地剛要開口，只聽見「哎呀」一聲，慕聲突然彎下了腰，登時嚇得他手足無措，「喲！慕公子這是……」

淩妙妙也嚇了一跳，一把扶住了慕聲。他慢慢直起身子，臉色蒼白如紙，那雙潤澤的黑眸宛如迷濛的湖面，閃動著水光，嘴唇毫無血色。

他勾勒出一個勉強的笑，「實在抱歉，我突然不大舒服，想必是無法赴太妃娘娘的約了……」

徐公公嚇出了一身冷汗。

看他這樣子，哪像只是「不大舒服」，感覺像是下一秒就要氣絕了一樣……

趙太妃在宮外請的方士，要是不明不白在他手上出了事……

他舌頭都有些不聽使喚了，「慕公子快，快回去休息，咱家報告娘娘便是了。」

徐公公回頭一擺手，喝斥兩個嚇傻了的宮女，「還不快去叫太醫！」

他湊過來，看慕聲脆弱得像個玻璃娃娃，一時間甚至不知道該從哪扶起，「慕公子堅持一下，咱家扶您回去休息。」

「不必了。」少年微微笑起來，強撐精神的神情格外惹人憐惜，「老毛病，妙妙知道該怎麼辦，回去躺躺就好了。」說罷，眸光輕飄飄地掃過淩妙妙的臉。

一臉茫然的妙妙被這眼風一掃，立即以母雞護幼雛的方式將慕聲攙扶著，避過了徐公公的手，堅定道，「我送他回去就可以了，您快去稟報娘娘吧！」

老內監糾結了片刻，「哎」了一聲，提著新官服的下襬，慌忙跑遠了。

慕聲還軟趴趴地靠在妙妙懷裡。

她見徐公公人走了，壓低聲音問道，「你又在打什麼主意？」

「哼。」慕聲冷笑一聲，念訣鬆開了手腕上的收妖柄，白皙的手腕上被勒出一條青紫的印子，臉上慢慢地回過血來。

淩妙妙看得心驚肉跳，「你這裝病的方式……真別緻。」

「扶我回去休息。」慕聲把眼睛一閉，掩住了眸中滿不在乎的神色，「待會人就要來了。」

佩雲在外間汲水，用手背擦了擦額頭上的汗，額角的髮絲已經被汗水濡溼了。

鳳陽宮外有一處小內院，院裡有一口井，是給宮女們打水灑掃用的，高聳的竹叢外緊挨著宮道。

內院裡只有佩雲一個人，袖口挽在手臂上，咬著牙提水，桶裡的水不住地潑在她的褲腳上。

宮道外閃過一抹深藍的衣角，隨即竹叢微微響動，一張驚訝的臉出現在竹叢外，「佩雲，怎麼是妳在這，其他人呢？」

「都去午睡了。」纖弱的身影轉過臉來，額頭上布滿汗珠，頭微微低著，很輕地出聲道，「我早上服侍不好，惹帝姬生氣，被罰到外間來了。」

老內監越發震驚，「妳在帝姬身旁有五年了，帝姬怎麼突然……」

佩雲向他搖搖頭，汗珠順著消瘦的下頷落進了衣領裡，「新來的佩雨活潑，更合帝姬的意。」她突然想到了什麼，懇切道，「帝姬出事後，陛下一次也沒來看過，她一定感到心寒。你們在御前的，要不要……」

「沒得商量。」老內監還沒聽完便開始搖頭，「要是帝姬因為其他原因頭疼腦熱，陛下早就來探望了。只是……怪力亂神是陛下十多年來的心病，誰也勸不動。」

溝壑縱橫的臉皺成一團，掃視著佩雲心事重重的臉，過了許久後長嘆一聲，「小帝姬不懂事，不懂誰是真待她好，現在還追著一個方士跑……」

他上下打量著佩雲汗珠密布的臉，惋惜道，「可惜妳沒有當娘娘的命，只能這樣熬著。」

佩雲惶恐四顧，急忙想要打斷，待聽到後半句話，眼中慢慢浮出一絲悵惘。

她許久才回過神來，點頭笑道，「這就是我的命，沒什麼不好。」

淩妙妙將慕聲安頓在床上，拉下了帳子，反身輕手輕腳地閉上了門。她走到床邊，用膝蓋頂了兩下床，頂得那床直搖晃，「待會太醫來了，你打算怎麼應對？」

慕聲翻了個身，「不見，說我睡熟了。」

妙妙半晌才反應過來，指著自己的鼻子，「你要我去幫你擋人？」

帳子裡的慕聲悶不吭聲，像是默認。

「匡匡匡——」敲門聲適時響起。

淩妙妙只好瞬間收斂張牙舞爪的表情，換做一臉誠懇貌去應付太醫。

妙妙別的本事沒有，就是會耍嘴皮子，臉皮又夠厚，好說歹說哄走了太醫，轉身回來的時候，覺察到空氣裡飄蕩著一股似曾相識的腥味。

她皺了皺眉走到窗邊，狐疑道，「窗戶怎麼開了？」

帳子裡的慕聲背對她躺著，似乎是睡著了，露出一個模模糊糊的輪廓。

妙妙在桌上的餐盤裡挑了半天，找了個鮮紅的蘋果，用小匕首坑坑窪窪地削了皮，坐在慕聲床沿上邊啃邊問，「真搞不明白，見趙太妃一面而已，又不會少塊肉。」

帳子裡的慕聲臉色蒼白，頓了頓才翻過身來接話，語氣中盡是抑制不住的厭惡，「我不想見她。」

「為什麼？」

「我頭一次看到她，就有一種很不舒服的感覺。」

妙妙回憶起在興善寺初見趙太妃那日，慕聲從大佛背後的陰影中走出，走到光亮中的那一瞬間，趙太妃的眼神忽然變得極其古怪。

那日經歷帝姬一事的風波，她早已經被嚇得面色鐵青，可是慕聲的出現，好像讓她在驚異之上又看到了什麼更恐怖的事情似的。

淩妙妙猶豫了一下，「你認識她？」

「不認識。」

她嘆息一聲。

原劇情專注於描寫慕瑤、柳拂衣愛恨交織，或是聯手捉妖的故事，對於慕聲的背景著墨實在太少，黑蓮花驟然升格為妙妙穿越的這個劇本的男主角，背後卻是迷霧重重，令人無從下手。

淩妙妙吃著的蘋果汁水四濺，她不由得離慕聲遠些，「你的感覺無憑無據，檀香裡混有致幻草藥也是猜出來的？」

慕聲信手撩起了帳子，露出臉，黑墨似的眼瞳直直看出來，足像是試探，「光明磊落的手段我未必看得出來，邪門歪道，我怎麼會不熟悉？」

凌妙妙望著他怔了片刻，一掀眼皮，接著繼續淡然地啃起水果，「那也算是種本事。」

她又啃了一口，忽然注意到他衣袖上沾染了一團黑紅的汙漬，「咦，你手腕怎麼了？」

慕聲猛地縮回手去。

「匡匡匡——」又有人敲門。

凌妙妙嘆了口氣，起身掛著笑臉開門，「方才不是說過嗎，慕公子已經睡下了，太醫您請回吧。」

「凌姑娘。」門外立著滿臉笑紋的徐公公，懷裡滑稽地抱著個黃白相間的毛絨團，「是奴才。」

「哎呀！哪來的貓兒這麼……」凌妙妙伸手拎住了那團毛絨的後頸，滿心歡喜地往懷裡一抱。沉甸甸的，但待她到看到那東西琥珀般的黃色瞳仁和額頭上不太明顯的三橫斑紋，聲音頓時走了調，「可愛……」

這……這可是老虎啊！

淩妙妙僵硬地抱著老虎，不動聲色地發著抖。

小老虎剛出世沒多久，十分溫和幼嫩，身上的斑紋也還不明顯，毛髮軟綿綿，不僅毫無防備地伸出粗糙的舌頭舔了舔妙妙的手背，還張嘴打哈欠，露出兩顆尖銳的虎牙。

內監的神色笑咪咪的，不住地打量著拉下的帳子後慕聲的身影，「不知道慕公子好些了嗎？」

「好多了……他睡一覺就沒事了。」妙妙表情僵硬地敷衍，伸手想要把老虎還給他，可是這位公公完全沒有伸出手的意思。

她只好捧著老虎一邊打顫一邊乾笑，「公公，這大貓從哪來的？」

「今上圍獵，打死林中一隻凶猛的母老虎，洞裡還有隻小的，同去的嬪妃見小老虎可愛，不忍傷牠性命，便叫人抱回宮裡養著。太妃娘娘說慕公子是少年英才，一定喜歡這個，便專程送來給慕公子養著玩。」

淩妙妙聽著，心裡冷笑，趙太妃只見慕聲一眼，就看穿他的蛇蠍本質了嗎？

嘖嘖，真是有雙慧眼。

「多謝太妃娘娘好意。」慕聲的聲音冷不防地從背後傳來，妙妙回頭一看，只見慕聲竟然下床走了過來，臉色蒼白得彷彿大病初癒，只是臉上似乎瀰漫著一層陰雲。

他低眉望著淩妙妙懷裡甜甜睡著的小老虎，看了許久，十分平靜地問她，「妙妙，妳喜歡嗎？喜歡就把牠留下來。」

留……留下來？

不對，重點是，問她幹嘛？

淩妙妙心裡彆扭的感覺越加強烈，見慕聲似乎也壓抑著什麼情緒，乾脆地將小老虎輕手輕腳往桌上一放，抽回手去，「還是算了……我不喜歡。」

「淩姑娘，牠還小，不會傷人的。」內監以為她害怕，急切地解釋，「爪子都讓宮人剪掉了，不會勾衣服。」

「我不是怕牠傷人。」妙妙猶豫了片刻，「公公，老虎是林中猛獸，把牠自小抱來當寵物養，難道牠以後就會變成貓嗎？」

「這……江山易改，本性難移。老虎畢竟是老虎。」

慕聲仔細觀察著淩妙妙，她眸中閃過一絲輕微的憐憫，「明知道再柔順的小老虎，實際都是猛獸，終有一日會露出利齒，那等牠長大了要如何處理？殺掉嗎？」

「這……」內監一時無言。

「既然一開始就免不了懷疑和防備，最後的結局也都是一個死字，又何必裝模作樣給牠幾年的恩寵？對牠來說，這樣的人生，還不如一開始就和母親一道死在獵場上。」

語尾剛落，在場兩個人的目光都猛然集中到她臉上，淩妙妙趕忙灌了自己一杯茶，飛快擦了擦嘴，笑道，「對不住，我的話有些太多了。」

小老虎還瞇著眼睛趴在桌上，有一搭沒一搭地擺著尾巴。這幼小又無害的東西怎麼看都惹人憐愛，渾然不知身旁有人已經用幾句話殘忍地預測了牠的命運。

淩妙妙動了惻隱之心，摸了牠脖子上的軟毛一把，被打擾的小老虎頭一扭，便在她手背上張嘴一咬，活像是撒嬌。

妙妙靈巧地躲過。

內監還是有些不死心，陪著笑臉，「瞧牠多乖——宮裡面有林苑，其實牠長大了，也未必要死，會有專人馴養……」

慕聲忽然笑著打斷，「老虎小時候像貓，大家不過看個稀奇，不會真把牠當貓兒養。我也不喜歡，看來公公又白跑一趟了。」

「那……真是可惜了。」老內監的笑略有遲疑，不過很快便找到了臺階下，「太妃娘娘囑咐了，若是您不要，咱家便給端陽帝姬送過去。」

「多謝公公了。」

徐公公露出一個十分親和的笑，抱起了桌上睡得昏天暗地的小團子，瞇著眼朝二人點頭示意，邁著小碎步離開了。

慕聲站在原地目送他離去，白色中衣外，囫圇披上的衣袍半拖在地上，像是誰家嬌生慣養的小公子混混沌沌剛睡醒。他敷衍的笑容還掛在臉上，眸光卻不含一絲溫度。

許久，他轉身慢慢走回床邊，「妳一點也不心軟。」

淩妙妙不以為意，「你覺得救牠的嬪妃心軟嗎？殺母奪子，那不是悲憫，是殘忍。」

慕聲腳步猛然一頓，太陽穴彷彿炸開一朵浪花，一波扭曲的痛楚猛然侵襲過頭顱。然而只是那麼一瞬間，還未等人識別出來源，便如浪潮轉瞬褪去。

他慢慢撐著床坐下來，拉開被子躺下，扭頭盯著淩妙妙還帶著細細絨毛的側臉。

她與世上所有的少女一樣天真而庸俗，命如草芥。可是她又有些不太一樣，一舉一動都遵循某種執拗的規律。

她可以不斷變化行動的姿態，不斷貪生怕死地妥協，可是他隱隱約約地意識到，那些妥協都只是表象，她是絕對不會迷失道路的。

淩妙妙是軟體動物，死而不僵，不像他。

「老虎或貓有什麼分別嗎，能討得人歡心不就行了？」

她的殺力究竟從何而來，他忍不住想去試探。

天氣很熱，劇情進展得很慢，淩妙妙需要努力克制自己上升的肝火。黑蓮花總是拐彎抹角地想要與她探討人生，還往往是以打啞謎的形式。

她謹慎地想了想，答道，「歡心是這個世界上最容易得到滿足的東西，但真心實意的喜歡不是。你真心實意喜歡貓，應該是喜歡牠既能被人抱在懷裡，又不完全依附主人的個性，所以你寵牠寵得心甘情願；如果你喜歡的是虎，那就是喜歡牠的殘忍和野性，即使被牠撕咬吞吃，你也會毫無怨言。

「如果養著小老虎，只是看牠沒有齒爪，沒有反抗能力，占有了牠，主宰著牠，看著老虎變成貓的笑話，同時心裡又害怕著有朝一日牠會反咬一口，所以防著牠，忌憚著牠……這就是葉公好龍。」

她低頭看著慕聲半閉上的眼睛，心裡一陣挫敗。

說得人都睡著了……

她抽出了褥子下面的團扇，在他臉上輕柔地扇風，嘴角又止不住地挑起來，自言自語道，「我講得真好，真棒，該錄下來才對。」

誰料慕聲驟然睜眼，一把握住了她的團扇，眼睫下的眸子漆黑，「那妳喜歡老虎還是貓？」

凌妙妙掙扎了一下，妥協了，「貓。」

慕聲嘴角慢慢浮起了一絲譏誚，「果然，軟綿綿的，無害的，可愛的……」

「這你就說錯了。」妙妙抿嘴笑了，語氣輕得像午間與情人的竊竊私語，眼底都沁出晶亮亮的笑意，「我選貓，不是因為牠柔軟好掌控，是因為我還沒有遇見能讓我甘心被吃下去的老虎。」

「啊——」

「帝姬，帝姬！」

白影猛地站起來，像是喝醉酒的人，東倒西歪地逕自朝牆壁亂撞。

整個鳳陽殿被尖叫聲貫穿，午睡的丫鬟們全都頭皮發麻，一骨碌從床上滾下來，連爬帶滾地趕到了內殿。只見端陽像是發瘋一樣捂住雙耳，踉蹌著奔逃，不住發出恐怖的叫聲。

佩雨緊緊追在她身後，臉都嚇白了，「帝姬殿下，帝姬殿下醒醒！」

端陽喊得嗓子沙啞，驟然脫力，被佩雨撲了個正著，小侍女用整個身子環住了顫抖的帝姬，兩個人一起慢慢滑坐在角落。

「神女，神女……」端陽嘴唇發白，不住地哆嗦著，齒間溢出了斷斷續續的字句。

「殿下說什麼?」鳳陽宮所有人一齊跪坐在端陽身邊，裙襬錯落交疊在地上，像一群瑟瑟發抖的白兔，努力想要聽清楚她含糊的言語。

「又來了……」端陽茫然抬起頭，眼淚不住地溢出眼眶，崩潰地大哭起來，「妳們快告訴他我不是！我不是！」

微微泛黃的紗布輕柔地包裹住端陽的耳廓，老太醫已年逾七十，一雙宛如枯樹皮的手布滿斑點，微微顫抖，「帝姬只是受驚過度，已無大礙。」

趙太妃一顆心懸在喉嚨，此刻才終於落下來，喃喃道，「那就好，那就好……」

趙太妃頭上一隻金步搖，細密的流蘇垂在眼尾，但厚厚的粉遮不住魚尾紋和下垂的眼袋，錦衣華服無法掩蓋她由內而外的疲倦。

才短短幾日，這位悉心保養、凡事總要爭一口氣的女人，一下子浮現出了頹喪老態。

脫離夢魘的端陽帝姬面無表情，像具失魂的木偶一樣坐在貴妃榻上，腳邊跪著鳳陽宮當值的四個宮女。

佩雨跪直身子，輕輕搖晃著端陽的手臂，哭得滿臉淚痕，「帝姬殿下，帝姬殿下您說說話呀……」

「現在的情況，諸位也看到了。」趙太妃的目光從女兒身上收回，扭過頭的瞬間，她像是做了什麼決定似的，眼中帶上了一絲破釜沉舟的狠意。

「當日在興善寺，慕公子說帝姬夢魘乃是檀香的問題，陳太醫也證明了這一點。」

她的目光不帶任何感情地劃過慕聲的臉，被他輕易地躲了過去，「現在，帝姬一未去興善寺，二未接觸檀香，為何還會做這種惡夢？」

她的尾音猛然沉下，帶著興師問罪的壓迫感。儘管話是衝著慕聲而來，可是脾氣卻發在了柳拂衣和慕瑤身上，讓淩妙妙有種錯覺，她似乎有些忌憚慕聲。

慕聲保持著禮貌的微笑，面色絲毫未變。柳拂衣淡然接過話，「前些日子我曾經叮囑，帝姬殿下進寺時所穿衣物須全部更換，不知道……」

一旁跪著的婢女回道，「奴婢們依照柳方士指示，將那些衣物全部剪碎焚毀了，現在帝姬殿下身上穿的，裡裡外外都是新的。」

柳拂衣點點頭，不做他語。

「柳方士。」趙太妃似乎有些急了，以護甲扣扣地叩了兩下桌子，「十多日了，天之貴女被不知什麼東西纏得生不如死，難道這東西就真的查不出來嗎？」

淩妙妙冷眼看著趙太妃半是試探半是真心的怒火，心想，這女人活得好累。

慕瑤眼裡揉不下沙子，剛要開口，卻被柳拂衣阻止，他平靜地睨著趙太妃的臉，「我們已經查證數日，有個猜想，需要取證於娘娘。」

趙太妃抬手，不動聲色地理了理髮髻，那手有些發抖，「你說。」

「等一下。」是少女尖利的聲音。

「等一下。」慕聲的聲音同時響起。

眾人回頭，慕聲無辜地一笑，指著跪在地上的佩雨，「我是看那位姑娘似乎有話要說。」

趙太妃有些詫異，「佩雨，妳要說什麼？」

佩雨膝行幾步，一把抱住了趙太妃的腿，「娘娘，娘娘給帝姬殿下做主，帝姬殿下是被人陷害的！」

趙太妃的表情瞬間變得緊張而狠厲，一把攥住佩雨纖細的手臂，「誰？」

佩雨抹了一把眼淚，「帝姬殿下雖然沒有接觸檀香，可是今日室內點了安神香。奴婢自小熟悉香料，初點上時只覺得味道有些奇怪，現在才想明白，一定是那香料裡加了東西。」

趙太妃急促喘息著，腦中閃過無數思緒，聲音沉穩下來，「那香是誰管的？」

地上跪著的宮女們七嘴八舌地接道，「是佩雲姐姐管著的。」

「佩雲……」趙太妃眸中露出一絲迷茫，旋即變成了狠厲，「來人，去取鳳陽宮裡點剩下的安神香，也把佩雲給本宮壓過來！」

慕瑤看著場面越來越混亂，想要辯解什麼，卻被柳拂衣拉住，他溫潤的側臉望著她，輕輕搖了搖頭，鎮靜地做了個口形，「靜觀其變。」

侍衛宮女一齊出動，腳步聲雜亂起來，趙太妃一動也不動地坐著，桌上的茶一口未沾，已經冰涼。

不一會兒，臉色蒼白的佩雲便被壓了過來，粗暴地推倒在地上，「跪下。」

佩雲惶惑地抬起頭，正對著趙太妃陰沉沉的臉。

「娘娘，這香裡的確摻了致幻的草藥……」陳太醫顫顫巍巍地開口，「跟上次檀香中驗出的，是同一種。」

「賤人！」趙太妃一巴掌帶著猛烈的涼風，甩到了佩雲臉上，她整個身子被巨大的力道帶飛出去，狠狠倒向一側。

趙太妃氣喘連連，旁邊的尚宮姑姑急忙撫著她的胸口，仔仔細細地為她順氣。她的指頭幾乎要戳在了佩雲的額頭上，「說，誰給妳的膽子，讓妳暗害帝姬！」

佩雲嘴角已經被打傷了，許久才緩過神來，迷茫的眼裡慢慢浮現出無措的哀意，「奴婢……奴婢沒有害帝姬殿下……」

「娘娘別聽她狡辯，佩雲老早就跟鳳陽宮外的人鬼鬼祟祟地勾搭上了！」一個小宮女憤憤插嘴，另外兩個也急忙附和，「是啊，都是我們親眼看見的，今天中午還看見她和一個內侍說話，他們在背後說帝姬殿下不懂事，那個公公還說，可惜佩雲『沒有做娘娘的命數』！」

此言一出，滿室陷入了詭異的寂靜。

「娘娘……」趙太妃臉上的神色似哭似笑，帶著濃重的諷刺口吻重複了一遍。混跡深宮三十年，多少女人使盡渾身解數，沉沉浮浮，就為了被稱一聲「娘娘」。從前她也是這其中的一個，現在她的時代已經過去，早有新人粉墨登場。

佩雲一向話少，此刻臉色發白，毫無辯解的意願，眼淚順著紅腫的臉頰，一滴一滴落在地板上。

小宮女們的恐懼全部爆發出來，成了爭前恐後的告狀，「娘娘為帝姬殿下做主啊！那公公不懷好意，佩雲一定是有什麼陰謀！」

「放肆！」趙太妃抄起茶盞砸了過去，匡噹一聲碎在美人榻邊，幾個小宮女嚇得一時失聲，片刻後瑟瑟發抖地將頭叩在了地上，活像是埋頭在沙地裡的鴕鳥。

趙太妃眼眶發紅，含著無限不甘和委屈，胸脯劇烈起伏著，「陛下身邊的人，也容妳們置喙？」

聞言，幾張帶著稚氣的臉花容失色。

蘇佩雲跟在端陽帝姬身邊已有五年，是鳳陽宮資歷最長的宮女，在此之前她伺候在御前。如果說她與宮中公公交換情報，最大的可能，就是那人是她原先的同僚、天子身邊的內侍。只是她做事躲躲藏藏，畏手畏腳，引人不得不往壞處想。

這道理，小宮女想不明白，趙太妃卻深諳其中可能。

佩雲哪會有那麼大的膽子敢公然謀害端陽帝姬？但如果她背後的靠山正是九五之尊呢？

「我就知道，這麼多年了，皇兒還是記掛那件事。他自小坎坷，不親本宮，我也認命。」趙太妃含著眼淚笑著，顯得憤懣又悲涼，「當年那事是因我而起，對著我來不行嗎？敏敏還小，他怎麼能拿自己親妹妹洩憤！」

「娘娘！」尚宮姑姑順氣的手已經有些抖了，連忙抓住失態的趙太妃衣襟，阻止她再說下去，「娘娘，消消氣吧。」

柳拂衣和慕瑤對視一眼，沉默地看著這場混亂的皇室恩怨。傳說中，趙沁茹出身名門貴族，自小身嬌體貴，入宮後又做了跋扈寵妃，先帝為她摘星星摘月亮，唯有一點意難平——沒能把她扶上皇后的寶座。

但她一直覺得自己才是最後的贏家，因為先皇后無子，她生的兒子養在無子的先皇后名下，順順利利地繼承了大統。

事到如今，她才發現自己輸得徹底。

這位年輕的天子被先皇后培養成了另一種人，與她不同——一位光風霽月、愛恨分明的高位者，他對待她這親生母親的態度非常曖昧，始終保持著禮貌和客氣，客氣得有點生疏。

先皇后已去世多年，趙太妃至今始終沒能做成皇太后。

從前寵冠六宮，也不過是天子之妾；現在母憑子貴，富貴潑天，卻終究只是個太妃。

甚至她生養的女兒，他嫡親的妹妹，也不過頂著一個天子寵愛的帝姬名頭，沒有一天享受過哥哥親暱的對待。

她怎麼能不氣，怎麼能不瘋狂？

趙太妃望著佩雲，彷彿透過眼前少女消瘦可憐的一張臉，看到兒子陌生而厭棄的眼神，她的聲音裡帶著肅殺的狠意，「給我壓下去，關進天牢，不許給她吃喝，也不能讓她尋短！」

站著、跪著的下僕諸人斂聲閉氣。他們隱約知道，今日過後，一場大戰即將開打。蘇佩雲只是個契機，一旦兒子前來找母親要人，就到了這場根深蒂固的矛盾最終爆發的時候。

「娘娘……」被侍衛粗暴架起來的佩雲忽然抬起了頭，她的臉上沾滿了散亂的髮絲，臉頰腫起，「佩雲在帝姬殿下身邊服侍五年，一直將帝姬殿下當做自己的妹妹一般愛護，事情不是我做的，更不是陛下……」

她的聲音越來越遠，伴隨著侍衛的斥罵和清脆的耳光聲，漸漸消失在門外。

柳拂衣身邊一聲輕微的衣袖摩挲，慕瑤趁亂悄悄地離開了人群，走到了太醫身邊，撚起一小塊安神香，細細分辨。

慕瑤的頭猛地抬起，想要說些什麼，柳拂衣對她搖了搖頭。

主角一行人之間相當有默契，幾個眼神來回，已經都明瞭了對方的心意。按兵不動。

「母妃，這是……怎麼了？」坐在貴妃榻上的端陽帝姬，休息了兩個時辰才像是回了魂，小心翼翼地開口。

「帝姬殿下，帝姬殿下您可嚇死我們了……」佩雨一下子抱住端陽帝姬的小腿，「是佩雲用香料暗害您，已經被娘娘關進牢裡了。」

端陽嬌嫩的嘴唇動了動，眼中迷茫，待聽到佩雲被拖下去，閉了嘴，迷茫變成了轉瞬即逝的傷感。

柳拂衣走到端陽面前，神情關懷，「殿下感到舒服些了嗎？」

端陽臉上迅速浮出一朵紅雲，神情變得鮮活靈動起來，「好多了，謝謝柳公子。」

「嗯，好好休息。」柳拂衣安慰地拍了拍她的肩膀，感覺到一道緊張的目光如閃電般地落在他的手上，回過頭去時，只見佩雨和其他兩個小宮女垂著腦袋，安安分分地跪在地上。

柳拂衣掃視一圈大殿，整了整衣角，端陽貪戀的眼神跟著他，見到他慢慢地走回慕瑤身邊，眼裡那束光慢慢熄滅了。

「家家有本難念的經，讓各位看笑話了。」趙太妃使了個眼色，早有人收拾好了地上的碎茶盞，宮女以梨花木托盤捧了新的茶水來，恭敬地擺在案上。

柳拂衣低眉細細撫摸自己的掌紋，宛如一幅公子如玉的畫卷，保持沉默。

一道清脆的聲音傳出，「我們一路走來，打探到許多有趣的市井傳聞。長日無聊，若娘娘和帝姬殿下賞識，我們湊在一團聊聊天如何？」

一雙雙眼睛都看向淩妙妙。

說話的人梳著雙髻，翠綠衣衫輕薄嬌俏，一雙黑白分明的杏子眼，半掩在繡著五瓣梅花的白紗團扇背後，笑容帶著民間小兒天真的憨氣，即使用語過分親暱，卻一點也不讓人覺得僭越。

「好啊好啊。」端陽帝姬率先拍著手答應下來，叫人搬了個蒲團過來，十分配合地擠在了趙太妃身邊。

因為淩妙妙一直與慕聲在一起，看似不構成威脅，因此端陽對她的印象一直不錯。她似乎已經走出了惡夢的陰影，興奮地對佩雨等幾個宮女擺擺手，「妳們下去吧。」

佩雨面露憂色，三步一回頭地退了下去。

宮人貼心地掩住門，將聒噪的蟬鳴擋在外頭，格柵外隱約可見綠浪翻滾，是夏日青蔥。

趙太妃仍然有些心事，擺擺手，無聲摒退了在旁打扇的尚宮姑姑。

門扉內只剩下幾人，趙太妃低頭抿茶，步搖垂下的多股流蘇輕輕搖晃，「現在可以說了嗎？」

「母妃……」端陽有些吃驚。

「妳先別說話。」趙太妃靜靜地看著慕瑤，沒有什麼心思再與主角一行人演戲，「本宮對慕家有些瞭解，捉妖世家，嫉惡如仇，一旦查案，必然負責到底，不會姑息，對嗎？」

慕瑤上挑的眼睛抬起，那雙眼睛清清明明，「是。」

「本宮用玉牌召你們來的時候，就做好了心理準備。」她勾起嘴角，臉色稱不上好看，「你們想要問什麼，便問吧。」

慕瑤在桌上放下一小塊焦黑的香料，「娘娘以為，帝姬的惡夢只是迷幻香的惡果？」

端陽回頭看著母親的臉，目光充滿震驚。

「這樣吧。」慕聲忽然開口，漆黑的眸中帶著笑意，「我們今日的閒聊分作兩個部分，帝姬先來，說完請擺駕回宮，後半部分，留給妳母妃參與。」

端陽早些看到慕聲時，只覺得他模樣俊俏又禮數周正，是個討人喜歡的小公子，萬萬沒想到他說話竟然不顧尊卑，憋紅了一張臉，「你！」

趙太妃卻按住了她的手，沉聲道，「就這樣吧。」

柳拂衣親手為端陽斟茶，用雙手推到她面前，「我們今日問帝姬殿下的話，都關乎帝姬殿下以後的安全，還請知無不言。」

果然，端陽的怒火剎那便被心上人的茶澆熄了，她笑著端起茶來羞澀地抿了一口，「那是自然。」

淩妙妙悄悄瞥著身旁慕瑤緊繃的嘴角，有樣學樣地做了同樣的表情，眼睛緊緊地盯著柳拂衣，甚至還誇張地握緊了粉拳，展示面對情敵時的咬牙切齒。

慕聲望過姐姐，餘光又瞥見一臉深仇大恨的淩妙妙，帶著冷意將頭扭向窗外。

柳拂衣耐心地等端陽喝完茶，「得罪了，還請帝姬殿下回想那個惡夢的具體內容。」

端陽的臉色立即變得蒼白，呼吸急促起來，求救般地看著母親，豈料趙太妃強硬地握住了她的手腕，眼底的神色不容辯駁，「敏敏，好好想。」

「我夢見……我夢見我在興善寺裡。有一群人，一群人……叫我『神女』，說他們等我很久了，要我跟著他們走。」

聽到「神女」二字，趙太妃眉心一跳，咬緊了牙關，勉力地繃住了情緒。

「然後呢？」

端陽似乎有些頭痛，用手輕輕捶了兩下鬢角，「……我跟著他們一起走，走了很遠，經過了麥田，又回到了興善寺。」

主角幾個人相互交換眼色，柳拂衣不動聲色地引導，「妳有沒有發現，興善寺有什麼變化？」

「變化……」端陽點點頭，眼神中充滿疑惑，「興善寺似乎跟我之前去時有些不大一樣……寺前有許多人，都跪著，說『神女已至』，要開始什麼……儀式。」

趙太妃的手不易覺察地顫抖起來，鬢邊開始生出冷汗。

「接著呢？」

「再然後……」端陽忽然咬緊牙關，臉色潮紅，眼神閃爍著，恐懼又難以啟齒，「本宮不想說了！」

「敏敏……」趙太妃閉了閉眼，握住了女兒纖細的手腕，「此處沒有外人，妳說出來。」

端陽含著眼淚，彷彿這段回憶是奇恥大辱一般，咬牙道，「我進到大殿裡面，看見了，看見了許多泥塑的佛像，有男有女，正在，正在……」

「正在行歡好之事？」慕瑤聲線清冷，讓人覺得靈臺清靜，生不出一絲一毫的惡念。

端陽目光怔忪，半晌，輕輕點了點頭。

大殿內忽然變得很安靜，端陽帝姬滿臉通紅，眼裡泛著水光，不敢看柳拂衣的臉。

趙太妃的神情有些古怪，左手和右手交握，尖尖的護甲刺在手背上，也似乎全無知覺。

許久，慕聲打破了沉默，「然後呢？」

他的聲音很冷靜，甚至冷漠，似乎全然游離在帝姬羞憤委屈的情緒之外，不受任何干擾，也不帶任何憐惜，慕瑤有些吃驚地抬起了頭。

端陽眼中的委屈和憤怒更甚，氣得直發抖，「你大膽！」

凌妙妙暗中碰了碰慕聲的手臂，想讓他收一收那不合時宜的微笑，「殿下還請別怪罪慕公子唐突，他是心急，我們要知道實情，才能保護您啊。」

柳拂衣頷首，身子前傾，「妙妙說得對。殿下不要有顧慮，這裡沒有外人。」

端陽這才被安撫下來，有些委屈地咬著牙，痛苦地回憶道，「然後……然後他們將本宮綁在柱子上，當著……當著那些菩薩的面，掐住我的脖子……」

惡夢的結局，是潑天的紅雲。在陰暗空曠的大殿中，火龍沿著每一條梁、每一根立柱快速蔓延，濃煙滾滾，剎那間便籠罩住視野。紅雲吞沒了地上姿態各異的菩薩，泥塑像的表情泛著詭異的紅光，所有的人聲化作喋喋怪笑，夾雜著哭喊，帶著濃烈焦味的熱氣，將大殿變作巨大的蒸籠。

而她，就是蒸籠中的祭品。

帶著火星的橫梁猛地掉落下來，在窒息的痛苦中，人們從腳上的炙熱開始，一寸一寸地皮開肉綻。

眼前扼住她脖子的人已經化作一團火，身體不住地發出可怕的「劈啪」聲，他的聲音聽起來和鬼叫差不了多少，「神女，我們為眾生獻祭。」

「就是這樣。」端陽一雙大眼睛賭氣似的瞪著慕聲，肩膀卻因為記憶中的恐懼而微微發抖，「你滿意了？」

「多謝殿下的配合。」慕聲微微一笑，笑窩中帶著少年人特有的天真，彷彿這些世俗常情，他一點也不懂，「現在妳可以回去了。」

端陽氣得臉色發紫，回頭急切地想讓母親為自己主持公道，卻意外地發現趙太妃似乎完全沒有注意到慕聲的惡行惡狀。她維持左右手交握的姿勢，神情複雜地瞪著桌面，鬢邊竟然生出了許多冷汗。

「母妃！」端陽嗔怪地推了一下她的手臂，不料趙太妃猛地抬起頭來，眼睛直直地看著簾幕後，「來人，送帝姬回宮！」

從頭到尾，母親連看她一眼都沒顧上，端陽心裡突然有些惶恐，「母妃……」

趙太妃幾乎是架著她的手臂將她用力往外推，聲音很低，「敏敏，妳先回去，這件事情，母妃會替妳解決。」

「可是我……」

「還不快去？」她瞪著尚宮姑姑，驟然提高了聲音，尾音尖利得有些變調。似乎是覺得這樣還不夠，她將頭扭向柳拂衣，以近乎命令的語氣囑咐他，「煩勞柳方士送帝姬一趟。」

殿門再度輕輕掩上。圓形格柵窗前有張深棕色的小案臺，斜放著一只造型別緻的太湖石香爐，兩股細細的煙氣從中盤旋升起。

趙太妃端起了茶杯，嫋嫋白霧擋住了面上表情，「慕方士方才所說，此事並不只是迷幻香的緣故，本宮想知道，各位的依據是什麼？」

慕聲半垂著眸子，用指尖把玩著白瓷托盤，像是沒聽到一樣不作答。氣氛一時間有些尷尬。

慕瑤隱約感覺到弟弟入宮後的表現有些奇怪，以為他是耍小孩子脾氣，無心過問，只是淡淡補充道，「我們沒有什麼依據，但憑經驗來看，迷幻香之流比起冤魂作祟，不過是小伎倆。」

趙太妃的臉色徹底變了。

慕瑤的神色平板無波，眼角下的淚痣顯出與她莊嚴神色不相襯的嬌豔，「娘娘，按帝姬殿下所說，她夢中第二次返回的興善寺，是……」

「這件事的確跟本宮有關。」

慕瑤的試探被趙太妃強硬的語調打斷，她不動聲色地閉了嘴。

「敏敏說的那個『神女』，十年前本宮就曾聽說過。」她抬起頭吐出一口氣，表情中有一股狠意，彷彿下定了決心，「慕方士，本宮將自己的祕密全部告訴你們，慕家必定會將此事解決，對嗎？」

慕瑤皺了皺眉，隱忍許久，還是好涵養地答道，「是。」

慕聲把玩著托盤的手停下了，無聲地抬眼，擺出了一個洗耳恭聽的坐姿。長睫烏黑的眼睛裡流露出一絲唯恐天下不亂的興趣。

凡涉及到慕家名聲，他總是不嫌事大興沖沖地看熱鬧。

淩妙妙心想，趙太妃氣成那樣還沒忘記支開柳拂衣，可見她的縝密心機已經滲入了骨子裡。現在殿中只剩下了慕家人，為什麼她還不提曾經請慕懷江和白瑾封印興善寺的事情？而且慕瑤這個親生女兒，居然也一點風聲都沒聽聞過。

確實有些古怪。

「十年前，先皇后病重，本宮從太醫那裡打聽到了消息，她能不能捱過那個冬天都很難說。當時宮裡本宮最得先帝寵愛，她沒有一兒半女，可我卻兒女雙全，敏敏也已經六歲，身體健康。對於本宮來說……」她停頓了一下，似乎在斟酌用字遣詞。

「成敗在此一舉。」慕聲不陰不陽地替她補全。

慕瑤警告地看了他一眼，示意他收斂些，慕聲向她露出個溫順又無辜的笑容。

趙太妃臉色很沉，但沒有反駁什麼，接著道，「十年前，由於本宮信佛已久，先帝對本宮多有憐惜，便在城郊建立了興善寺，取興國、揚善之意。適逢皇后病重，本宮便自請入寺為其祈福。」

「敢問娘娘，燒香拜佛靈嗎？」慕聲狀似無意地插了一句，這一次慕瑤和妙妙都沒攔他，而是隨著他的發問，一起豎起耳朵聽著趙太妃的回答。

「怎麼不靈？當初本宮生敏敏的時候，全靠佛祖庇佑……」她似乎意識到說得有些多了，閉上了嘴。

這就對了。

趙太妃禮佛之心誠，基於她對這種信仰的盲目信任，是出於對自身利益尋求保佑的狂熱。她對佛學的瞭解其實不多，作為寵妃，她幾乎沒有理解過佛經釋義，行為舉止也浮於表面，實在談不上通禪。她心誠的表現，不過是花大錢建造一座豪華的皇室寺院，以及在逢年過節的時候，像暴發戶一樣瘋狂供奉香火。

她在塵世有所求，便將願望寄託於佛，並不曾在意自己內心的願望是否世俗。

這樣一個葉公好龍的趙太妃踏入興善寺，究竟是為皇后祈福，還是祈禱皇后快死好讓自己上位，誰都不知道。

「興善寺建好第三日，天竺國來了一隊教眾，遠渡重洋來講經。十年前，佛教在我朝興盛沒多久，闔宮上下只有本宮因為娘家趙氏的關係對其有所瞭解，先帝事務繁多，興致缺缺，就讓本宮引那群人至興善寺安頓，順帶聽他們講經。

「為首的那人姓陶，叫做陶焚，看起來很年輕。他自稱是華國邊陲人，長在天竺國婆羅門，受佛法薰陶，不惜遠赴重洋來普渡眾生。路上遇見許多流民，那些流民受他感召，都自願成為信徒，於是他們一行人浩浩蕩蕩走到了長安。」

慕瑤和慕聲對視一眼。

「他們一進來，沐浴焚香，三跪九叩，日夜不眠不休地念經。隨後陶焚對本宮說……說他以金剛之目，看出本宮的命薄，幸得神女托生於腹中，遂能扭轉乾坤，得了鳳命。他報出來的神女生辰八字，與敏敏分毫不差……講經只是託詞，他們其實都是為膜拜神女而來。」

凌妙妙有些聽不下去了，扭頭一望，慕瑤和慕聲的臉色也一言難盡。

十年前，佛教剛入華國沒幾年，因為信仰的人不多，規矩、經文都是斷斷續續傳來，教眾良莠不齊，濫竽充數的不在少數。什麼佛教徒還能看面相、算命格的？

帝姬的生辰八字，只要買通宮人就能打聽。只怕是江湖術士碰到了附庸風雅的趙太妃，利用了她急切想要當上皇后的心，糊弄了她。

慕瑤並未揭破，只是問道，「娘娘信的是密教？」

趙太妃的眼角閃過憤恨之色，臉色格外不好看，連端茶盞的手都有些不穩，「當時……當時本宮還不知道那是密教，以為是真傳。」

密宗與顯宗相對，都是古老的佛教宗派，其中，密宗多半帶了些特殊色彩。相較於顯宗「廣示天下」教義，密宗提倡的是口耳相傳、密不示人，也因此，這一派經歷了曲折的傳播，最後幾近滅絕。

密教最具代表性的一點，是在顯宗提倡禁欲的情況下，與之相反對男女之事毫不避諱。

帝姬在夢裡看到菩薩泥塑也玩起活春宮，顯而易見是密宗。何況陶熒說自己是從婆羅門來——密教正是由婆羅門教和大乘佛教合併而來。

只是，陶熒和這些人，究竟是否真的是密宗教眾呢？

慕瑤點點頭，示意趙太妃繼續。

「本來本宮也是半信半疑。」趙太妃眼中閃過一絲懊惱，「可是那個陶熒一連預測幾件事都沒出錯，他說皇后枯木逢春，她就真的熬過了冬天；說本宮將會二子失一，我那幾日將皇兒看得緊緊的，沒想到……」她表情微微扭曲，是一個怨恨的表情，「沒想到所謂的『失』，是被病癒的皇后要了去。」

皇后九死一生，徹底放棄了生育的想法，她極聰明地利用國母的身分，將寵妃唯一的幼子養在身邊。

自此，趙太妃的孩子註定成為儲君，可是他名義上的母親，卻成了別人。

「本宮在宮裡不能哭，不能怨，甚至只能對著皇后謝恩……」她齒縫中溢出幾聲冷笑，「本宮忍不住去問陶熒，敏敏不是神女嗎？那他說的鳳命，究竟何時到來？」

赤金佛像玉觀音究竟有沒有靈，貪戀著世俗權貴的人說不清楚。

但如果……有一個百試百靈的活佛在面前，你能忍住不去相信他嗎？

「柳公子，我母妃沒事吧？」端陽帝姬青色的裙襬輕輕擦過青灰色的蓮花磚，她一出母妃宮門便想方設法支走了尚宮姑姑，換得跟柳拂衣同行的一段珍貴的路。

她不敢直視柳拂衣的眼睛，刻意挑起的話題帶著一絲不易察覺的輕顫。

「放心吧，不會有事。」柳拂衣笑容清淺，他說話時慣於注視著對方，眼睛裡的真誠令人難以抗拒。

端陽飛速地瞥他一眼，聲音越發柔和了，「那就好……」

來到鳳陽宮前，年輕的帝姬還想要與心上人依依惜別一番，誰料殿門猛地從裡推開了，大頭娃娃似的宮女一頭衝了出來，像找母親的孩子般撲向她，「殿下！」

「佩雨？」端陽看清人影，心中鬱悶極了，「怎麼了？」

佩雨挽起端陽的手臂，一臉憂色，「殿下受驚了，外面熱，快進來消消暑。」又衝柳拂衣燦爛地一笑，「煩勞柳方士。」

柳拂衣站在遠處，安靜地打量佩雨一番，知趣地告退，端陽面上立即顯出失落的神色，「柳公子……」

柳拂衣轉過身來，耐心地聽。

「我、其實我……」她有些猶豫。

端陽不明白。那些世家公子，總是像蒼蠅一樣圍著她轉，有時她多看了誰一眼，都會被解讀成偏愛。她向來討厭這些自以為是的人，可是眼前這個人，明明她都已經做到了這個份上，他卻好像一點也不懂似的。

他越是彬彬有禮，她越著急，即使她知道，此刻不是最好的時機。

柳拂衣望著她黑亮而遲疑的眼眸，慢慢地展出一個有些憐惜的笑容，「我知道。」

「你知道本宮要說什麼？」帝姬站在原地反問，質疑和驚喜並存。

柳拂衣頷首，餘光掠過了屋簷下表情焦慮的佩雨，勸道，「殿下進殿吧，當心中暑。」

端陽的眸中漫過一絲失落。

「陶熒對本宮說，只要神女歸位，本宮的運數就會走上正途。」

慕瑤蹙眉，「神女歸位？」

「是。」趙太妃長嘆一聲，眼角細密的紋路越加明顯，「當時敏敏只有五歲，什麼也不懂，本宮問他，如何能讓神女歸位？」

隨後，她的表情變得不自然起來，嘴角向下撇去，眼中流露出介於恐懼和憤恨之間的情緒，「陶熒告訴我，九月初十將端陽帝姬帶入興善寺，令眾人朝拜神女，儀式過後，神女即可歸位。此事絕密，不能讓別人知曉。」

慕瑤的眸光越加冷清，直穿趙太妃的腦門，「九月初十那一日，娘娘赴約了嗎？」

趙太妃低頭望著杯盞，陷入了沉默。許久，她咬著牙，額上青筋突現，「興善寺中原有三位住持，都是本宮的心腹。其中有一個，連夜來告訴本宮，說在陶熒他們的住處，發現了不少打火石和稻草。」

大殿內靜默了片刻，窗外甚至傳來隱約的蟬鳴聲。

「娘娘發現此事有不妥，是否質問了陶焚？」

「我對陶焚等人深信不疑，供著他們好吃好喝的……」趙太妃咬緊牙關，「本宮問他，『儀式』究竟是什麼，他告訴本宮，所謂神女歸位，是要受一道火刑，魂歸西天極樂，涅槃重生。」

三人無力地靠在椅背上。現在看來，這幾個人也不是密宗教眾，是崇尚自焚的邪教團體藉機混入了皇家寺院，而趙太妃自己玩過火了。

凌妙妙忍不住插嘴，「人死才說魂歸西天，陶焚這樣說，娘娘信了嗎？」

趙太妃攥緊了杯子，竟然表情複雜地沉默了。

「聽聞先皇后有惡疾，每到天氣轉涼，身體便每況越下。」慕聲的聲音迴響在大殿中，鴉青的睫羽蓋住了眼中的情緒，嘴角翹起，「娘娘心裡也是半信半疑，只是到了關鍵時候，死馬也可當活馬醫，對不對？」

他這話說得格外刻薄，刻薄到趙太妃捏緊茶杯的手都用力得泛白了。

「陶焚承諾本宮，火刑之後，只是神女之靈歸位，帝姬不會有事的。」她像是在辯解什麼，見到眾人神色各異，接著輕輕道，「九月初十那一日，本宮抱著敏敏，她什麼也不知道，在本宮懷裡一直鬧，鬧著要吃桂花糕……」

慕瑤長嘆一聲，「母子連心，娘娘終究是捨不得冒險……」

犧牲一個女兒換取利益，武則天那樣的狠角色早就嘗試過。只是凡這樣考慮過的母親，哪怕只是想一想，都會覺得這個念頭像一座大山壓在心上，每當女兒甜甜地喚一聲「娘」，都會更重一些。

所以這些年來，趙太妃對端陽帝姬千嬌萬寵，不只是疼惜，還有愧疚。

趙太妃露出個嘲諷的笑，「捨不得……」

「但娘娘又不甘心就這麼放棄希望，所以想了個兩全其美的法子。」慕瑤的眸光瞬間轉冷，猶如翻滾的河水剎那間凍結，之後的話語，一聲比一聲凌厲，「所以您找了一個與帝姬同年同月同日同時生的女孩，作為端陽帝姬的替身，去試一試那火刑過後，是不是真的能涅槃。」

趙太妃默然聽著，底妝已經有些脫落了，一張青春不在的臉顯得有些猙獰，啞口無言。

「娘娘，涅盤了嗎？」

「……」趙太妃回憶起當時的景象。

富麗堂皇的興善寺大殿內，兩側泥菩薩開道，小女孩穿著最豔麗的衣裳，脖頸和手腕上戴著沉重的金飾，被繩縛在祭臺上。

「神女……」

「神女……」

此起彼伏的聲音如幽魂飄蕩，帶著令人顫慄的狂熱和興奮。

空蕩蕩的殿頂上，是靛藍和朱砂繪成的壁畫，一朵碩大的十瓣蓮層疊綻放在眾人頭頂，紅得似鮮血，藍得像幽夜。

火光竄天而起，剎那將祭臺燒成了一團火球，尖厲的叫聲宛如一把利刃，撕裂了在場所有人的頭皮。

夢即刻醒了。

「然後娘娘做了什麼？」慕聲步步緊逼，「妳看到事情失控，便逃了出來，令人封了殿門……」

「不，不……你們不知道！」趙太妃死死瞪著慕瑤姐弟二人的臉，目光如毒蛇嘶嘶吐出的舌頭舔舐般，神經質地反覆遊走，「不是本宮，是陶熒，他根本就是個瘋子！他將油料灑滿了整座興善寺，他根本就是——根本就是想讓大家一起死！」

事情脫離了趙太妃的掌控，而在那個驚心動魄的剎那，她忽然間醍醐灌頂，明白了一切皆是荒謬的騙局。只是那荒唐的神女歸位如果被他人所知……

「妳說陶焚想在火中殉道，那三位住持呢？妳命人鎖死殿門時，有沒有想過他們？」慕瑤語氣中的斥責意味更加地濃，「那裡面，不是所有人都想死吧？妳鎖死大門時，只想將此事徹底掩蓋，難道妳沒有聽到裡面傳來的拍門聲？」

死亡遠比想像中更可怕，當巨大的痛楚來臨時，所有的生命都會遵從本能。

誰不想活著？誰願意去死？

可惜，一切都來不及了。

趙太妃的冷汗一滴一滴從額頭上滾落，她的臉色慘白，慢慢地浮現出一個疲倦而慘然的笑。

「直到亥時，消息方傳到先帝那裡，說陶焚等人是邪異之士，引火自焚……大火燒了一天一夜，興善寺輪廓仍在，但裡面的人早就化成了焦灰。該處置的人一個也沒漏，沒人知道本宮九月初十去過那裡，究竟做了什麼。」

她的眸中閃過一絲嘲諷，「不，還剩一個人知道。」

「那個人是本宮的親骨肉，現在的天子。事發之前，本宮一時糊塗，生怕火刑之後再也沒有母子三人團聚之日，就抱著敏敏去見她哥哥，說了好些話，想必是那時露了餡。」她輕輕勾起嘴角，「所以，一切都是報應。」

被皇后一手培養的儲君沉默而早慧，猜出了其中關竅，他沒有揭穿母親，但是從此以後，對她產生了深深的厭惡之情。

皇室興善寺才新建便遭焚毀，橫死百人，招惹邪異，驚擾寵妃，實在不是個好兆頭。

先帝寵愛趙氏，竟然下令封存舊寺，在宮外重建一座一模一樣的新寺，並以強硬手段，將消息鎮壓。

十年過去，現在人人只知道長安城內那座皇室寺院，卻不知道郊外那一座廢邸才是真身。

「活人之事，怎稱得上是報應？」慕聲臉上是與趙太妃截然相反的輕鬆愉悅，他的聲音很輕，幾乎像是在講睡前故事，「要看冤死的鬼魂，要不要放過娘娘和帝姬。」

趙太妃霍然抬頭，驚恐萬分，「你說……你是說……」

「娘娘沒聽錯。」慕聲綻放出一個極其鮮活美好的笑，「冤有頭，債有主。一點迷幻香，怎麼有能耐讓帝姬夜夜夢魘？剛才那宮女，想必是受了十足冤枉。」

「娘娘。」

殿門猛地推開，露出尚宮姑姑一張焦急的臉，急促道，「陛下駕臨。」

語尾未落，她整個身子便被玄色朝服衣袖掀到了一邊，年輕的天子帶著夏日的暑氣，驚濤駭浪似地捲進了殿中。

桌上茶水冰涼。天子有著刀削斧鑿似的深邃容顏，一雙凜冽黑眸宛如濃墨一筆勾勒，輪廓流暢而貴氣。

凌妙妙抬眼一看，天啊，眼前這位天子，竟然跟慕聲是同種眼型。

天子身上的朝服還沒換下便匆匆而來，緋紅的夕陽為他衣襬上的金線鍍上了燦爛的顏色。他黑著臉環視了一周，不顧客人在側，逕自朝趙太妃道，「佩雲是朕送到端陽宮裡的，母妃不分青紅皂白便拿朕的人，問過了朕的意見沒有？」

沒想到這麼快就到了母子對峙的時刻，趙太妃還沒從方才的對話中緩過來，臉色慘白地瞪著他。

天子不喜其生母，對神鬼事務更是冷淡。

偌大一個欽天監，硬是靠預報天氣撐了那麼多年，養了那麼多自命不凡的方士，也沒有半個敢去天子面前跳腳

此時的慕聲、慕瑤和凌妙妙自然也屬於方士群族，在天子不悅的掃視下，感到如芒在背。

慕聲站起身來，他與年輕的天子一般高，兩個俊俏的少年面對面站著，天子嘴角緊

繃，而黑蓮花似笑非笑。

二人的目光短暫相對，又很快漠然地錯開，那個瞬間，尊貴的天子微微皺起了眉頭。

慕聲已經彎腰行禮，睫羽傾覆下來，謙恭得看不出一絲鋒芒，「告退。」

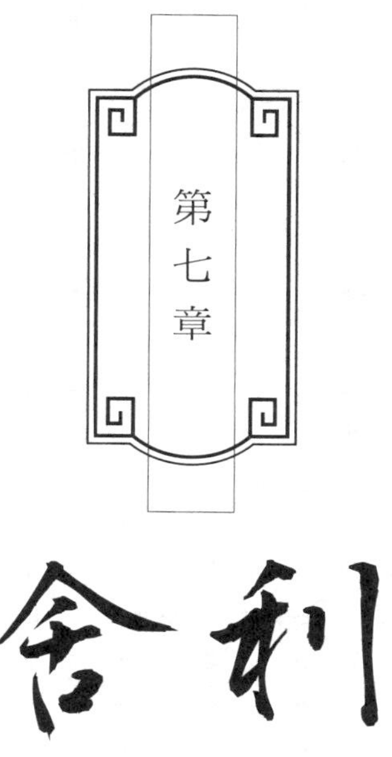

HEILIANHUA
GONGLYUE SHOUCE

泰澤湖中煙波浩渺，大片碧綠的荷葉接天，將細細一條九曲迴廊隱沒在綠色的海洋中。

淩妙妙耳邊「嗡」的一聲，一陣涼風擦過臉龐，一支青黑的竹蜻蜓已經旋上了湛藍的天，她眼疾手快地在頭頂一抓，握在手心的竹蜻蜓翅膀仍在旋轉。

竹子是以鋒利的匕首倉促削細的，還帶著淩厲的稜角，淩妙妙撫摸著那粗糙的表面，有些意外，「你做的？」

慕聲黑漆漆的眼望著淩妙妙的手心，答非所問，「妳玩過嗎？」

「那當然，小時候玩壞好幾支呢。」淩妙妙擺弄這支簡陋的竹蜻蜓，躍躍欲試，「慕聲，我把它飛出去，你能保證在掉進水裡之前把它取回來嗎？」

黑蓮花怔了一下，竟然破天荒地點點頭。

「好。」淩妙妙興高采烈，眼珠發亮，「來，檢查一下你做得好不好。」

竹蜻蜓倏地從她掌心飛出去，在空中笨重地打了個轉，像斷線風箏似地一頭栽下去。

她吃了一驚，慕聲一抬袖，下墜的竹蜻蜓彷彿被一根線牽住似的，在空裡劃了個弧線倒飛回去，落回了他的掌心。

慕聲拎著竹蜻蜓，嘴角滿不在乎地翹起，「是妳不會飛。」

說罷，他放了手，竹蜻蜓便猛地飛出去，一下子直升天空，攪散了湖心亭外金燦燦的陽光，在晴空中飛得又高又遠。

淩妙妙仰頭看著，嘟囔道，「不對呀……」待竹蜻蜓落下時，她不信邪地一把把它抓在了自己手心。

她將桿子轉了轉，看清了翅膀的頂端，頓時又好氣又好笑，「你這竹蜻蜓，飛得起來才怪！」

慕聲的神色瞬間風雨欲來，劈手就要搶，被她一轉身靈巧地躲開。

淩妙妙指著翅膀給他看，「翅膀是一根竹片，左右還得削出兩個斜面，才能靠氣旋飛起來，你做個平的……」

也不能怪他。可憐的慕聲只看過一眼這普普通通的玩具，依樣畫葫蘆畫得不像。

眼看著少年氣急敗壞，她順勢將竹蜻蜓往袖裡一藏，並以迅雷不及掩耳之勢去摸他袖口，「嘿，你還作弊……」

伸手一拉，果然從袖子裡牽出一張小巧的符咒，妙妙哭笑不得地向他揚了揚那張黃紙，「這樣有意思？」

慕聲雙手垂在身側，眉宇間泛出一絲戾氣，「我想讓它飛到哪兒，它就會飛到哪兒，難道還不夠有意思？」

這個模樣，活像是考試作弊被人贓俱獲的好學生，困獸猶鬥似地抵抗著外界的目光，儘量把自己包裝得又凶又蠻橫。

「也不是不可以。」袖子裡竹蜻蜓粗糙的表面摩擦著她的手指，「只是因風而上、聽天由命才像竹蜻蜓，你用符咒控制著它，就將它變成一具傀儡了，還叫蜻蜓做什麼？」

【叮——系統提示：恭喜宿主獲得關鍵物品「竹蜻蜓」，已放入工具箱。提示完畢。】

腦子裡的系統提示驟然打斷了淩妙妙的思路，只好匆匆結束說教。瞥了一眼獨自站立在風中的黑蓮花，忽然覺得他有點可憐。

慕聲明明與她站得極近，可是連那飛揚在風中的衣角都像是結了一層冷霜，整個人被陽光鑲邊，也融化不了他身上那一股獨行的寂寥。

別說是一支竹蜻蜓，什麼東西在他心裡都一樣，就算強咬牙關也不肯落後別人半分，即使心裡快樂，他也掩耳盜鈴，假裝一點都沒感受到。

他的喜怒哀樂都在心裡，自己彆扭，自己豔羡，自己妒嫉，百轉千回也沒有人知道，更沒人在乎。

就連她的親近，也不過是為了完成任務的刻意。

黑蓮花，慘啊。

聯絡符飄了過來，在空中炸了個小小的火花，發出「嗶啪」一聲響。

「該回去了。」他的面容平靜下來，伸出手，「還我吧。」

淩妙妙打量他半天，小小聲說道，「其實你也沒辦法把什麼都掌握在自己手裡，不如交一點給上天，給自己留點驚喜吧。」

她的聲音又低又柔，恍惚間讓他想起很多年前養父母耳語著商量對策。他們頭抵著頭，白瑾輕聲細語地勸著慕懷江，但一發覺他在場，便立馬正襟危坐，恢復了嚴肅又淡漠的面目。

只有極親近的人，才會用這樣熟稔的語氣勸說。

這樣的說話方式，他們從來不會對他如此。

陽光落在她的頭頂，照得少女的髮絲泛出鮮活明亮的光澤，在這晴好的天氣下，連她的眼珠都是半透明的，像是剔透的琥珀。

淩妙妙拿著竹蜻蜓，興高采烈地與他擦肩而過，她向前走了幾步，又倒退回來，轉身揚起手，一臉燦爛地朝他笑，生怕他聽不見似的，右手還圈在嘴邊，「我幫你改改，做好了還你——」

「長安城裡陶姓不多，我只查到一脈。他們居於城郊，世世代代都是手藝人。」柳拂衣倒折了一枝垂柳，在地面劃了個淺淺的「陶」字。

慕瑤看著那個字，神情嚴肅地點點頭。

「柳大哥，又在破壞花草樹木了？」淩妙妙看見柳拂衣，腳步也變得輕快了，遠遠便嬉鬧著跑來。柳拂衣抬頭看見她，臉上瞬間迸發出笑顏。

慕瑤側眼打量淩妙妙。

這女孩說話做事絲毫稱不上端莊，甚至有些張牙舞爪，有時又顯得矯揉造作，可是柳拂衣只要看見她就會不由自主露出笑容，這性子好像意外地討他喜歡。

她沉思起來，難道真的是自己太悶了嗎？

「阿姐。」思緒被打斷。回過頭是慕聲燦爛的笑容，他將水囊遞到她嘴邊，「喝水嗎？」

她手臂微微一擱，輕輕擋開了，搖搖頭，「我不渴。」

慕聲有些失望地關上水囊，下一刻又鍥而不捨地從懷裡摸出一顆渾圓的橘子，「阿姐？」

慕瑤無奈地看他一眼，「專心些聽柳拂衣說話。」

慕聲回頭一看，旁邊就是個專心聽講的範本——妙妙一雙大眼睛正專注地望著柳拂衣，要說多認真就有多認真，連他的幾句閒聊都照單全收。

那根柳條被她搶走了，妙妙拿在手裡漫不經心地把玩，弄得一地嫩葉。她的眼睛明晃晃，一眨也不眨，流淌著掩飾不住的仰慕。他覺得自己的心也像那根柳條，被她把玩得七零八落，只剩莫名的煩躁。

柳拂衣口乾舌燥地講述，「纏上端陽帝姬的鬼魂，暫時可以確定是死在舊寺的陶熒和教眾。涇陽坡的李准看似與此事無關，但他工坊產的香篆卻混有迷幻香和這些死人的骨灰……是誰收殮了這些屍骨，運到那麼遠的涇陽坡？」

主角一行人是捉妖界的第一把交椅，打架鬥法算是上乘，可是畢竟不是職業偵探，這千絲萬縷的線索快把眾人的腦子搞昏了。

柳拂衣見大家一籌莫展，嘆了口氣，「舊寺是厲鬼的大本營，不管他們用什麼方法移動到新寺，只要壓制住舊寺，就切斷了鬼魂的源頭。其中原委，等徹底解決後再說。」他掃視眾人，「我們這就去一趟？」

自從來到長安城，柳拂衣身上厚厚一疊符咒毫無用武之地；慕聲手腕上的收妖柄也都積了灰，早就想活動筋骨。聽到這句話，大家都感到精神一振。

凌妙妙腦子裡也跟著一震。

「叮——任務提醒：任務一，四分之三階段開始，請宿主做好準備。」

午後陰雲罩頂，下了一場傾盆大雨，打得泰澤湖中的荷葉在一片白霧中左右欹斜，池水中濺起叢叢水花。

端陽帝姬閉眼聽著雨聲，溼氣從緊閉的殿門縫隙滲進來，縈繞在紗帳中。漫長的午睡令人昏昏沉沉，她懶洋洋地坐起身來，披上了外衣。

「佩雨？」她喚了一聲，寢殿內空蕩蕩，只有她一個人。

從前佩雲在的時候，她會小心翼翼地守在門口，只消一聲就會端著銅盆和溼毛巾匆匆進來為她擦臉，盆裡還漂著新鮮的薔薇花瓣。

濃重的水汽使空氣鼓脹，連被子都是潮氣。她披了衣服自己起來，拖著步子挪到妝臺前。

這個時候，她竟有些想念佩雲。

然而這股悵然只停留了一瞬間，一方面是她對佩雲的情緒立即轉變成了怨憤，另一方面是她在妝臺上發現了一封信。

信封是低廉的黃紙糊的，端端正正擺在梳粧臺上，上面壓了兩朵鬢邊花。信封上無頭無尾，只寫了個「敏」字，開口黏得嚴絲合縫。

她的心忽然怦怦跳起來，似乎預感到什麼，顫抖著手將信封撕開了。

信箋只有一張，因為混著乾燥花的緣故，散發淡淡的香氣。

夏日的急雨來去匆匆，轉眼烏雲散去，亮光從觀景窗灑進來，點亮了端陽因欣喜和驚惶而緋紅的臉。

她的視線這才離開了信紙。抬頭望去，平開窗竟然沒有關牢，清脆的鳥鳴聲沿著窗縫灌入鳳陽宮。

她將信紙緊緊攥在手中，難以置信地跑到窗邊，窗外花園裡雨水洗過的翠綠枝葉搖曳，白色繡球花上還帶著露珠。

「他……來過嗎……」端陽扶著窗櫺，失魂落魄地笑了。

凌妙妙一行人在前一次去過的茶鋪歇腳。

茶鋪很簡陋，由粗細不一的木條搭起，外面蓋了個茅草紮成的棚子，還搭了一塊破布，差點全被突如其來的暴雨掀飛。好在主角一行人一個人守著一個角，勉強壓住了屋頂。

雨水順著漏口不斷向下滴，凌妙妙碗裡的茶喝了一半，又接了一半的雨水，依然是滿滿一碗。

她捧著破碗嘆氣，水面倒影出她模糊的眉眼。

「我突然想起一件事。」慕瑤的神色依然很嚴肅，這幾日她瘦了，對襟領口處的鎖骨突出，整個人看上去越發清冷。

「你們覺得添加迷幻香和骨灰的，究竟是不是同一批人？」柳拂衣正在十分仔細地剝花生，比起慕瑤他的神情相當淡定，「怎麼突然想到這個？」

「總覺得我們忽略了什麼地方。若說骨灰是為了給魂魄搭橋，那為什麼要多此一舉添一味迷幻香呢？太醫一驗便知的事情，難道負責這批香的郭修沒有先檢驗出來？」

柳拂衣將剝好的花生在妙妙和慕瑤面前各放了兩顆。

慕聲撐著臉，認真地回答姐姐的問題，「如果迷幻香就是郭修加的呢？」

「你們還記得驗香那一天嗎？」凌妙妙將花生咬得嘎嘣直響，「郭修、陸九、陳太醫三人同時在場。其中陳太醫表現正常，而陸九一問三不知。可以理解陸九是害怕牽涉進權力鬥爭，所以隱瞞骨灰的事情，但迷幻香呢？一個專業香師怎麼會辨別不出迷幻香的成分，況且就算他不說，隨後陳太醫也會驗出來。早晚都會洩底的事，他為什麼偏偏不說？」

慕瑤的眼神一瞬間變了，「他曾經提醒過我，這其中內情複雜，不宜深究，看起來不像是這麼容易就被嚇破膽的人。現在想來，陸九那天的舉止確實不太對勁……」

柳拂衣側耳凝神，此刻才開了口，「他不是害怕，只是忌憚。陳太醫能說的事，卻不能由他說出來，他是不是在忌憚誰？」

幕聲方才已經一針見血地猜過了，他們幾乎是異口同聲，「郭修？」

街道東頭來了一隊人馬，如同潮水般湧來，隨即訓練有素地散開。數十個黑袍侍衛腰間挎著刀，轉瞬便將兩層高的沉香居圍住。

「陸九你這混帳，給老子滾出來！」

為首那個虎背熊腰的正是郭修，他站在包圍網內破口大罵。

「來了這麼多侍衛呢……」

「出什麼事了？」

街上行人如同被岩石分開的流水般避開，躲在遠處指指點點。

凶神惡煞的郭修身旁還站著一位鎮定自若的副手，他面色冷淡地揭開一張加官印的紙向來往的眾人展示，「官府查案，令沉香居歇業。」

顯然下屬們已經對郭修易怒的脾性見怪不怪了。

沉香居是長安最大的香料商店，生意十分興隆。裡面的顧客接踵摩肩，一聽出了事，都慌慌張張地往外湧出來，如同破罈子漏酒，足足湧了近一刻才倒乾淨。

長安城內的大道上秩序一向很好，很少有人糾集在一處。郭修的大嗓門即刻便引來眾人的目光，少頃好奇的長安居民便形成了個巨大的圍觀人牆，探頭探腦。

手下已經勸住了郭修，一個小廝踮著腳尖從旁死命為他打扇，他瞪著眼睛死死盯住門口，腳尖不耐煩地在地上點個不停。

這一等就是半個時辰。一個身材瘦小的小廝終於從樓上下來，點頭哈腰地問道，「請問大人是……」

話才說到一半，郭修一把揪住他的領子，把他提離了地面，眼珠瞪得如牛眼般大，「陸九人呢？」

小廝的領子被扯得脫線，整個人顫抖著縮成了一團，「陸……陸……陸老闆……在……在……二樓……」

「哈，好大的架子！」郭修怒不可遏地瞪了一眼紋風不動的二樓窗扇，握緊的拳頭攥出喀吱喀吱的聲響。眼看這小廝就要成了出氣筒，背後突然傳來一聲招呼，「郭大人特地前來，陸某有失遠迎。」

小廝被甩在地上，揉著肩膀連滾帶爬跑遠了，十分憂慮地看了來人一眼。

陸九朝他擺擺手，示意自己沒事，一步步走近。

他的面色蒼白，整個人又瘦了一圈，顴骨顯得越發高聳。大夏天他居然還披著一件白色長衣，臉上掛著若有似無的笑。

郭修瞇起眼睛，「姓陸的，我真是小看了你。原以為你是隻兔子，沒想到還會咬人。」

陸九唇邊的笑意不減，「郭侍郎說什麼兔子不兔子的，陸某是粗鄙生意人，聽不明白。」

二人在黑衣侍衛的包圍中敘話。郭修面色不善，如同烏雲壓頂；陸九表現得相當鎮定，甚至還伸出手輕柔地撫摸著自己披著的外衣衣角。

旁人猜疑的竊竊私語瞬間躁動起來。

「別給老子裝蒜，說，這批檀香裡的『料』是不是你加的？」

陸九驚訝地抬起頭，神色堪稱無辜，「陸某一介草民，自然事事都聽從大人的。」

「你……」郭修的臉憋得發紫，他忍了半晌，才壓低聲音，「姑母心神不寧才去拜佛燒香，我都是為了她們著想！我讓你加些助眠安神的香料，你加致幻的草藥做什麼？」

陸九不發一語地笑著望向他，眼尾的笑紋一根一根，猶如刀刻。

郭修被徹底激怒了，他一把扯起陸九的領子，強迫他與自己通紅的眼珠相對，「你早就知道裡面參了死人骨灰，為什麼不說？故意陰老子是不是？」

「主理拜佛祭祀之物，是郭修吃到的第一份肥差。他一方面想要壓低成本，多撈些油水，另一方面，也不想放棄討好太妃的機會。因此得了涇陽坡李准那批低價檀香之後，心裡不安，十有八九會去找懂的人鑒定，乃至加工處理提升品質。保密起見，這個人不能是宮裡人，但又要足夠專業，想必就是民間香師陸九。」

慕瑤皺了皺眉，「陸九……他早就知道這批香有問題……」

「何止。」妙妙輕飄飄地遞了個眼神過來，「說不定，那迷幻香就是他自己親手加進去的。」

柳拂衣面色嚴肅，甩下幾枚酒錢站起身來，「現在就動身！我們錯估了陸九與此事的關係。」

「啪！」陸九用力甩開了郭修的手，倒退了幾步。在對方惱怒的瞪視下，整理起被扯變形的領子，「大人與其在這裡大呼小叫，不如去關心一下太妃娘娘的掌上明珠。」

郭修難以置信地望著他，「你說什麼？」

陸九看著他，微微笑了。這是一個相當反常的笑，一股從未出現過的尖銳嘲諷出現在他向來謙恭的臉上，「我說，端陽帝姬出事了——恭喜大人，全宮城內第一個知道。」

端陽帝姬失蹤了。

主角一行人折返不足一里，就迎面遇上策馬狂奔的郭修。

來人看到了柳拂衣和慕瑤，猶如見了親爹娘還是大救星，逕自從馬上滾下來，碩大的身軀激得塵土飛揚，妙妙下意識後退了一步。

郭修幾下爬到男女主角面前，頭髮也亂了，衣裳也全被汗浸溼，劈頭便是毫無形象的一頓鬼哭狼嚎，「柳方士、慕方士，求求你們救救帝姬殿下吧！小人……小人實在是沒辦法了！」

鳳陽宮花好月圓，風平浪靜，一切發生得毫無徵兆。

帝姬午睡起來，梳妝打扮，穿上了江南進貢的幻色真絲廣袖，神采飛揚地走出鳳陽宮，此後便如蒸發的露水，消失在碩大的宮城之中。

「我捉了那個陸九，但用盡各種手段他就是不肯吐出半個字，這是……這是故意與皇家為敵呀！小人本打算稟告太妃娘娘，孰料陛下正在流月宮與太妃娘娘說話。小人這下慌不擇路，求告無門……各位方士，小人知道你們神通廣大，必定能找到帝姬殿下……」

看得出來，郭修這回是真的急了。

他先前低價購香，與陸九背地裡搞了些小動作。誰知他找的這位商業伙伴，是個別有用心的幕後推手，攪得宮城一片狼藉……

這次帝姬要是有個三長兩短，究責下來，他靠裙帶得來的仕途肯定徹底完了，要是趙太妃遷怒，甚至連他的小命也不一定留得下來。

也難怪他怕得現在還不敢稟告趙太妃，只盼望能在事情暴露前趕緊把人找到。

柳拂衣緊皺眉頭，「你可有仔細檢查過鳳陽宮？」

「找了，找了……在帝姬殿下妝臺下面，發現了……」郭修看了看他，欲言又止，從懷裡掏出黃紙信封來，顫巍巍地遞給了柳拂衣。

信封上寫了個「敏」字，是被人小心翼翼撕開的。柳拂衣從裡面掏出信箋，上面還存留著乾燥花的氣息。

信箋上一片空白，只餘落款一個尚未褪去的淺褐色「衣」字斑駁，簡直是對主角一行人的嘲笑。

柳拂衣捏著信，氣得臉色發青。若是誰吃了熊心豹子膽，冒他的名諱給帝姬寫情書，將人約出去暗害，那可真是……

「這人用了特製的墨水，時效過了，字跡會褪去，誰也不知道信上寫的地點是何處。」慕瑤冷笑，「真是囂張。」

郭修左顧右盼，急得像熱鍋上的螞蟻團團亂轉，「各位大人……請問你們……」

「去將鳳陽宮裡那個叫佩雨的宮女捉拿起來。」慕聲出聲打斷。他言簡意賅，不顧郭修一頭霧水的臉又補上一句，「再去大牢知會陸九此事。」

慕瑤與柳拂衣對視一眼，均表贊同地點了點頭。

「佩……佩雨？」

慕瑤點頭，「先前我們尚不能十分確定，但能在管理森嚴的鳳陽宮裡將這封信堂而皇之擺在帝姬殿下妝臺上，想必是鳳陽宮內人。」

郭修有些遲疑，「可是鳳陽宮內的小宮女可多著……」

「郭大人，您恐怕還不知情。」慕瑤看他一眼，「帝姬殿下第二次在鳳陽宮夢魘後，我在大殿驗過那安神香，佩雨點的安神香沒有骨灰，就連迷幻香都是撒在表面，顯然是之後加進去的。佩雨指控先前的宮女佩雲，是刻意栽贓陷害。」

柳拂衣接道，「那一次帝姬殿下之所以夢魘，是因為她肩膀上被人撒了骨灰粉末。在此之前，佩雲已經被罰至外間，鳳陽宮的小宮女指證佩雨給帝姬梳洗打扮、按摩肩膀。我們對這個宮女早有懷疑，先前不說是為避免打草驚蛇。」

郭修聽得臉色發白，心裡完全想不明白，「小小一個宮女，怎會……」

怎會成為事件中如此重要的一角？

妙妙說，「佩雨此舉，一來將大宮女佩雲調離帝姬殿下身邊，方便蠱惑帝姬殿下；二來禍水東引，用佩雲和迷幻香轉移視線。她三番兩次作為，都是與陸九裡應外合，你覺得她和陸九會毫無關係嗎？」

郭修被這幾個人一點，豁然開朗，竟然福至心靈地在腦內拼合起兩張本來應該毫無關係的臉。

巧了，陸九的高顴骨、高鼻梁、薄唇……佩雨……佩雨那張營養不良般臉上的高顴骨、高鼻梁、薄唇……

他腦子裡「嗡」的一聲，便跨上馬撥轉馬頭，一鞭子抽在了馬屁股上，「多謝諸位提點！小人……小人這便回去審！」

柳拂衣目送他策馬遠去，臉色稱不上好看，「他們動作如此之快，我們既已經落了下乘，現在更不能坐以待斃。按照帝姬的夢魘，她最終應該去的地方是舊寺。這些人費盡心思鋪墊惡夢，不就是想要讓惡夢成真？」

慕瑤立刻贊同，她拉過淩妙妙，四個人湊成一個緊緊的圈，「拂衣與我前往舊寺尋覓帝姬。以防萬一，阿聲你帶著妙妙在此處等著郭修回來，待聽全了陸九的交代再行動。」

「阿姐……」慕聲蹙眉，「我同妳一起去舊寺，讓柳公子陪妙妙在這裡吧。」

「不行。」慕瑤拒絕得乾脆俐落，「舊寺鬼怪眾多，得靠拂衣的收妖塔才能鎮住。況且，我們二人必須有一人留在此處，萬一太妃祭出玉牌，慕家人必須親自來接。」

流月宮。

圓形窗上豎格柵一排細密的影子落在桌面上，光移影動，流動的雲霧在窗臺映出帶著靛色的變幻暖光。

香霧斜升，馥鬱的煙氣沾染了天子繡著金線的黑袍。年輕的天子輕輕向後靠了靠，對濃郁的薰香暗皺眉頭。

趙太妃以手撐著額頭假寐，尾指套著尖尖的護甲，指縫間隱約露出深而長的眼尾紋。

「母妃……」

「皇兒。」趙太妃眼睛也沒睜，仍然保持著那個疲倦的姿勢，「你紆尊降貴到母妃這裡來，不就是為了要回那個丫頭嗎？」

年輕的天子讓這話一梗，頓了頓才道，「母妃知道佩雲是冤枉的，她自小服侍在朕身邊，最是老實謹慎……」

趙太妃冷笑一聲，抬起眼，帶著嘲諷笑意的眼眸深深地望向他，「皇兒，人是會變的。」

天子一怔，明顯感受到母親的態度有所不同了。

先前她是貪圖名利、嬌氣跋扈，但是對他這個兒子，總懷著一種打從心裡的熱忱。

她期盼著他的到來，喋喋不休地對他說話，給他大把他並不需要的關懷，每當他要離開，她眼裡會流露出失落和不捨。

現在這個被他牢牢握在手裡的深宮女人，轉眼間變成一個冷靜的陌生人，他反而生出一種無所適從的慌亂。

「母妃想必是對此事有些誤會。」他嘆息一聲，「是朕讓佩雲守著帝姬，一日三餐、遊玩進學，帝姬的大小事宜都一字不漏向朕彙報。與她密會的那個太監，不過是個傳話筒罷了。」

他猶豫了片刻，有些不太情願地承認，「淞敏是朕的同胞妹妹，朕怎麼可能漠不關心？她自小與朕不親，朕也拉不下臉來找她，只好以這樣的方式，承擔作為兄長的責任……」

趙太妃盯著桌面不語，眼中慢慢浮出一層水霧。

「是朕將蘇佩雲送進鳳陽宮。因為朕覺得她妥帖細心、舉止穩重、進退得宜，讓她照顧教導帝姬，想必對淞敏有益。」

「舉止穩重，進退得宜……」趙太妃陡然一僵，像是聽到了什麼好笑的事情，死死瞪住天子，「你覺得，我這個母妃行不正坐不端，沒辦法對女兒言傳身教？」

天子一怔，「朕……朕不是……」

他看著趙太妃布滿血絲的眼睛，明白他們無法交流，便頹然放棄了。

母子二人沉默許久，氣氛僵持而凝重，他率先開口，「母妃心裡一直有怨，是怨孩兒沒有讓母妃做太后？」

趙太妃嘴角噙著一絲無謂的冷笑。

天子逕自耐心地繼續解釋，「您對我有生養之恩，可是一國之母，必然是要以德配位，無可指摘。」

這話意有所指，說得十分強硬，狠狠踩了趙太妃痛腳。她胸口起伏半晌，嘴唇止不住顫抖，「你就緊抓著十年前的事情不放！你認定我有錯，我在你面前就要一輩子抬不起頭來……我都是為了誰？你說！」

天子的脾氣也被激了起來，「朕在先皇后處吃喝不愁，被照顧得很好，母妃有什麼好擔心的？爭名逐利，草菅人命，難道也是為了朕？」

「她把你照顧得很好？」趙太妃的眼淚簌簌而下，她的手揪著胸口的衣服，似乎悶得透不過氣來，「我不好！我自己的兒子跟我不親，吃得好不好，睡得香不香，有沒有好好進學……我什麼都不知道！」說到最後，幾乎是咬牙切齒，「皇兒，你究竟懂不懂一個做母親的心？」

天子在這份盛怒面前尷尬地沉默了。他習慣了殺伐決斷，毫不拖泥帶水的節奏，而這在女人積壓已久的小愛與怨懟中，使他感到更加無所適從。

十年，足以讓最親密的骨血變得陌生。

爆發過後的場景是無言而醜陋的，趙太妃的眼淚如同小溪，沖花了濃重的脂粉。出閣前坐著七香車，萬人仰望的趙小姐，萬里挑一的尊貴美豔，最終也不過是深宮裡一個被親情所綑綁的老邁母親。

而往事已不可追。

半晌她才開了口，碎碎念著不知在對誰說。她的聲音低啞，像是老舊的紡車，「你知道嗎？你舅舅死前拉著我的手，以慕氏玉牌為交換，流著淚請我將他外頭的孩子接回來。我那時十分詫異，想他半生輝煌，娶了如花美眷、兒女雙全，臨終卻還惦記著那野孩子……」她看了皇帝一眼，蒼涼地笑了，「我現在明白了，這是詛咒。我們趙家人早年不擇手段，拿孩子換虛名，到頭來都是要還的。」

天子心內暗暗疑惑。母親突然提起了舅舅。過世足有七、八年的舅舅，生前就與皇家不親，死時也沒有大張旗鼓，幾乎早就被眾人忘卻。

他聽得莫名其妙，但不想深究。

時間有限，他此行的目的只有一個，就是要緩和與趙太妃的關係，讓她鬆口放佩雲出來，其他的事情不在他計畫之內。

他從袖中掏出個檀木盒子，輕輕地放在桌上，睨著趙太妃的神色，先一步服軟，「孩兒此行不是來傷母妃的心的，這麼多年，孩兒也有不懂事的地方，特地帶了禮物來，請求母親原諒。」

趙太妃憮憮地拿起，掀開盒子看了一眼，宛如一道雷劈在了頭頂，面孔唰地雪白，手也顫抖起來，許久才道，「這是什麼……」

天子沒有注意到她臉色的變化，打量著那盒子乖覺道，「是天竺獻上的舍利子。傳說這舍利子是佛家至寶，朕想母妃禮佛心誠，必然喜歡，便特意帶來……」

「舍利……舍利子……」趙太妃恍若未聞，手抖得越來越厲害，兩眼一翻，從椅子上栽了下去。

「舍利子？」

淩妙妙一個頭兩個大，趙太妃這女人到底還有多少事沒吐露，當年的真相到底有多少種版本？

「淩姑娘……妳知道舍利子是什麼嗎？」郭修抹了一把額頭上的汗水。酷暑天下來回兩趟，他的衣服已經溼得像剛從水裡撈出來似的，「為了這個什麼舍利子，娘娘到現在還半死不活，提起它就發瘋！」

他撫著胸口，上氣不接下氣，滿臉心有餘悸。

凌妙妙再三確認，「你說陛下給太妃娘娘送了天竺獻上的舍利子，她看一眼就暈了？」

郭修點點頭，「凌姑娘有所不知。」他半彎下腰，有些為難地壓低了聲音，「娘娘出事，流月宮亂作一團。她身邊的尚宮姑姑只好把事情全告訴了小人。原來，十年前那個叫陶熒的人帶著教眾入宮，並非傳教而是獻寶，寶貝正是天竺佛寺至寶舍利子。娘娘和先帝陛下都祕密看過了，因此對他的身分深信不疑，而那舍利子就被安置在……呃……先前那個興善寺佛塔最高層。」

妙妙的大腦飛速運轉，幾乎要過熱當機。

原著劇情走到這裡，視角全在柳拂衣身上。全篇都只寫了柳拂衣怎樣從鬼影幢幢的舊興善寺裡勇救帝姬，兩人共患難如何曖昧，慕瑤如何暗自傷神，戀愛談得如此曲折……完全沒提慕聲這邊的情況，以至於她和黑蓮花兩個人在沒有劇情提要的情況下，手足無措地查案。

她一個半吊子大學生，智慧不足；慕聲智慧倒是夠，可惜事不關己只等著看熱鬧。這樣的神雕瞎侶，靠得住才怪。

凌妙妙強忍著頭痛，「你說陶熒獻上的舍利子放在舊寺，按理說已經一把火燒成灰了，那陛下拿出來的又是什麼？這舍利子是佛家至寶，又不是五塊十塊的小石子滿地都是……」

郭修痛心疾首，「怪就怪在這！陛下的舍利子，乃是正正經經的天竺高僧跋山涉水貼身帶過來的，絕對不可能是之前陶熒獻上的那個……」

「那就是說，陶熒獻上的舍利子可能是假的，卻被先帝和趙太妃娘娘誤當成至寶，妥帖保管起來。而今天趙太妃娘娘看見真的，發覺自己被騙然後就……氣暈了？」

妙妙說不下去了，她轉頭看一直緘默的慕聲。只見他心不在焉地望著地面，忍不住用胳膊肘拐了他，「你說呢？」

慕聲勾起嘴角冷笑，「趙沁茹出身世家大族，又為寵妃，天下至寶不知道見過多少，怎麼會輕易被一個陌生人用真假難辨的寶物牽著鼻子走？」

郭修一愣，摸了摸鼻子，「慕方士的意思是……陶熒獻上的舍利子是真的？」

「是真是假我不知道，但一定很靈。」慕聲看了郭修一眼，笑容越發詭異，「你以為，單憑陶熒會算幾個八字，就蒙得過趙沁茹？」

淩妙妙腦子裡「喀噠」一聲，如同鎖鍊扣成了環，前因後果慢慢連綴起來。

趙太妃說，她對陶熒深信不疑。世間不會真有活佛，他究竟是靠什麼力量，讓趙太妃在短時間內求仁得仁，宛如神仙降世，一步一步誘惑她，使其最後敢下火燒女兒這樣大的賭注呢……

如果靈的不是陶熒，而是他手握的什麼「至寶」呢？

「我看不是靈，是邪！」妙妙抓住郭修的衣服，飛速道，「她有沒有說那舍利子放在哪裡？」

「在哪裡……」郭修被眼前的兩人問糊塗了，「不就放在舊寺的佛塔上嗎？」

妙妙冷笑一聲，「開玩笑。若那東西真的十年前就被一把火燒成灰，她今天就不會暈了。」

趙太妃禮佛，不求心中安定，只求得償所願。這是一個唯結果論之的女人，禮佛，信教，搞邪教，任何事情只要能幫她實現願望，她都會冒險一試。

心中有欲望的趙太妃，邪教火燒興善寺後仍然能安心禮佛，本來就有些說不過去……

她有可能放棄那個百願百靈，有著神奇力量的舍利子嗎？她怎忍心明珠蒙塵，寶物葬身火海？如果她將其神不知鬼不覺地祕密轉移，繼續收為己用……

但當她若干年後見了舍利子真身，才反應過來，先前被她奉為至寶的那東西並不是真正的佛家聖物，而是一切災難的根源，不昏倒才怪！

「傳太妃娘娘懿旨——」

兩三匹馬先後奔騰而來，帶頭的人雙手捧著一只丹漆木盒，墨綠軟緞上面放著一枚巴掌大的玉牌。玉牌頂端被雕刻成貔貅的模樣，下方綴著紅線束成的流蘇。

「奉慕家玉牌，特請慕方士立即前往興善寺，找出舍利子帶回流月宮，不得延誤！」

慕聲瞥了那塊玉牌一眼，就彷彿看見了老師交代的作業，皺皺眉頭，百般的不情願，「慕聲遵令。」

那夜火燒興善寺，慌亂中趙太妃將舍利子從塔裡取出，悄悄轉移到了新寺。

這「舍利子」本是不知道是哪來的邪靈，沾染了橫死烈火中人們的怨氣，更是煞氣四溢。放在新寺裡的「舍利子」簡直就像個中樞遙控器，一旦有了沾染死人骨灰的檀香，它便能以骨灰中的怨鬼為兵刃，操縱千軍萬馬，纏上可憐的端陽帝姬。是以，新寺的陰寒不亞於舊寺。

內有邪靈作祟，外有陸九佩雨配合，端陽怎樣都無法掙脫這個漫天大網，直到此刻所有真相大白於天下。

七層佛塔上至最後，樓梯陡得厲害，空間狹小，只容一人彎腰通過。光線昏黃，妙妙在大片蕩起的灰塵中努力護住手中微弱的一點燭光。

塔中空空蕩蕩。淩妙妙被裡面陰暗潮溼的味道嗆得咳嗽連連，叫苦連天地從小小的觀景窗探出頭去，像是渴望光明的囚犯。

只見慕聲抱臂站在塔下抬頭望著她，她焦灼地喊，「慕聲，那舍利子沒在上面啊！」

少年的黑眸中是潤澤的水色，含了一抹極其曖昧的笑意，「那是當然。若是還在這裡，那位太妃娘娘下的懿旨，也就不會用『找』這個字了。」

妙妙將蠟燭從窗口丟出去，直砸向他的臉，「你耍我！」

慕聲伸手一擋，輕巧地捉住了那只細細的紅燭。可憐的火光已經滅了，燭芯在空中劃出細細一線煙霧。

慕聲低眉，指尖「砰」地炸出一朵橘黃色的火花，燭火轉瞬間又燃了起來，明滅的火光映著他白玉般的臉。

他端著蠟燭細細看，「現在扔得爽快，我看妳待會怎麼下來。」

困在黑暗佛塔中的淩妙妙無言以對。妙妙覺得自己上輩子或許是隻蜥蜴，否則怎能解釋她五體投地、四肢並行地摸著黑倒退著爬下了陡峭的佛塔，還能如此之迅速？

「呸呸！」她吃了一嘴的土，開始拚命拍打自己的衣袖、裙襬和頭髮。好在出門時多穿了幾層，報廢了一件外裳，裡面的襦裙還是乾乾淨淨。

待料理好儀容後，她從塔身背後走出，遠遠看見慕聲端著蠟燭發呆。

暮色四合，興善寺內院空無一人，林木影影綽綽，殿宇簷下亮著血紅的燈籠。皇家的燈籠，是一朵朵的冷紅色，高貴而漠然。少年手中的燭火卻昏黃，帶著虛幻的暖意，勾勒出他的長睫和鼻梁的輪廓，照得他蒼白的臉，宛如伸手一觸就會破碎的肥皂泡泡。

空氣中飄浮著一股淡淡的腥氣，伴隨著若有似無的甜香。

妙妙提著衣襬走過去，一路整理著衣袖，「你覺得應該怎麼找？」

慕聲低眉，毫不在意，「自然是一間一間找。」

眸光掠過她的衣服，慢慢掃到她臉上，眸中這才帶上一點幸災樂禍的笑，「爬下來的？」

妙妙咳了一聲，「爬……爬好呀，鍛鍊四肢能力，還不會摔跤，跟晨跑一樣，健康！」

秋蟬長嘶。興善寺內殿宇連綿，菩薩和金身羅漢各有配殿，月光清冷地打在大理石地面上，映出白霜花一般的冷光。

尋覓一個殿，要翻貢品桌、檢查塑像，趴在地板上一寸一寸翻找，更糟糕的是，灑掃的宮人偷懶，貢品桌下全是灰塵亂絮。

完全消極怠工的慕聲自然是不會趴在地板上這樣找的，努力工作推進劇情的淩妙妙在約莫第十次趴在冰涼的地板上時，只恨自己不是個金屬探測儀。

這樣下去不是辦法。她拍了拍手站起來，走到他面前，「慕公子，你們捉妖人大陣仗見得多了，效率這麼低下，想必是會被業內淘汰的……就沒有簡單點的辦法嗎？」

她說著話，黑白分明的眼睛卻一眨也不眨地瞅著慕聲的袖口。以往那裡存放有大把符紙，隨便撕一張出來應該都比她在地板上爬有效。

只可惜黑蓮花刻意將手藏到身後，「沒有。」

慕聲抬起臉來，臉色比平時蒼白許多，月光下越發顯得兩丸瞳仁黑得發亮。

凌妙妙微微一嘆，搬了個蒲團席地而坐，開始伸手整理兩鬢精緻的簪花。弓字褶的白色裙襬站立時勾勒腰身，坐下去時卻如菖蒲花瓣恣意展開，腰間的十六片綴紗裝點在裙襬間，每一片以金線繡著半開的杭菊，倒映著流雪般的月色。

論打扮的騷包程度，凌妙妙絕對不輸給黑蓮花。

慕聲瞥了她一眼，果然先被她裙上的月色吸引了片刻，然後蹙眉，「還不接著繼續去找？」

凌妙妙抬頭望著他，兩鬢的細小青桔是最無邪的星星點點。垂髫以碧色絲帶紮著，露出白玉般小巧的耳垂，杏子眼裡映著水色，「我累了。」

月下的人間少女，比平日多三分顏色，更多三分仙氣，連這賭氣似的嬌嗔，也容易令人怦然心動。可惜慕聲的臉上看不出多少惜香憐玉的情緒。他蹲下來朝她的臉湊近，眼裡滿是憐憫並嘲弄道，「這才找了幾間就累了？」

她望著他的眼，靜默了片刻，接著毫無徵兆便伸出手。慕聲避閃不及，讓她冰涼的手結結實實地按在了腦門上。

「沒生病呀……」她歪過頭兀自疑惑，「你到底哪裡不舒服……」

手腕幾乎是立即被擒住，他用了九成的力氣，捏得淩妙妙骨頭都快斷了。她強壓下痛感，咬著牙向下一瞥，另一隻手飛快地反抓住慕聲的手腕。

她感到他的手顫了一下，是被碰到傷口時的本能反應。

被她一捏的緣故，他的袖口滲出絲絲血跡，溼漉漉的觸感沾染上她指尖，一股淡淡的甜膩瀰漫在空氣中。

慕聲沒有躲閃，任她握著自己的右手，左手仍然緊緊抓著她的手腕，形成一個相互僵持的姿勢。

二人在晦暗的大殿中一動也不動地對視，臉半隱沒在黑暗中，眸中都沾染了明亮的月色。這片刻，大殿裡靜得只能聽見彼此交織的呼吸聲。

「慕子期，為什麼你要用血供養水鬼？」

淩妙妙面色平靜地開了口，兩隻眼睛亮閃閃的。宛江船上，她指著他鼻子質問他為什麼不上藥的時候，也是露出這樣的表情。

慕聲神情浮動了一瞬，眸光逐漸深沉，有些咬牙切齒了，「我早告訴過妳，太聰明不是什麼好事。」

妙妙望著他，慢慢鬆開了手，無聲地笑起來，「怎麼辦，你又被我發現了一個祕密，你是不是要立刻弄死我？」那笑容燦爛又輕佻，看起來十足興奮。

慕聲也放開她，冷眼看她揉著自己的手腕，拉下臉警告她，「妳以為我不敢？」

「你自然不敢。」妙妙垂首，「慕姐姐還在等著與我們會合。」

慕聲果然一僵。任何時候，拉出姐姐這尊大佛，就能把他壓在五指山下不敢造次。

慕聲一直覺得淩妙妙像隻兔子——只管動著嘴吃吃吃，遇到危險就一頭鑽進洞裡，只留下個毛絨絨屁股在外的那種兔子。可是最近兔子的膽子大得過分了些。

失血的眩暈感尚未褪去，腦子昏昏沉沉。他在空蕩蕩的佛殿裡踱步，並非因為焦慮，反而覺得心中浮出一種久違的輕鬆。

任何時候，長時間地獨自背負祕密，都會使人疲倦不堪。他也已經到了沉默忍耐的盡頭。

「我真的很好奇，你對妖物出手向來毫不留情，以你的脾氣，那苟延殘喘的水鬼，早就該在宛江死絕了不是嗎？」淩妙妙仍然坐在蒲團上，盯著慕聲徘徊的身影。

慕聲腦海中閃過那句冰涼的詛咒，「你在這裡殺妖怪殺得快活，可還記得地下的娘嗎？」

他有些心煩地轉了一圈腕上的收妖柄，答非所問道，「妳什麼時候發現的？」

「在皇宮時你藉口裝病，兩次支開我去應付太醫，水鬼便趁機從觀景窗進來。別說你手腕平白無故多了傷……」她嗅了嗅自己的手指，皺了皺鼻子，旋即又笑起來，「水鬼的那種氣味，我這輩子都忘不掉。」

慕聲借著月光打量淩妙妙還帶著絨毛的臉。

兔子時而聰明時而糊塗，時而恨不得躲到天涯海角，時而又親近地得寸進尺。她三番兩次踩線，他卻下不了狠心斬草除根……

若不是她真心誠意地喜歡柳拂衣，他簡直要懷疑淩妙妙是專程朝他而來的了。

柳拂衣……他心內冷笑一聲。多加一點，兔子眼光不佳。

「慕聲，那玩意究竟用什麼東西威脅你，竟讓你退讓至此？」

妙妙心想，黑蓮花心狠手辣，做事全無道德禮教，現在竟任人騎在頭上，那水鬼掌握的一定是了不得的祕密。

真是刺激！

一提起這個，慕聲頓時惱了，「跟妳有什麼關係？」

「自然有關係。作為朋友，我好心提醒你，不要被人騙了。」這話說得真心誠意又理所當然，帶著淩妙妙一貫無知無畏的脾性。

夜風送來梔子香氣，飄散在空中，是濃郁得幾乎有些糜爛的味道。

慕聲低頭望著她，「我以我的血換取一些祕密。」言外之意就是要她不要多管閒事。

妙妙一如往常抓不到重點，一臉好奇地仰頭，「你的血到底有什麼特別，引得妖物競相追逐？」

香氣越發明顯，到了有些嗆人的程度。

慕聲的話剛開了個頭，「我的血……」少年意識到自己被淩妙妙帶偏了去，眸中閃過一絲惱意，「我憑什麼告訴妳？」

淩妙妙白皙的小手在鼻子前面猛搧，「咳咳，哪裡的花這麼香，嗆死人了。」

慕聲這才留意到空氣中馥鬱得近乎嗆人的味道，心裡陡然一驚，糟了！一時大意……

他渾身上下迅速緊繃起來，瞬間脫出右手腕的收妖柄握在手上，左手一把拎起地上的淩妙妙，但為時已晚。

月光不知何時被遊動的黑雲遮蔽，大殿裡伸手不見五指，一點點昏黃赤紅的光，從腳下慢慢亮起。

朱紅、藤黃、靛藍……首先映入淩妙妙眼簾的，是一隻手腕上一圈又一圈的沉重金飾，隨後是一對對摟抱在一起的男女暴露交纏的身軀。

這這……這是……

「呀！」

眼睛彷彿被辣椒水刺了，心驚肉跳。她下意識地閉上眼，如同鴕鳥埋沙一般，飛速一頭衝進慕聲懷裡，腦袋好像要將他的胸膛鑽出個洞來。

「……」慕聲仍然不發一語。

凌妙妙渾身都在顫抖，驟然受到驚嚇的心跳如同牛皮大鼓被咚咚敲響，幾乎感染了慕聲。他將她緊緊揪著他衣服的手指掰開，斥道，「是歡喜佛，沒見過嗎？」

他對凌妙妙這種激烈的反應有些詫異，宛江水鬼齜牙咧嘴上來就吃人，也沒見她嚇成這樣。

「歡……歡喜佛……」她慢慢回過神，心跳平穩下來。

她不是沒聽說過密教的歡喜佛，只是眼前這些雕塑乃是脫離了藝術品的低級趣味，眼前成片挑戰人體極限的放蕩交媾毫無美感可言，讓人有種頭暈目眩的生理厭惡。

她現在有些憐憫端陽帝姬了，一個女孩子夢裡整天看見這樣的景象，誰能吃得下睡得著？

「好了，都是假人。」慕聲看在她難得失態的分上，有些僵硬地拍了拍她，期望她趕緊鬆手。

誰知她的手還是緊緊摟著他的腰，而且身上的溫度漸升，從她脖頸裡慢慢薰蒸出一股醉人的花香來。

慕聲並非正人君子，因邪術的緣故，心念也比一般捉妖人脆弱，這種環境於他不是什麼好事。他臉上立即結了一層冷霜，「淩妙妙，妳給我放開。」

「我……我放不開……」淩妙妙簡直快哭出來了。

不知那梔子香氣是什麼邪門玩意，吸進去後四肢如千萬隻螞蟻啃齧，手腳不聽使喚，心頭燥熱，百爪撓心，見個人就想緊緊摟住。她要努力克制自己，才勉強留得住神智，更別提指尖麻痺得厲害，整個人變成一株倚靠著植物的大型菟絲花……

穿書玩家這種高風險的身分，就應該給她設定一個金剛不壞、五毒不侵的體質，像現在這樣動不動就中招，算什麼嘛！

黑蓮花作為一個合格的病嬌，必然也是有感情潔癖的，誰敢壞他名節往身上撲，他不把人扯下來碎屍萬段才怪。

「叮——高風險提醒：攻略角色【慕聲】好感度下降一%。」

「叮——高風險提醒：攻略角色【慕聲】好感度下降二%。」

「叮——高風險提醒：攻略角色【慕聲】好感度下降四點五%。」

淩妙妙的心在滴血。

下一秒，慕聲成功掰開她的手將她摺倒，像控制犯人一樣，把她雙手反剪壓在了蒲團上。

爆炸般的系統提示音終於停了，凌妙妙流著淚應答，「謝謝。」

慕聲一臉無言以對地放開了手。

妙妙累得精疲力竭，翻了個身解脫般地仰躺在地板上。

慕聲冷眼看她，少女枕著一頭散落的凌亂長髮，微微闔著眼，長睫輕輕顫動，兩頰紅得反常，顯然是中了嚴重的……媚香。

他猶豫了一下，推了推她，「喂。」

凌妙妙卻猛地向後縮了一下，眼裡水光粼粼，半是渴望半是哀求，聲音都走調了，「別……別碰我。」

教她這樣看一眼，慕聲方才碰到她的指尖都像是被火燎到似地燒了起來，心頭邪火猛竄。剛才她自己貼上來，現在卻這副模樣，反顯得像是他要對她怎麼樣似的。

門外夜色深沉，幻境與實境虛幻纏繞，少女就這樣臉頰緋紅地躺在一群姿勢各異的歡喜佛中間……

心思一飄便要分神壓制，一分神就止不住地煩躁起來，戾氣橫生。一路走到現在，還沒有人能這樣干擾他……

眸光落在她身上，淩妙妙已經半掙扎著坐起身來。她理順了頭髮，繡著杭菊的白紗裙襬上倒映最純潔的月色，而臉上……是最動人的媚色。

心中的暴戾迅速被蕩平，轉瞬變成空蕩蕩的躁。不行，他心中隱約有個慌亂的猜測，如果此時不快刀斬亂麻，從此以後事情將不為他所控。他將變成什麼模樣，自己也無法預測。

他拿手撐著站起身來，放出收妖柄。鋼圈瑩瑩閃光，浮在空中，猶如打頭陣的將軍。普通少女的人生，與他們光怪陸離的生活千差萬別，本不該有交集，他早就有一千個一萬個丟下她的理由。離開，現在必須離開。

他邁步，突然橫出一隻手拉住了他的袍角。淩妙妙在虛幻和現實之間掙扎，只記得自己下意識地拉住了就要跑路的慕聲。那其實也不是害怕，是被他丟在大街上太多次的後遺症。

黑蓮花確實陰晴不定，可是比起在這個世界上手無寸鐵的自己，說到底還是塊免死金牌。

慕聲久久沒有出聲，妙妙用盡全力睜眼一瞧，恰巧對上他漆黑的眼眸。那雙黑潤潤的眼睛毫無笑意，似乎在認真地做抉擇，嚴肅中帶著混亂的茫然。眸子裡如冰雪覆蓋原野，白茫茫一片毫無生機。

她心裡猛地一驚，隨後慢慢鬆開了手。

她畢竟不是慕瑤，不是慕聲心中唯一不可替代的人。即使上一秒再談笑風生、患難與共，也不過……也不過只是……

算了吧。她抽回手去，以全身的力氣翻了個身背對慕聲，將自己揉成一團。

總歸在原著裡，佛堂幻境一節，她、柳拂衣、慕瑤都在，即使被丟在這裡，想來也會有旁人來救。冷汗順著額角滾滾而下，她死死閉著眼睛心想，我戲份重得很呢，不稀罕求沒良心的人！

慕聲見她放手，心裡猛地一空，一種從未有過的煩躁感頓時漫上心頭，腦中再次混亂一片，腳步像黏在地板上似的，怎麼也提不起來。

淩妙妙的五感遲鈍得厲害，沒注意翻身時，袖中掉出一截巴掌大的物品，啪一聲掉在大理石地板上。

慕聲一怔，彎腰撿了起來。是做了一半的竹蜻蜓，竹節處的倒刺被細細打磨平了，翅膀一半纖薄精緻，邊緣薄得如刀刃；另一半尚是整塊竹片，還沒來得及雕刻。

「慕聲。」

他猛地一怔，只看得見女孩側眼一叢濃密的睫毛，她的聲音幾乎聽不出異樣，「往後別讓那水鬼耍得團團轉了，與其聽它瞎掰，倒不如直接去問你姐姐。」

她有氣無力地抬抬手指，宛如躺在美人榻上歇息的老佛爺，語氣相當輕蔑，「說完了，滾吧。」

淩妙妙的冷汗已經打溼眉毛，小腹痙攣，媚香入骨，眼角染上嫣紅顏色。她勉強念完耍帥的臺詞，下一秒就一頭墜入無垠的黑暗中。

慕聲茫然望著她，手指下意識地沿著竹蜻蜓杆撫摸下去。摸到幾道刻痕，對著光一看，由上到下一筆一鑿地刻著歪歪扭扭的「子期」兩個字。再往下不知是什麼東西，糊成一團。

他面無表情地摩挲著，辨認出來那是個被人胡亂塗掉的桃心。又似乎是覺得這樣羞憤地對待桃心過分粗魯，於下面又耐著性子刻了小小一朵五瓣梅花。

「我幫你改一改，做好了還你——」

做好了還你，子期。

驟然間胸口一陣奇異的尖銳疼痛，就好像這幾道刻痕，刀刀都是一筆一劃刻在他心上，又深又重，直迸濺出一路血珠。

淩妙妙迷迷糊糊醒來時，驚訝地發覺自己趴在慕聲背上，鼻端是他領子裡飄出來的一點若有若無的梅花香。

黑蓮花這一路走得有些狼狽。淩妙妙這人，看起來纖纖細細，背在背上倒真是不輕，像座山一般壓著他，壓得他每一步都腳踏實地。

收妖柄銀光閃閃，在前開路。左右泥塑像咧著血盆大口一絲不掛地撲來，但還未近二人的身，便被鋼圈打得泥土迸濺，化成一攤淤泥向下滑去。

前方黑壓壓的一片，不知有多少「歡喜佛」攔路。地上妖物的鮮血匯成小溪，他踏著泥濘的屍首而過，簡直像是深一腳淺一腳地走在雪原裡。

淩妙妙天靈蓋劇痛，緩了很久才覺得從天旋地轉回過神。她發覺嘴裡含了一顆圓溜溜的珠子，也聞不到先前那股濃郁的花香味了。這是什麼？

耳邊「嗡」的一聲，「系統提醒：物品【竹蜻蜓】已使用。提醒完畢。」

淩妙妙一怔，旋即心痛如絞。荒唐系統，怎麼還沒刻完就用掉了？

此興善寺已非興善寺，厲鬼伏於長長的道路兩側發出喋喋怪笑聲，泥菩薩眉間橫生妖氣，腳下都是邪魅。

慕聲的臉動了一下，長長的眼睫低垂，微微側頭觀察淩妙妙的臉。她立即閉上眼睛裝暈。

慕聲的耐性已經被耗到極限，既然背上的女孩不省人事，他也無需再顧忌什麼。

他左手一遝符咒一字排開，懸浮於空中，接著咬破右手食指，先在妙妙唇上輕輕一點，再以沾鮮紅血液的手指為筆，從右向左，飛速寫過去。

妙妙讓他點了一嘴血，不小心吃進去一點，舌尖頓時盈滿了帶著異香的甜膩。

天啊，居然有人的血是甜的……

那些水鬼要血，不會是把慕聲的血當成蜂蜜了吧……

她胡亂想著，下意識想伸出舌頭去舔。慕聲猛地回頭，狠狠道，「別吃。」

語尾未落血字已經畫過十來張黃紙，他筆鋒狠狠一頓，手指一離開，那些符咒重重抖動幾下，像被撒開的紙牌驟然朝四面八方飛去。

登時狂風呼嘯，碩大的興善寺宛如被風吹動的紙房子，鼓脹脹地覆蓋住了風。門窗劇烈搖動著，彷彿下一秒就要爆裂開，巨大的佛像發出嗡嗡的震顫聲，貢品桌上的燭臺、香爐，骨碌碌地滾落一地。

紅光驟然綻開，伴隨著軀體炸開的撕裂聲，無數喑啞尖利的聲音此起彼伏。宛如有幾百個人努力搖晃著快散開的老舊床架，讓人心頭發顫。

二人的頭髮和衣袖被狂風吹著，飄在空中蕩漾不止。

淩妙妙不禁小腿打顫，閉上眼睛，只能聽到耳邊呼呼的風聲。

記憶彷彿回到了宛江船上那一日，少年浮在空中，衣袖如蝶翅伸展，紅光滿室，燙得人眼皮發痛，連風聲都像是殺戮的刀子。

是反寫符。她不看慕聲的臉也知道，他又使出邪門歪道了。

一陣子過後終於風停浪止。淩妙妙半睜開眼，驚異地發現，泥塑像的殘肢堆成了座小山分列兩側，黑蓮花宛如一艘破冰船，毫不費力地清出了一條光輝大道來。

她倒吸一口冷氣，險些把嘴裡的珠子嚥進喉嚨裡，一時嗆住便瘋狂地咳嗽起來，「呸」地吐了出來。

「咳咳咳……這……這是什麼？」

慕聲周身紅光暫歇，但眉宇間戾氣未消，反手狠狠一拍她的大腿，「吃進去！」

這一拍毫不憐香惜玉，驚得淩妙妙以迅雷不及掩耳之勢將珠子重新含進了嘴裡，心裡咚咚直打鼓。

甜甜的血不讓她吃，卻強迫她吃這什麼味道也沒有的珠子，這什麼人啊……

她頓了片刻，含著珠子含混不清地問，「你……不是要把我丟下嗎？」

慕聲沉默了半晌，狠狠道，「再多話，我現在就把妳丟下。」

淩妙妙噤聲。她看出來了，黑蓮花救她，一定是經歷了百轉千迴的心路歷程，正在對自己不該有的仁慈生悶氣呢。

「那你放我下來，我……我自己走吧？」她小心翼翼地睨著慕聲的後腦勺，扭了兩下。本想從他身上滑下來，卻發覺自己的身體僵成了座石像，別說走路了，連扭這個動作也無法完成，不禁大驚失色，「我怎麼動不了了？」

腦子一轉反應過來，悲憤地喝道，「你又在我背上貼那鬼符紙?!」

慕聲頓了頓，強壓著怒氣解釋道，「妳的身體連媚香都抵抗不了，嘴裡含青丹，再貼一張定身符，才勉強鎮得住，懂嗎？」

淩妙妙頹了下來，「噢。」

原版淩虞的身體真是弱，弱到人神共憤的地步，穿書玩家脆弱如她，真是前無古人後無來者。

既然拿了趙太妃的玉牌，就必須要替她找到舍利子。現在她想找，卻成了這副慘狀，慕聲又是個有心看戲的……這得找到猴年馬月去？

算算時間，應該已經過了二更，什麼時候才能與主角兩人會合？

「哎，慕聲。」妙妙最受不了死氣沉沉的路途。

以往出去玩，坐在副駕駛座上碎碎念防止司機睡著的總是她，她的聲音又脆又亮，即使壓得很低，也像銀鈴輕響，再疲憊的路上都會是歡聲笑語。

她打定了主意要找人說話的時候，格外無知無畏，「你知不知道有種蟲子眼盲，為了防止誤食自己的孩子，小蟲子一出世，母親蟲子就分泌一種液體抹在它身上，靠氣味來分辨。你剛剛是不是也……」

慕聲回頭涼涼地瞪她一眼。

彷彿有隻兔子趴在他背上，毛絨絨的腦袋在他脖頸間來回磨蹭，嘴裡不知胡說些什麼玩意，偏偏他一個不注意，全聽進了耳朵裡。

有種蟲子眼盲……她這是在說誰呢？

以往他與慕瑤在一起，姐姐開口閉口術法道義；以往遇過的別家姑娘，也都談些風雅之事，但在她身上事事都反常。

他有時真的很疑惑，淩妙妙當真是養在閨中的大小姐，不是山野竹林裡什麼動物成的精？

「別生氣嘛……」妙妙頓了頓，長長嘆一口氣，吹得他脖頸一陣癢，「我不是有意把你說成母親蟲子的，我就只是好奇。」

他眸光沉沉，竟然有些想笑，她身上有一種泛著傻氣的聰明，讓人不能輕易妄下斷言。

「反寫符一出，難以自控。妳剛才若是舔掉了我的血，我出手不識人，妳可能會死。」

妙妙心想，那不就是猜對了嗎？還故弄玄虛什麼。

「不過，我這麼大一張臉，你做標記為什麼非得塗在我嘴上，害我一個不注意吃到嘴裡，你還罵我……」

慕聲回頭瞥見她輕顫的睫毛，剛消掉的火再次橫出，剎那間蔓延全身。

為什麼血珠迸出的剎那，對著那一張白皙的臉，偏偏往她嫣紅的唇上一點？

為什麼？總有些事情發生時只是一瞬，不可細究。若要強行細究，便會使人暴躁不已。

「妳的話太多了。」

淩妙妙察覺出黑蓮花語氣中的煩躁，明白自己又踩線了。

眼下這個節骨眼有些尷尬，作為冉冉升起的朱砂痣，想要一點一滴替換掉別人心中的白月光，進一步水到渠成，退一步功虧一簣，事事都要格外小心。

況且，她現在根本沒有這個自信。

她下一秒鐘瞬間將心思切換成了思春少女，「對了，你說慕姐姐他們是不是也會被這媚香暗算啊？」

聽見慕瑤的名字，慕聲的心立即懸了起來。仔細想想，柳拂衣和慕瑤都是經驗豐富的捉妖人，就算有人中招，那也只會是脆弱的端陽帝姬。

下一秒淩妙妙的聲音果然再次響起，聽在耳中酸溜溜的，「萬一端陽帝姬仗著自己中了媚香，對柳大哥動手動腳，占了柳大哥便宜怎麼辦？他那樣溫柔的人，肯定不會拒絕，到時候……啊！」

四肢百骸彷彿一瞬間被蟲蟻爬了滿身，那一股難捱的感覺瞬間席捲而來。

「慕聲！」她感覺到自己正在眼淚橫流。

慕聲有些出神地看著手裡的符咒，睫羽傾覆下來。他剛才聽到一半，怎麼就一股邪火直衝天靈蓋，想也沒想就「唰」地一下把她衣服上的符紙撕了？

「啊……你快給我貼回去……」妙妙無法自控地在他背上扭起來，宛如被毒品誘惑的癮君子，額頭上爬滿冷汗，「有你這麼做朋友的嗎……」

慕聲輕輕回過頭來，冷眼望著她，「現在舒服了嗎？」

妙妙抬起眼，眉毛沾滿汗水溼答答的，難以置信道，「你說什麼？」

黑蓮花微微一笑，水潤潤的黑眸深不見底，語氣分外溫柔，「舒服了就安分些。」

這一路上，淩妙妙過得非常精彩。

媚香入骨半死不活，偏偏嘴裡還含著一顆青丹，維持著她的神智昏不過去。迷迷糊糊間出現了幻覺，恍惚看見空中出現了原版淩虞的臉，陰鬱地嘲笑著她，彷彿在說她不自量力。

「對不起，我再也不罵妳了。」淩妙妙望著她涕泗橫流，伸出一隻手往虛空抓，想跟她握握手，「姐妹，妳好慘啊。嫁給這種人，太慘了……」

慕聲耳聰目明，感覺到背後窸窸窣窣的聲響，繃緊了神經。

凌妙妙比他想像中頑固，一路上安靜得像一具死屍，無法控制的眼淚滴滴答答落在他背上，卻死活也不肯吭一聲。

這會他聽見她突然開始嘟嘟囔囔說些什麼，腳步一頓豎起耳朵聽，只聽見她呢喃道，「凌虞……對不起……我再也不罵妳了……」

慕聲一怔，微微側頭，怕她真是難受得失了魂，還刻意顛了顛想把她弄醒，「妳罵自己做什麼？」

這一顛本來不打緊，但凌妙妙正昏昏沉沉，嘴一張口中的青丹便「啪」一聲掉在地板上，骨碌碌地在黑暗中滾遠了。

「哇——」凌妙妙霎時間眼前一黑，徹底昏厥了過去。

慕聲一下子繃緊後背，竟然有些不知所措。

真是作死……他身上的青丹也是救急用的，荒郊野地他去哪裡再弄一顆青丹來？

他猶豫了片刻，蹲下身來，想把凌妙妙放在地上。誰料少女一個迴光返照，醒了過來。她兩頰暈紅，兩眼亮晶晶盈滿了淚水，死死拉住他的袖子，生怕他有所行動，「我才不要吃從地上撿的！」

這地上可全是妖怪的殘骸和血液，還來來回回被他們踩了好幾趟，不知已成了什麼光景。

慕聲扭頭和她對視了半晌，確認她神色中的抗拒是認真的，竟然被她胡搞得沒了脾氣，「那妳想如何？」

「去那邊。」她手一指，催動著痠軟的胳膊和腿，強撐一口氣，十分自知之明地趴到了慕聲背上，緊緊攬住他的脖子，彷彿生怕馬兒突然揚起前肢將她甩下來，「殿中的金身大佛像……鎮……鎮得住妖邪。」

那座佛像，可是整個興善寺重重殿宇內供奉的神像中最貴重的一座。

皇家一擲千金，用足金打造了一座最輝煌、最震撼的神靈真身，每次趙太妃前來興善寺，首先都要去正殿參拜。

世間萬物，一物剋一物。即便興善寺再邪，那樣沉重的足金在被一筆一筆雕刻出神聖眉眼的瞬間，冥冥之中也沾染上了空靈的佛性，不動聲色地庇佑眾生。

但他們不知道，就是在這座佛像前，端陽帝姬七竅出血，趙太妃慌亂之中聽見那個又細又喑啞的聲音說道，「信女趙沁茹，妳是不是拜錯地方了？」

案桌上兩盞燭火，光明璀璨。妙妙靠在供案旁，臉上的嫣紅慢慢褪去。

只要仰頭望去，就會看到那座金身大佛如山般巍峨屹立，映著昏黃的火光，金光璀璨。它以一個略微傾斜的角度，慈悲地俯瞰芸芸眾生。

妙妙靠在佛腳邊，心中一片平靜，頗有種背靠大樹好乘涼的滋味。

「慕聲，你怎麼不過來？」

少年一人立在殿中，像是虛幻的一道黑影，是世間最不可捉摸的遊魂，直到風吹動他頭上的髮帶，這才平添了幾分少年人的生動。

他聞言慢慢回過頭來走近了她，瞬間似乎覺察到什麼，毫無尊敬之意地仰頭向上看。

佛祖的眉眼仁慈肅穆。

「喀吱喀吱——喀吱喀吱——」

淩妙妙先是懷疑自己耳鳴，竟然聽聞背後有什麼東西在震顫。

這種聲音，宛如將要孵出小雞的蛋，發紅炙熱，惴惴不安……

待看見慕聲的神色，她的嘴巴才慢慢張開，猶如石化般回頭望去。

「喀喀喀喀……」

佛像，正以一個非常快的頻率顫動，彷彿裡面有什麼東西，受到了強烈的感應。

淩妙妙瞪著慕聲，「這……這是……」

慕聲瞇眼看著佛像，笑容毫無溫度，「邪物對同類還真是敏感呢。」

黑蓮花倒是有幾分自知之明。只是這年頭，連邪物見邪物也流行打個招呼？

妙妙一面向慕聲奔去，一面注意到他從手腕上滑落了收妖柄握在手裡，不禁汗毛倒豎，「你想幹嘛?!你可不要對佛祖不敬……」

語尾未落，收妖柄猛地擊出，直搗塑像的腦袋而去。

阿彌陀佛，黑蓮花一人做事一人當，淩妙妙如此心想。

慕聲神色異常嚴肅，他的動作極快，猶如暴風驟雨侵襲。在擲出收妖柄的同時一遝符紙一抹在空中排開，借著舊傷口的一點血，只來得及畫一橫。那些符紙迅速形成了包圍網，像齜牙咧嘴的惡犬，又如漫天箭雨，狠狠向塑像攻去。

可憐的皇室金身塑像，頭腳被圍四面楚歌，轉眼間受到無數攻擊，金光迸射直入人眼。

妙妙本能地拿手臂擋住眼睛。

「原來，你看到我不是興奮……」

慕聲眼角微微發紅，原先眼中躍動著的沸騰殺意，有些無趣地慢慢熄滅了，「是害怕啊。」

妙妙睜開眼睛，這場戰役的勝負快得出乎意料，眼前只餘幾縷嗆人的煙霧。大殿中又恢復了死寂。

是妖物太弱？還是慕聲太強？

或者……

塑像呢？抬眼一看，幾乎被驚出一身冷汗來。足金塑像被攔腰斬斷，破敗的下半身開了個大洞，裡面竟然是中空的，還有一個帶著棱角模模糊糊的影子。

妙妙湊過去看，借著燭火的微光，隱約可見那是一個紅漆盒子。再細細一看，盒子外部乃是牛皮包裹的，由於歲月流逝皮革腐爛剝落，顯得斑斑駁駁。

她胸中一陣狂跳，爬上了供桌，彎腰將那盒子拿了出來。「呼」地一吹，厚重的灰塵飛開，四處起舞。

二人對視一眼。

慕聲毫無興趣地往她手上瞥了一眼，「打開吧，這就是趙沁茹要的舍利子。」

妙妙顫抖著手將其打開，盒子沒有上鎖，只是鎖頭四周的皮革破裂，有些被銅鏽卡住了，開的時候發出了一絲撓心的喀吱聲。

黃綢布上躺著兩枚黑乎乎的小石子，妙妙不禁望向黑蓮花，「這就是舍利子？」

慕聲也望著她，「看我做什麼？我也沒見過舍利……」

忽然間手背一涼，驟然有一道黑影，從盒子中倏地躍出，落地變成一個人的模樣，弓著背飛速地鑽入破敗佛像背後的牆內。

她猛地被他往旁邊一拉，慕聲倉促道，「先別跟來。」

隨即「咻」的一聲，妙妙眼睛一花，慕聲已經追著那黑影而去，消失不見了。

佛像背後的牆上有一個波光粼粼的圓形大洞，那邊似有雲氣飄搖看不清楚，顯然是個幻境結界。

「喂……」她拍了拍牆壁，牆壁是實心的。

剛才那一擊，是妖物太弱？還是慕聲太強？抑或是……根本是個請君入甕的陷阱？

慕聲生來張狂自負，置死地而後生，刀山火海亦作坦途。對於他，陷阱和挑釁都一樣是邀請，只有赴約一條路。

那她呢，追還是不追？

妙妙心一橫，將盒子放下，把小石子拿手絹包一包揣在袖中，踏上供桌一頭鑽進了圓洞。

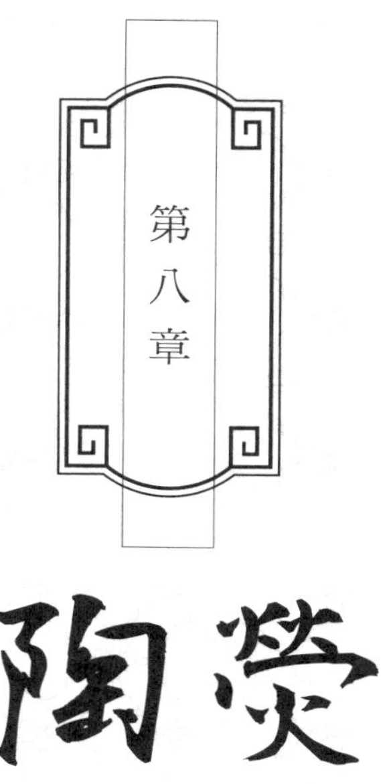

第八章

陶熒

HEILIANHUA
GONGLYUE SHOUCE

柳拂衣的體力正在飛速消耗著。

樹林中迷霧重重，清冷的月光照著滿地落葉，白霧如棉雲絲絲縷縷地飄蕩，纏人的眼。

如果只有他和慕瑤相攜而行倒還好說，但背上還有一個中了媚香的端陽帝姬，一路上需要人留意照顧……

「柳大哥……」端陽兩頰酡紅，聲音裡帶著哭腔，柳拂衣感到有些棘手，半回過頭去，「怎麼了，殿下？」

端陽在他背上扭來扭去，扭得慕瑤臉色更加暗了下去，「本宮……本宮真的很難受……」

「殿下且忍忍，就快到了……」

環境不好，只好自己改變環境。何況慕瑤身上帶著傷，這種時候顧不得男女大防、君臣有別，柳拂衣背著她，給她口中餵了一顆青丹，輕柔地囑咐她含著。

端陽臉上淒風苦雨，「我們要走到哪裡去？」

柳拂衣神色堅定地回道，「回宮去。」

然而眼前茫茫一片白霧，不識前路如何，慕瑤瞥見粗壯的樹幹上那道熟悉的菱形刻痕，望著柳拂衣嘆了口氣。

他們又走回原地了。

舊寺早已成了惡鬼的大本營，二人不敢懈怠一路殺來，好不容易才救出被嚇掉了半條命的端陽帝姬。沒想到又讓帝姬中了媚香，手忙腳亂之際不慎一腳踏入這個幻境。

幻境中總是月夜，端陽嚇壞了，對於時間流逝毫無感覺，但他們兩人知道外面可能已經過了一天或更多的時間。

捉妖人的符咒對於驅除厲鬼穢物事倍功半，而柳拂衣和慕瑤身上的符咒，就在這一次次消耗中用得差不多了。若是還有餘裕，也不至於放任端陽帝姬扭成了眼下這麻花狀。

腳下猛然一涼，二人警惕地向下望去，原來是一隻獾飛速掠過柳拂衣的袍角，踩著落葉「唰唰唰」地跑遠了。

慕瑤在精神緊繃的情況下感到一陣暈眩，此刻突然放鬆有些迷茫地想：幻境裡也會有獾嗎？

端陽帝姬早如驚弓之鳥，將頭埋在柳拂衣脖頸裡，嚇得尖叫起來，「那是什麼？」

柳拂衣被她叫得陣陣耳鳴，強忍暈眩拍拍她的手臂，「沒事的、沒事的，是動物……」

語尾未落，那隻獾竟回過頭來，轉瞬間變成一團蜷縮的黑影，伸展四肢立起向柳拂衣直衝過來。

「拂衣！」「啊！」慕瑤和端陽同時尖叫起來。

柳拂衣真的很倒楣。

倘若他只有自己一人，抖展袖袍身披月光，妖魔鬼怪豈能近身。偏偏他此刻背著手無縛雞之力、遇事只會尖叫的帝姬，一時施展不開，又怕閃開的話那東西會趁機擄走端陽，只得咬著牙正面對著那黑影，直直受了一擊。

那黑影是個人形，如果是低等的妖物，絕對不可能如此精准地攻擊捉妖人的弱點。柳拂衣柔軟的腰腹連帶著他抵擋的手，就這樣被刀劍般的黑氣精准地刺了進去。

慕瑤見狀眼睛紅了起來，一記炸火花從掌心迸裂，如排山倒海之勢，一路炸到妖物眼前，直燒成一片火牆。

那黑影似乎很懼怕火焰，渾身的毛髮都豎了起來。它向後倒退幾步，幾乎消散成一片黑煙，又在不遠處再次聚攏起來。

與此同時，慕瑤裙角彷佛掃起白雪，旋轉而來擋在柳拂衣身前，四、五張符咒自掌心一拍，朝著黑影翻了出去。

「柳大哥！柳大哥！」帝姬聲嘶力竭地尖叫起來。

柳拂衣身受重傷，白衣上滿是鮮血，眼看要站不住了。他唇色蒼白，強撐著一口氣將她放在地上道，「沒事，殿下，不要怕。」

端陽將他抱在懷裡，眼淚更是淚如雨下。

慕瑤聽見端陽尖利的叫，一時心亂如麻。她回頭看顧的一瞬間，身後那黑影飛速地伸出了一根尖刺，似乎是正等著她走神。

「啪——」

千鈞一髮時，一個火花——不能叫做火花，簡直是一團洶湧的火球瞬間爆裂開來。火球內核是冷酷的藍色，外周是帶著斑紋的橘色，如此絢麗且殺傷力巨大。

黑影被這火球「轟」地一炸，發出一聲驚天動地的嘶鳴。嘶鳴的尾音裡，依稀聽得出是一個男人在咆哮吶喊。這是陶熒的怨靈。

慕聲的袍角翻飛，驚起漫天落葉，枯敗彎曲的落葉被巨大的力量斜捲起來，形成一道漩渦，將其圍在中間。落葉經受不住這猛烈的風，在空中喑啞地碎成了粉末。

再晚來一步，後果不堪設想。慕聲雪白的臉在這種情景中顯得格外陰森，他遠遠望著懸浮的黑影，漆黑的眼底一片肅殺道，「還不快滾。」

空中的黑霧久久不能成形，宛如一個被炸破了相、捂著臉哭的人，它怨毒地盯著他半晌，「嘩——」地消散在空氣中。

「阿姐，妳沒事吧？」

慕聲轉過身來，剎那間渾身上下的戾氣收了個乾乾淨淨，瞬間變成乖巧聽話的少年。他眼睛紅紅地跑來牽起慕瑤的手，看見上面幾道淺淺的劃痕，驚異地叫道，「阿姐受傷了？」

慕瑤怔怔地看著弟弟，一時間忘了抽回手去。他的出場突兀又驚人，爆發出的力量是她從未見過、也從未想像這個弟弟能夠擁有的。他身上的氣息已經不能用妖氣濃重來形容了……

是因為沾了妖物的血嗎？還是……

「你們還愣著做什麼！」一聲大喝打斷了她的思緒，端陽帝姬哭得眼睛都腫了，緊緊抱著失去意識的柳拂衣，「柳大哥都快死了，你們還站在這裡聊天?!」

慕瑤大驚失色，上前要看柳拂衣的傷口，卻被憤怒的端陽一把打掉了手，「都怪妳！」她轉向慕聲，「還有你！」

慕聲面色一沉，但被慕瑤拉住勸道，「阿聲！」

慕瑤強忍著委屈，好聲好氣道，「讓我幫他處理一下。」

她摸出渾身上下僅剩的一枚止血符，貼在柳拂衣的傷口上。

好在那只是普通的傷口，既無妖力也無劇毒，不過失血還是會遭些罪。只要好好修養幾天即可，並無大礙。

慕瑤鬆了一口氣，不自知地伸出手撫上柳拂衣蒼白的臉，語氣極輕，像是在哄他睡覺，「拂衣，沒事了。阿聲來了。」

柳拂衣真的從半昏迷中醒來睜開眼，二人目光相對。

他微微笑道，「嗯，我沒事。」講完這句話便又再昏了過去，彷彿撐到現在，只為了給她一個安心的笑。

凌妙妙從佛像背後的洞穴一鑽過來，看到的就是這老夫老妻般溫情的一幕。

她設想過無數次與主角一行人會合的場景；也設想了無數種孤身而行，一路上可能遇到的困難。就是萬萬沒想到一鑽進幻境結界，就直接和主角一行人會合了，真是敷衍的穿書任務啊。

「阿姐，讓我看看妳的手。」

對上慕聲那雙潤澤得近乎泛著水光的眼睛，那可憐兮兮的神態，任誰都無法拒絕。慕瑤把纖長的手從袖子裡伸出來，百般不情願地遞到了弟弟手上。

慕聲小心翼翼地吹了吹那幾道劃痕，就要拉她到旁邊坐下，「我幫阿姐上藥……」

「不必了。」慕瑤哭笑不得地抽回手去，「都是皮肉傷，哪那麼嬌氣。」

慕瑤穿著毫無裝飾的月白上襦，芋紫色抹胸上面是漂亮的鎖骨，髮絲垂了一兩綹下來，儘管滿臉狼狽也依然清麗。夜風吹動她的裙角，她低著眉，眼角的淚痣嬌豔動人。

只是她掛念著柳拂衣的傷，僅僅分開不到一刻鐘就有些心神不寧。

本來她有些疑惑慕聲現身時那威壓狠厲的氣勢，可是看他現在這副熟悉的小狗模樣，就是她最瞭解不過的弟弟，想想也就算了。

至於他身上那一股強烈的氣息，多半是衣服上沾了太多妖物鮮血的緣故。

慕聲眼睛一眨也不眨地望著她，嘟囔道，「柳公子只顧著帝姬，顧不上阿姐，下次我再也不離開阿姐了。」

「說什麼孩子氣的話。」慕瑤聞言只覺得好笑，笑著笑著又浮出一絲心酸，「我們受趙太妃所託，當然要照顧好殿下。倘若不能保護殿下，要我們這些捉妖人做什麼？」

她看著慕聲的臉，有些欣慰又有些失望。

慕聲已經高她一個頭，雖無血緣，卻有不輸給慕家人的好相貌，也有著跟她一樣出類拔萃的捉妖天賦。可是這麼多年來，弟弟似乎一直沒有長大，還是那個守在她房間門口巴巴等她回來，說一個故事便換得他笑顏逐開的少年。

如今慕家已傾，重擔落在她身上，前路茫茫；而慕聲又依賴她，多有任性之處，不能分擔她一星半點的辛勞……她心中浮現出星星點點的寂寞。

女孩子在寂寞無措的時候，多半會思念起自己平素依賴的人。她此刻尤其思念柳拂衣，想念他溫熱的懷抱，溫柔的開解，足以為她撐起一片天地。從前為了小事跟他賭的那些氣，好像都變得不那麼重要了。

這個幻境正是端陽帝姬重複了多次的夢境——從新寺到舊寺的路途。星光璀璨，秋日蟲鳴都與真實世界一般無二，夜風微涼捲起衣袖和衣角，吹走人心中全部的燥熱。

慕聲與姐姐並肩而立，臉上一副歲月靜好的神情，心中卻猶如一團亂麻。他腦中不斷想起淩妙妙囑咐的那句話，「與其聽它瞎掰，倒不如直接去問你姐姐。」

阿姐真的會知道嗎？即使她知道，真的會告訴他所有人都盡力掩蓋的真相嗎？過往數十載，從未像這段日子一樣，充滿了連自己也無法消除的迷茫和惶惑。如果這一切，不過是和諧美麗的假像，他伸手戳破夢便會醒了，那該怎麼辦？

他看著慕瑤沉默的側臉，心裡明白她其實也有話要問，只是她現在憂心柳拂衣，暫時顧不上他，思及此慕聲嘴角帶上了自嘲的笑。

二人站立在風中，靠得很近，卻各懷心思觸不可及。

端陽帝姬就像一隻護著雛鳥的母雞。

妙妙走到哪，端陽就虎視眈眈盯著她到哪，盯得妙妙心頭一把火熊熊升起，「殿下，您……您老看著我做什麼？」

端陽靠在樹下坐著，肩上還披著柳拂衣的外袍，強行讓不省人事的柳拂衣躺在她腿上，連腿被壓麻了都堅持不肯動。

凌妙妙跟她周旋，「讓我看看柳大哥怎麼樣了？」

「不要。」端陽摟著柳拂衣，小臉蛋上露出警惕的驕矜，「柳大哥喝過藥剛睡著，妳別打擾他了。」

妙妙同情地望著扭曲地枕在端陽腿上，還不時被她輕拍的柳拂衣，心道，究竟是誰在打擾他？

但她沒有出言諷刺，只是誠懇道，「殿下，柳大哥曾經救過我——」

「那有什麼了不起的，他也是我的救命恩人。」端陽的下巴高高揚起，帶著養尊處優的女孩一貫的驕傲和不容置疑，「他還救過我三次呢。」

她的神色變得柔和起來，想到他被妖物所傷的當下，還頂著一張蒼白的臉，輕柔地安撫她，「殿下，不要怕。」

端陽鼻子一酸就想要哭，可是她又想到自己不能哭，她是華國最尊貴的帝姬，天子富有四海，她便坐擁百川。現在柳大哥受傷了，以後換自己保護他，無論如何都不會再讓他受傷，一丁點都不行。

凌妙妙見她眼中懸著淚，許久又抹了抹臉，換上堅定的神色，一時間不好打擾她的幻夢，只好朝著不遠處的反向另一棵大樹走去。

離去前她充滿憐憫地看了一眼像是落枕了的柳拂衣脖子，心裡默默道，「柳大哥對不住了，沒能救你於水火……」

反向的梧桐樹樹皮光滑、枝繁葉茂，是棵秀氣又漂亮的大樹。淩妙妙將外裳脫下來蓋在身上，分外愜意地靠在樹下。

不論長夜如何漫漫，此刻都是休息的好時機。

「打他——」

「打死他！」

街巷深處狹窄陰暗，落葉和積水都腐爛在這裡，清晨時醉漢會在這裡旁若無人地小解，所有的醃臢事情都發生在這無人的街巷。

四、五個小孩圍了個圈，將中間的人死死按住，拳打腳踢。那個小小的白色身影如同一條瀕死的魚，拚命甩著尾巴掙扎，他成功在包圍網打出個缺口，連爬帶滾地衝了出去。

男孩的頭髮齊肩，並未像其他孩子一樣束髮，而是任由那一頭黑亮順滑的頭髮披在肩上。他面若浮雪、眸似辰星，乍看像個有幾分令人驚豔的漂亮女孩。

身後幾人立刻拔腿追上來，這便立刻顯出了差距。原來打人的孩子們足有八、九歲了，身強體壯；被打的孩子最多七歲，身形瘦小，手臂也很纖細，足足比他們都矮一個頭。男孩才跑了兩步，便輕而易舉被追兵撲倒。

他躺在地上大口喘息，黑葡萄似的眼睛，倒映著黃昏絢麗的天際。他開始看天邊的火燒雲，看得很專注。

「你到底會不會說話？」

「真是個啞巴嗎？」

領頭的孩子踹了踹他的腿，他抬眼望過去，緊緊抿著嘴，眼中沒有什麼情緒。

「真是個怪胎，從不理人！」幾人竊竊私語，對視一眼，「打他！」

拳頭如雨點般落下，男孩伸出手臂擋住臉，肘部的衣袖很快便劃開幾道裂縫。

「在幹什麼？」

突然橫出一道粗嘎的嗓音，孩子們都停了下來，眼裡迸發出驚喜的神色，「大哥？」

那是這一帶的孩子王，今年十三歲了，身形最高、塊頭最大，第一個邁入少年的行列，下巴上冒出青黑的胡鬚，嗓音也變得像鴨子叫。他穿著一件破爛的綢衫背心，駝著背，手裡拿著棍子朝地上敲打，發出「咚、咚」的聲音。

地上那小孩卻不理他，逕自坐起來，手腳俐落地便要溜走，秀氣的臉上一絲表情也沒有。

「我有讓你走了嗎？」

那白色的小小身影恍若未聞，令孩子王心頭不滿。他幾步跨過去，伸手便將他提了回來，摔在地上。

那小孩抬頭冷淡地看他一眼，黑葡萄似的瞳，眸光瀲灩如秋水，睫毛纖長，眼尾嫵媚。他喉頭猛地一緊，街巷口最美的豆腐店西施，都沒有這樣吸睛的一雙眼。

這個年齡初諳世事，好的不學，壞的倒學了不少。他心裡彷彿有貓爪子在撓，浮躁不堪，對著那張小臉蛋看了又看，回頭笑道，「小子們，爺爺給你們表演個好的。」說罷，神色一變，「給我把他按住了！」

那小孩看著神色各異的一張張臉，臉上的表情終於有些微變化，慢慢浮上了驚慌的神色。

不要……不要……眼前那張臉越貼越近，眼神直勾勾的。他見過類似的眼神，大概知道那代表什麼含義。

他拚命搖頭，隨著心跳加速，彷彿有什麼東西在慢慢破碎開來……

「大哥，你離他這麼近做什麼呀？」有小孩子疑惑地問道。

孩子王的指頭狠狠捏住他雪白的下頷，刻意留下兩枚嫣紅的指印，笑道，「這你們就不懂了吧——這叫狎弄。」

「噢！」孩子們都似懂非懂地起哄起來。

男孩忽然劇烈掙扎，宛如魚死網破前最後的掙扎，一腳踢向按住他腳的那個孩子的臉。

「造反啦！」一巴掌抽在他臉上，嘴角沁出血來。其他孩子又湧了上來，死死將他按在地上。

那雙黑漆漆的眼睛，絕望地看著越來越近的臉。他的睫羽顫動兩下，閉上了眼睛。

不要碰我。

不要逼我。

驟然紅光迸出，血紅色與暖黃的黃昏交疊在一起，小孩齊肩的頭髮爆發般地長長，剎那間便到了腰間。

黑髮每伸長一寸，周圍的狂風便更加強烈。滿樹的枯葉幾乎全被掃下枝頭，街巷口的斷牆磚瓦嘩啦啦落了滿地、瓦礫飛濺，只聽得到彷彿四肢被截斷的幾聲慘叫，淒厲地不似人發出的。

男孩周身沐浴著強烈的紅光，他許久後才茫然睜眼一瞧，只見地上七橫八豎地躺著幾個人，分明就是方才按住他的那些孩子。他們此刻全瞪圓著眼睛倒在地上，姿勢扭曲歪斜，早已沒了呼吸。

男孩靜靜地看著，一時間反應不過來。直到長髮隨風飄起落在肩頭，他伸手一摸，這才驚慌起來，倒退兩步，轉身跌跌撞撞地奔出巷弄。

頭髮長長了，一下子長得這麼長。

娘會生氣的。

老舊的木樓梯上，一路浮花被衝撞得東倒西歪，有人落了扇子，爭奇鬥豔的脂粉群裡發出了此起彼伏的尖叫聲，「什麼東西——」

男孩懷著深重而迷茫的恐懼，頭也不回地跑向了二樓。

背後有人拿著扇子，氣得直跳腳，「造反了他。當這裡是什麼地方？快攔住他！」

誰也攔不住他。

帳子是放下的，房間裡是甜膩的催情香氣，暗得幾乎看不見陽光。他呆呆站在那裡，看著那張熟悉的床。

直到帳子被風揚起，他看見女人被壓在身下，額上黏著髮絲，紅色肚兜掛在脖頸上，裸露的雪白肌膚彷彿新年時化掉的最後一點骯髒的雪。

他曾經興致勃勃地想去堆雪人，可是那些雪來不及拿在手裡，就已經化成了透明的泥。

的人。

「娘。」那樣灰敗無神的眼睛，一定不是她，不是那個在鏡子前面笑吟吟為他梳頭的人。

——太陽落山之後，無論如何不要回來。

男人帶著青筋的手頓起，抓起床頭櫃上的茶盞丟了過去，伴隨著一聲疊一聲的斥罵。

上好的骨瓷割破男孩的額角，溫熱的液體順著他的臉頰流下來，些許暗紅覆蓋了他的視野。

帳子不住地被風掀起，他一直跪在原地，靜靜地望著女人的眼睛。

她終於留下淚來，汙濁的眼淚蜿蜒著流過美豔無瑕的臉，宛如一道不可拼湊的裂痕。

「小笙兒，誰讓你回來的？」

慕聲回來時，兩棵梧桐樹下都坐著人。

端陽帝姬抱著柳拂衣，瞪著一雙帶著黑眼圈的眼睛，充滿愛意地守著他。見到慕聲走來，眼裡的睏意瞬間變成警戒，臉上寫滿「你敢對我柳大哥怎樣！」

慕聲懶得搭理她，轉而朝另一棵梧桐樹走去。樹下的少女蜷縮著睡著了，身上的外裳都睡掉了也不知道。

他冷眼一瞧，見淩妙妙雙眉緊緊蹙著，不知在做什麼夢，顯然睡得很不安穩。夜裡氣溫極低，不太適宜露宿，像她們這些從未經歷風霜的嬌花，這樣睡一覺很可能睡出病來。

淩妙妙……他蹙眉，都說不要貿然跟來，她居然對他的話置若罔聞。一個路痴，不知是怎麼奇蹟般走對了那麼長一段複雜的路，找到了他們。還在荒郊野地，倒頭就睡……

慕瑤不知何時已經輕手輕腳地到柳拂衣那邊去了，不知道在跟端陽交涉些什麼。慕聲遠遠地看著姐姐充滿愛意地拿手絹為柳拂衣擦臉，臉上沒什麼表情。他順手撿起地上的外裳，扔回淩妙妙身上，又在不遠處堆了幾根柴火，升起火堆。

「娘……」此時女孩的眼淚突然簌簌而下，不知是夢到怎樣的傷心事

慕聲一怔。印象中，太倉郡只見郡守，不見郡守夫人，郡守多年連續弦也沒有，家裡冷冷清清。想想淩妙妙這樣沒心沒肺的人，也沒有娘親照拂。

他驟然升起一股同病相憐之情，眉宇間的神色柔和了下來，宛如在這安靜的夜裡，連內心深處的孤獨也可共享。

「娘……」

「別叫我娘！」一棍子抽在男孩細細的肩胛骨上，打出了一道紫紅的印子，「都怪你、都怨你！要不是你，我們倆怎麼會落到如此境地？」

女人眸中含的是西子湖迷濛的水色，唇上的胭脂是天邊綺麗的晚霞。還是她，美豔無雙的那個她，卻狠狠地、怨毒地瞪著他，「明日要去哪裡，記得了嗎？」

將所有淚水嚥回喉嚨，他點了點頭。

「好孩子。」她揉著他的腦袋，眸中尖銳的恨意如利箭，「那個男人是我們的仇人。殺了他，讓他永世不得超生，我們才有路可走。」

她呵呵笑著，表情先是凝重了片刻，轉瞬又抱著他哭了起來，溫熱的眼淚灌入他衣領裡，「小笙兒，娘不是有意打你的。天上地下，沒有人像我一樣愛你……」

他黑葡萄般的眼裡倒映著院中篝火，燒得漆黑的紙錢殘骸，猶如無數隻黑翅膀的蝴蝶。

男孩的黑髮齊齊落在肩上。他眼裡只是迷茫，末了，染上一層恨意。

沒錯，殺了他，殺了娘的仇人。凡娘想要的，他都會替她去做，讓她難過的人，他一個也不留。

記得離開無方鎮的那一日，天很涼。

女人的淚像是繁星墜落天際，一顆又一顆，伴隨著雨水不住滑落。她的臉色如此蒼白，手心沒有一絲溫度。

他的膝蓋泡在水窪裡，早已沒有知覺，盯著彷彿泥偶一樣跪在前頭的娘，開始遊神數起她的睫毛，一根、兩根、三根……

她猛然晃了一下，唇色蒼白得嚇人，他嚇了一跳，數到哪裡也便忘了。

那樣的瓢潑大雨，連橋頭上石獅子的面容都隱沒在白霧之中。大門「吱呀」開了條縫，裡面的人提著厚重的石榴紅裙襬，斜斜撐著傘。

「容娘，妳跪也沒有用。我給過妳面子，可是妳得罪的是什麼樣的客人？」

那道尖利的目光落在他身上，聲音帶著一股澀冷的埋怨，「我早告訴過妳，留著他是個禍害，妳就是不聽……」

女人抬起頭，雨水打在她光潔的額頭上。她如白瓷般細膩的皮膚被雨水濯洗，沖掉一切凡俗的胭脂水粉，越發顯出驚天動地的容貌。

這樣空靈的美，彷彿九天之上一片羽毛，不落凡塵。

「可是……可是我們已經無處可去……」她哀哀地笑了，仰起頭迎著雨，像是從前無數次，用竹瓢舀著浸有花瓣的熱水沐浴，「小笙兒是我的孩子，是我的寶貝。」

「唉。」那人嘆了一聲，盯著他齊肩的髮梢，目光幽怨，「妳知道斷月剪的代價是什麼，何必自毀前程……」

「我的一生，早已經毀了。」她盯著朱紅的院門，細細端詳著那剝落的漆面，「可是小笙兒，他不能變成怪物。」

她的髮絲滑落，側過臉來。他驚異地在她漆黑的眸中，發現了另一雙栗色的眼瞳。

淩妙妙猛地驚醒，身上安安穩穩地蓋著外裳。眼前篝火燒得正旺，發出輕微的「劈啪」聲響。

她盯著那跳動的火舌許久，才後知後覺地伸手摸臉，摸到了滿手冰涼的眼淚。

在同棵梧桐樹下，慕聲靠坐著樹幹小憩。

這些年來，他幾乎從未真正入眠。他雖然閉著眼睛，卻時時刻刻保持警覺，只需短暫的休息，便足以支撐他繼續前行。

而就在這片密林中，萬物都在安睡。阿姐一切安好，就在觸手可及的地方。同一棵樹的背面，是溫暖的火光，還有一個睡到昏天黑地的淩妙妙。

在她哼哼唧唧的夢話中，他竟然真的墜入久違的睡夢。

明亮的陽光從觀景窗灑進來，投在墨綠色帳子上，帳子很薄，光線被層層疊疊的紗帳濾過，一切都被暖融融的陽光柔化得模糊不清。帳子的四個角掛著小小銅鈴，只要床上的人翻個身，便發出清脆的響動。

床上趴了個少女，翹著裸露的雙腿，腳趾小巧玲瓏、晶瑩如玉，晃著兩腿。慕聲走進房裡時，那少女毫無察覺。她面前放了本薄薄的冊子，兩手托腮撐在床上，看書看得入神，時而一陣笑，笑得那鈴鐺晃動得更加厲害。

他走近才發覺，少女渾身上下只穿了一件赤紅肚兜，肚兜在裸露的後背上繫了細細一條線，鬆鬆地打了個結。這條鮮紅的線襯著雪白的肌膚，直逼人的眼。她的頭髮沒有挽起，隨意地鋪散在床上；從凸起的肩胛骨，至下凹的腰線，再至起伏的臀，宛如一筆勾勒出來的線條，流暢至極。

從那背影，他有些遲鈍地認出來了，那是淩妙妙，他從未見過的模樣的淩妙妙。

然而夢裡的他如此自然地走上前去，拿起她眼前那本話本，隨手丟到了遠處的地板上。

少女昂起頭，滿臉惱怒，「我正在看呢，你搶我的書做什麼？」

他把臉和她湊得極近，無辜地笑道，「天色太暗了，傷眼睛。」

「胡說。」少女擰眉，「快給我拿來。」

他偏偏擋在眼前，胡攪蠻纏，「我不。」

「算你行。」她咬牙切齒，猛然雙手一撐，就要自己爬起來撿。豈料被他故意伸手一勾，那層薄薄的衣料便順勢落下來。

她猛地一驚，只好以迅雷不及掩耳之勢埋進他懷裡，將風光遮了個嚴實。床角的鈴鐺響個不停。

「你怎麼這麼不要臉呢！」她狠狠罵了一句，用力在他腰上擰了幾下，又使勁拍他的背。

他不以爲意，手如此自然地撫上她的腰線，將她摟緊，熟練得彷彿重複過千百次。他的手與夢中人的手重合，落在了溫熱的肌膚上，沿著她腰際摩挲，宛如嬰孩第一次生澀地觸摸啓蒙的玩具。他心裡有些迷蒙地想，那墨色中最纖細的一筆，原來是這樣的滋味。

驀聲猛地站起來，他的面頰微微發紅，連耳廓也一片通紅，眼中的迷茫逐漸轉變成滔天的怒火。

為何是她，怎麼會是她？來來回回只剩下這一句。

那平和慵懶的夢境，如同罌粟花海的幻境，誘使顛沛流離的遊子沉淪，這是他一生不曾體驗過的安寧。

他從未夢見過姐姐，卻先讓她入了夢。

阿姐……那絕不可以，從頭到腳都不合適。阿姐不可褻瀆，卻也無法觸及，他翻來覆去地想，覺得慕遙竟如此遙遠而陌生。

彷彿這個千嬌百媚的空缺，會對著他嗔怒微笑，與他親密無間、一起沉淪的人，只能是紅塵中打滾的淩妙妙。

他僵硬地回過頭去，淩妙妙依然安穩地睡在落葉上面。她身上的外裳又滑落了，露水打溼薄薄的真絲上襦，若隱若現地露出她白皙的肩膀。

他將衣服給她扔回去，僵硬地站在原地，手握成拳。

心道，想必還是受了媚香影響，才會這樣出格。

他邁步往林中深處走去，腳下枯葉發出被踩得粉身碎骨的低吟。少年一路走到溪水邊，聽著溪水衝擊石頭發出的嘩嘩水聲。

他跨入溪中，面無表情地向下一坐，半個身子浸入了冰冷的溪裡。

淩妙妙第二次醒來是被凍醒的。天仍然黑漆漆的，習慣幻境中的永夜需要很大的力氣，尤其是睡著後溫度驟降，又溼又冷的環境使得寒冷浸入了骨子裡。

「系統提示：額外獎勵【影像催化】使用完畢，請再接再厲。提示完畢。」

影像催化？妙妙一頭霧水，歪著頭想了半晌，心道，難道剛才那個夢就是影像催化？

夢中瀰漫著無方鎮經久不散的煙雨，細密的雨絲連成了籠罩全城的白霧，只要閉上眼睛，那種劇烈的哀戚便湧上心頭。

好，總歸是藉此多瞭解了黑蓮花一點，用了就用了吧。

她的心在夜裡格外柔軟，手伸入袖子內捏了捏攢下的一遝符紙，感到一陣安心。妙妙篤定了主意，等到下次再見到水鬼，一定要搶先一步出手替慕聲把那妖物滅了。

現在她知道的估計比水鬼還多，而且她決不會要黑蓮花拿香甜的血來換。

另一棵樹下，熬了大半宿的端陽帝姬也終於撐不住，閉上眼睛墜入了光怪陸離的夢境。她的手還放在柳拂衣身上，維持抱著玩偶的姿勢。

她全然沒有注意到身旁有個漆黑人影凝聚成形，猙獰地笑著經過了熟睡的慕瑤，走到凌妙妙面前。

妙妙感到眼前一暗，一抬頭就跟那黑漆漆的人影四目相接。突如其來的敵襲令她驚訝到不知該作何反應。

那人影既不攻擊她，也不與她交談，只是沉默地站在原地片刻，隨後轉身一步步走進了密林裡。

「任務提醒：任務一，四分之二進度開始，請宿主做好準備。」

陶熒的怨靈形狀如一團黑色的火，勉強凝成有著四肢的人形。這玩意沒有眼睛，但如果盯著眼睛原本應在的位置看，依然能感受到它怨毒的凝視。

現在它靜靜地望著妙妙，接著一聲不響轉身走入林中，落葉發出沙沙的輕響。它走得很慢，走一步三回頭，這意思格外明顯，擺明是要引她過去。

她傻了才會跟著走。

妙妙能想到的，原版淩虞自然也想到了。書裡的這個夜晚，淩虞清醒地直面了陶熒的陷阱，她心知自己離開了主角一行人就無法自保，一路謹慎小心，到了此刻自然不會犯傻中計。

但淩虞作為本書到處作亂的要角，怎麼可能放過興風作浪的好機會？她轉念一想，計上心頭，悄悄弄醒了慕瑤，故意哭哭啼啼地指著黑影的去處。

慕瑤心思單純，一心想要捉住怨靈，聽聞此言自然急追而去。這一追就慘了，女主角因此一腳踩進反派的陷阱，遇上天大的劫數。

等柳拂衣醒來找不著慕瑤，結成了情敵聯盟的淩虞和帝姬裝傻充愣，就是不肯說出慕瑤的去向，硬生生耽誤了救援的黃金時間。

等到柳拂衣和慕聲經歷千難萬險聯手將慕瑤救下，她差一點就吃了大虧，身心創傷不可估量。

此事秋後算帳，柳拂衣為人寬容善良，遇事不會往壞處想；但慕聲是誰，對於妙妙這個始作俑者的邪心一清二楚。這仇他死死記住了，往後成了婚全都一筆一筆還到她身上。

凌妙妙打了個哆嗦。這就是任務一四分之二進度的劇情。她還沒過幾天平安日子，這麼快又到了被迫使壞，不，是作死的時候。

她暗自低頭，月光照在她鬱結的臉上，給眉毛鍍了一層銀，「系統，慕聲的好感度多少了？」

「系統提示：角色【慕聲】平均好感度五十六%，提示完畢。」

平均？凌妙妙愕然。作為數學系學生，對題幹的用字敏感得不得了，好感度這東西又不是什麼氣溫、降水率、薪水或者收益，怎麼會是平均值？

「系統提示：角色【慕聲】好感度正處於劇烈波動狀態。系統僅提供今日平均值，便於玩家參考。」

凌妙妙不能理解，「給我一個最高值？」

「系統提示：九十四%。」

她的心猛跳一下，「最……最低值呢？」

「系統提示：零%。」

她的心又再猛跳一下，有種坐雲霄飛車的眩暈感，滿眼都是星星。這怎麼回事？忽而愛她入骨，忽而恨她欲死，黑蓮花這是發瘋了嗎？

她扭頭一望，帝姬正摟著柳拂衣，垂著腦袋打盹，旁邊不遠處躺著睡容平靜的慕瑤。這個夜晚安靜得只能聽見火堆發出的劈啪聲，她四處尋覓，沒看見慕聲的身影。

目光再轉，看到了地上一串不太明顯的腳印，通往密林深處。大半夜的，他離群索居，一個人跑去那做什麼？

算了算了，正事重要。妙妙站起身來，慢慢靠近慕瑤，在她面前蹲了下來。

慕瑤的睡姿非常端莊，無論是躺在皇宮的豪華大床，還是睡在這硬邦邦布滿落葉的地上，她都保持著直挺挺的姿態，兩手交疊著放在腹部，好似睡美人那樣優雅，令凌妙妙不禁自慚形穢。

月光是天然的濾鏡，慕瑤的睫毛很長，面容白皙，嘴唇的弧度也那麼性感……凌妙妙欣賞著她唯美的睡顏，心裡暗暗想著真不愧是女主角的容貌……

沒想到睡美人猛地睜開眼睛，一雙發亮的黑眸直直望著她，眼角那顆淚痣冷冷清清。

「哇！」淩妙妙猝不及防，嚇得一屁股跌坐在地上。

寒鴉飛起，一旁的端陽帝姬也猛地驚醒，一臉呆滯地望著她們。

慕瑤看清眼前的人，眸中濃重的戒備這才放鬆下來。她嘆口氣坐了起來，客氣道，「淩小姐？」

端陽帝姬摟緊了懷裡的大型人偶柳拂衣，一臉警惕地暗中在旁觀察。

妙妙笑得一臉尷尬，「慕姐姐，叫我妙妙就可以。」

慕瑤看她一眼。先前淩妙妙無時不刻纏著柳拂衣，即使她安慰自己這是少女無邪，也實在無法與她親近。但現在來了個更加霸道、更加嬌縱的端陽帝姬，眼前這位柔弱的官家小姐，似乎一下子變得親切許多，於是應聲開口，「妙妙，出什麼事了？」

妙妙面對她質問的眼神，心裡意會到系統有意加快進度，專治她這樣瞻前顧後的拖延症玩家。

開弓沒有回頭箭，淩妙妙深吸一口氣，帶著剛剛被慕瑤嚇白了的臉，口齒清晰地指向林中，「剛才……我看見一道黑影，從那邊去了。」

慕瑤神情一凜，「刺傷拂衣的那個黑影？」

昨日他們剛從舊寺出來，精疲力竭很是狼狽，才會給那邪物可乘之機，以至於讓柳拂衣受了傷。她慕瑤雖然是個女子，畢竟是慕家家主、聲名在外的捉妖人，有自己的傲氣和脾性，敢傷她所愛必然要討一個公道。

見妙妙點頭，她便不再多問，毫不猶豫地立即站起身，「我去會會它。」

「哎，慕姐姐！」衣袖猛地被拉住，低頭是淩妙妙惶恐的一雙眼睛，「那個黑影邊走邊回頭，想必是刻意引我們過去，一定是個陷阱！」

慕瑤覺得很是古怪地看了她一眼。妙妙也側耳等著系統的提示或是警告，心怦怦直跳。

——很好，沒有。她告訴慕瑤這個消息，就算完成了任務。現在只要她勸住慕瑤不要以身犯險，改變故事的走向，就不至於給自己招來殺身之禍。

「妳放心。」慕瑤不大會安慰人，有些生硬地對她綻開一個安撫的笑容，「妳在這裡等著就好，我有辦法。」說完，抽掉袖子便走。

她心裡很急，那怨靈已離開有一段時間，得趁它沒跑遠速戰速決才是。

淩妙妙比她更急，連滾帶爬地撲上去，死死抱住了慕瑤的腿，聲音堪稱淒厲，「不要啊慕姐姐！妳……妳再考慮考慮？」

端陽帝姬眉毛一跳，被妙妙這種異常的行為嚇傻了，死死地瞪著妙妙她的臉。

慕瑤低頭一看，眼前的少女滿臉驚恐，對著她拚命搖頭，「慕姐姐妳別走，別走啊……」一副快哭出來的樣子，「我、我真的害怕……」

說著似乎還覺得不夠，她伸手一指旁邊的端陽帝姬，驚得端陽脖子一縮，「殿下也很害怕，是不是啊殿下？」

就算慕瑤不聽她的，總該賣尊貴的帝姬幾分面子吧。

然而端陽帝姬滿臉警惕地抱緊柳拂衣，鄙夷地看了看拚命朝她眨眼睛的淩妙妙，下巴一揚沒好氣地答道，「妳自己沒骨氣，別拉上我。本宮才不害怕。」

她斜眼看著慕瑤，偏偏看到一張月光下清冷美麗的臉，越發使她心氣不順。她巴不得慕瑤早點離開，好讓她和柳拂衣獨處，出言譏諷道，「慕方士要去便從速，哭哭啼啼在這兒演什麼雙簧。」

話中輕蔑之意誅心，慕瑤被她這樣一激，當下變了臉色，一張符紙重重拍在了淩妙妙背上。

她抽腳而去，遠遠留下一句話，「妙妙別怕，在此地等我回來便是。」

淩妙妙仍然維持抱著腿的姿勢，直挺挺地跪在原地，動也動不了，只能眼睜睜看著慕瑤一襲白衣進了密林。妙妙心裡冰涼一片，恨不得將端陽帝姬蒙頭暴打一頓。

然而命運就是這麼殘忍，在打她之前還得靠她。妙妙只剩眼珠子能骨碌碌轉，急切地喚道，「殿下、殿下……」

「幹嘛？」端陽被她擾得不耐煩。

妙妙急得跳腳，「快幫我把背上的符紙撕了，拜託您了！」

端陽帝姬瞧她灰頭土臉、可憐兮兮的模樣，忍俊不禁，越發心情愉悅，乾脆閉上眼睛閉目養神。

「帝姬！端陽帝姬！李淞敏！」淩妙妙咬牙切齒，見她毫無反應，又只好低聲下氣央求，「我一直跪著，膝蓋好痛。殿下，幫幫我好不好……」

哼，沒骨氣。端陽白眼一翻，「本宮偏不幫，妳就跪在那裡好好賞月吧。」

淩妙妙沒再出聲了。端陽本以為她認命不喊了，剛鬆一口氣，下一秒就聽見一道又甜又亮的嗓音嘹亮地響起來，驚起無數棲鳥，「柳大哥快醒醒！殺人啦！著火啦！柳大哥啊！」

「嘎嘎」的鳥鳴伴隨著林木嘩嘩響動，那聲音攪動風雲，足以深入睡夢。懷裡的柳拂衣動了動，眉頭皺了起來。她心中一陣慌亂，將柳拂衣輕輕放下，幾步跑過來捂住淩妙妙的嘴。

「柳大哥！柳大……唔唔……」

「別喊了！」端陽真的急了，死死捂住她的嘴，柳眉倒豎。

淩妙妙拚命掙扎，「那唔……殿下……幫我……唔掉符咒……」

端陽唇角一勾，眼珠黑亮，倒映著月色，「哼，本宮憑什麼答應妳？」

妙妙掙扎得更加厲害，二人搖晃不止，「噹啷」一聲，端陽懷裡掉出來一把小小的匕首，在月光下閃動著寒光。

這匕首柄部鑲滿珠寶，光輝璀璨。這是柳拂衣方才在舊寺時塞進她手裡，交代她自保時用的。

她一看那匕首，心裡便湧出無限柔情和勇氣。端陽立即撿起匕首出鞘握在手裡，刀刃向上豎起故意恐嚇道，「安靜些，否則本宮即刻刺妳一刀。」

淩妙妙不掙扎了，怔怔地看著刀尖，又抬眸安靜地望了她一眼，眼裡是晶亮亮的月色。

端陽帝姬見恐嚇起了效果，得意地勾起唇角，但還未來得及反應，黑影一晃，眼前的少女宛如一尊雕塑直挺挺地倒下，將她撲倒在地。

「唔……」慌亂中一聲壓抑的痛呼，一股熱流過手臂。端陽許久才從眼冒金星中反應過來，心裡驚恐萬分，刀……刀還沒收……

淩妙妙額頭上布滿冷汗，心道，頭懸梁錐刺股真當勇士也，一般人怎受得了。

溫熱的血液湧流出的瞬間，身上的桎梏猛地一鬆，她撐著地艱難地站了起來。右腿插著一支匕首，鮮血迅速染紅了裙襬。

端陽帝姬癱坐在原地，像看著一隻怪物般看著她，「妳……妳這是做什麼？」

妙妙衝她嫣然一笑，笑得心滿意足，笑得她毛骨悚然。隨後在她驚恐的目光中，轉身一瘸一拐走進了密林。

方才千鈞一髮，已經走投無路。史上最弱穿書玩家，不得已開了口，「系統，求助，這個破爛符紙怎麼解？」

「系統提示：法術求助一個月只有一次使用機會，玩家是否確定使用？」

妙妙咬牙暗罵一聲奸商系統，「用。」

「系統提示：【定身符】為簡易符咒之一，可凍結行為人活動長達一個時辰。但行為人若有流血，【定身符】當即失效。」

系統還貼心地補充一句，活像是誘導，「系統會幫您自動開啟疼痛減輕安全模式。」

「行！」

淩妙妙走得很慢，一走一拐。腿上的傷口雖然不太痛，但右腳一落地便絆一下，提醒她現在是個傷患。

不能加快腳程，急得她出了一身的汗。不冤、不冤，都是苦肉計……她一路走一路心理建設：今天妳不弄傷自己，明天換慕聲把妳廢掉，沒錯……

她沿著腳印一路走，越走越偏、越走越黑，漸漸地聽到一陣清晰的叮叮咚咚水聲。

咦？林子裡竟然有條小溪。下一秒，溪流裡一個模糊不清的人影映入眼簾，月光照著他頭上潔白的髮帶，倒映出皎潔的冷光，淩妙妙這才認出人，停住了腳步。

長夜中的樹林溫度極低，溪水冰冷徹骨。他一動也不動浸在冷水裡，雙目緊閉，不知道待了多久，連眉毛上都結了一層白霜。

淩妙妙看他半天，心中思忖，黑蓮花洗澡怎麼不脫衣服呢？

梧桐樹下，端陽帝姬顫抖著手，重新將柳拂衣的頭放回自己的腿上。

先走了個金箍棒慕瑤，又走了個精神病的淩妙妙，連慕聲也不知道去了哪裡。林子裡只剩他們兩人，她卻一點都沒變得輕鬆，反倒覺得周圍更加陰冷，令人膽寒。

更糟糕的是，昏迷了大半天的柳拂衣在她懷裡微微動了一下，慢慢睜開眼睛。

「殿下……」他的聲音有些虛弱，待看清眼前人的臉，發覺自己正枕在帝姬大腿上，心裡頓覺不妥，掙扎著坐直了身子。

作為實力卓越的捉妖人，他的恢復能力驚人，短暫的昏迷之後，體力和精力都已經補充足夠。

「柳大哥，你醒了……」端陽本來預備一肚子話想對他說，被他一看全吞回肚子裡。才說了這一句聲音便開始打顫，只覺得想哭。

如果可以，她真想撲進他懷裡哭一場。

柳拂衣醒來後第一件事便是環顧四周，觀察環境。四周安靜得可怕，不遠處的火堆仍在燃燒，樹下扔著淩妙妙的外裳，人卻不在。

這塊地方空空蕩蕩，只剩他們兩個。他本能地緊張起來，英俊的臉上浮現一絲警惕，「殿下，瑤兒呢？」

端陽帝姬一怔，嚥了嚥口水，「她……她去打水了。」

柳拂衣盯著她閃躲的眼神，心裡掠過一絲懷疑，但他不動聲色，仍然言語溫和，「那妙妙呢？我方才昏昏沉沉，似乎聽見她在叫我。」

該死的淩妙妙！端陽暗罵一聲，矜持地微笑起來，「她和慕聲一起走的，我也不知道他們去了哪裡。她走之前叫了你幾聲，想看看你有沒有醒。」

柳拂衣盯著她姣好的臉看了半晌，心裡總覺得格外不踏實，「是這樣嗎？」

「是。」端陽心裡一橫，「柳大哥，你傷還沒好，要不要再躺一下休息一會？」

柳拂衣搖了搖頭，一手扶住額角，眸光落在布滿落葉的地面上，眉頭猛地蹙起來，「地上怎麼有血？」

糟糕……端陽心裡一慌，順著他的目光望去，果真看到剛才淩妙妙坐著的地方，留下一小塊已經變黑的血跡。

「殿下，」柳拂衣臉上沒了笑容，聲音很輕，但能看得出來他有些生氣，「方才出什麼事了？」

那塊血跡戳了端陽帝姬的痛處，她從小到大從未那樣傷過人。即使將手擦得乾乾淨淨，也還像是沾著淩妙妙又稠又熱的血似的……她的手顫抖起來，氣勢也弱了許多，憑空生出許多怯意，「我……我……」

柳拂衣見她這般模樣，便知自己猜得八九不離十，心中越發焦急，語氣也更加冷淡，「我再問您一遍，慕瑤去了哪裡？」

端陽臉色鐵青，哇地一聲哭出來，「柳大哥……慕方士是……是去追黑影了……」

柳拂衣心中一個喀噔，此處是陶熒的地盤，不知還有多少怨靈，敵眾我寡、前路難測，慕瑤實在不該輕敵。

他瞭解她的脾性，是個外柔內剛、外冷內熱的女子，堅強又倔強。一定是為了他才急於報仇，孤身一人擅自行動。

他心中一陣驚痛，伴隨著不可抑制的慌亂，抓住端陽問道，「哪個方向？走了多久？」

端陽見大勢已去，抽泣地指了指密林，「有半個時辰了。」

柳拂衣眉眼一凛，放下她便起身，袖子卻被端陽一把拉住。

向來驕矜任性的帝姬如同害怕被拋棄的小女孩，縮成了一團，哭得整張臉斑斑駁駮，小心翼翼地喚他，「柳大哥，你別走……」

柳拂衣回過神，被她一拉才意識到自己沖昏了頭，竟然想把毫無抵抗能力的帝姬一個人丟在幻境中，當即蹲下來，從懷中摸出一張符咒。

他咬破指尖，以鮮血代朱砂寫符，將其貼在樹幹上，又在地上畫了一個圈，對端陽帝姬飛速囑咐道，「殿下別怕，我已造好結界，汙穢之物不能入內。在我回來之前，就在這樹下等我，知道了嗎？」

柳拂衣以鮮血繪符，威力巨大，尋常大妖無人可破。

帝姬看著他澄澈的眼眸，腫著眼睛點了點頭。

「慕聲，慕子期！」

一個熟悉的嗓音響起，慕聲疑心自己又聽到了幻聽，睜眼一瞧，便看見那個讓他花了一個多時辰才勉力逼出腦海的人影正端端站在面前。

驟然見了她，那些現在不該想起的畫面全都爭先恐後地跑了出來。他氣息不穩，心虛浮躁，眉間頓時籠罩上一層冷意，「妳來這裡做什麼？」

凌妙妙額頭上全是汗、臉色蒼白，險些氣笑了，「這林子是你家的嗎，單單你能來？」語氣很是不善。

他猛地發覺她衣裙上一大片血跡，腿上還插著一把小巧的匕首，匕首柄部鑲嵌了瑪瑙琉璃，光輝璀璨，並非凡物。他見過這支匕首，是柳拂衣的私藏。

流了這麼多血，帶著這凶器一路走過來……心裡一股火氣直頂到了喉嚨，柳拂衣瘋了，膽敢刺她？

他眸光一沉，「怎麼回事？」

淩妙妙急得氣喘吁吁，逕自忽略了他的問話，「你快去救慕姐姐，她被黑影擄走了！」

為了表達事態之緊急，防止黑蓮花問來問去耽擱時間，她添油加醋、火上澆油，刻意將事情渲染了誇張許多。

慕聲整個人「嘩」地從水中躍出，袍角還滴滴答答地落著水。他的眼眸漆黑，定定望著她，閃爍著駭人的光，「妳說什麼？阿姐怎麼了？」

妙妙看著他的神色，頓了頓，往旁邊一指，冷靜地答道，「快去，那邊！她已走了半個時辰。」

「妳在這等。」慕聲身影一閃，如一陣風掠過她，轉瞬就消失了。

妙妙閉了閉眼睛，眼前明月皎潔，獨照空蕩蕩的密林，高聳的雲杉像無數侍衛，密密地包圍了她。清泉拍打溪石，發出叮叮咚咚的響聲。

她蒼白的臉對著月亮，輕輕一哂。不遠處有棲鳥長鳴一聲，離開枝頭，啪啦啦振翅而去。

端陽帝姬一個人坐在梧桐樹下，風一陣陣吹來，林間樹葉響動，嘩啦嘩啦猶如無數張嘴竊竊私語。她將自己縮成一團，烏黑的眼睛驚恐地四下張望。

「不能怕，我不能怕，我要在這裡等著柳大哥回來……」她驕傲地昂起下巴，左顧右盼，「我堂堂端陽帝姬，豈會害怕一個人待個一時片刻？」

風聲越來越大，她感到手臂一陣寒涼，好冷啊……

「端陽殿下？」隱約聽見有人在叫她。她一怔，接著先驚後喜，這林子裡還有認得她的人？

長時間的奔波顛沛，又被困在這幻境中，她的情緒早就到達臨界。她幻想過無數次，倘若有母妃派的人來找她，接他們回宮去，不知道有多幸運。

「端陽殿下，殿下……」

聲音越來越近，她反倒警惕起來，心內惴惴不安——那些興善寺的鬼魅也能說話，萬一……不行，不能想，越想越害怕……

她鼓起勇氣，死死盯住不遠處樹木的枝幹，默不作聲，開始數起上面的葉子來。

那聲音又清晰了一些，「端陽殿下，柳拂衣出事了。」

「柳大哥出事了？」她心內猛驚，脫口而出。

「是的，殿下。」那聲音顯得很焦急，「他被困住了，急等著救援，殿下快隨小的來。」

端陽立即站起身來，剛想邁出一步卻猛然止住，一時間陷入兩難。柳大哥說過，要她在這棵樹下等他回來的……

「殿下，來不及了，快隨小的來呀！」那個聲音催促著。

端陽一時間又急又慌，進退兩難，一會才道，「那他找到慕瑤了嗎？」

要是慕瑤被救下來，肯定不會看著他遇險，或許還有一搏之力。

那個聲音愣了一下，應道，「唉呀，還救誰啊？他都自身難保了。」人影頓了頓，接著勸她，「殿下，現在只有您能救柳拂衣，快隨小的來吧！」

只有我能救……端陽腦子「嗡」的一下，熱血衝上腦門。

方才發過誓的，她想，我說過要保護柳大哥不受一點傷害，說到便要做到。

「那你等一等，我這就來了。」她想了想，回過身去「刷」地撕掉貼在樹上的符咒，轉而貼在自己袖口。

這是柳大哥親手寫的符，只要帶在身上，就能保平安了吧？端陽渾然不知，這威力巨大的鎮鬼符紙從特定位置撕下來的一瞬間，就變成了張普通的廢紙。

她袖子上貼著廢紙，毫不猶豫地邁出了安全區。向前走了兩步，望見林中站著一個佝僂著腰的老頭，穿著一身青黑短打，正眯眼望著她。她急急問道，「他在哪裡呀？快帶我去！」

那鬚髮皆白的老頭茫然四顧，朝著空氣和藹地笑了笑，小心翼翼道，「小老頭眼睛看不清楚，殿下隨小的來，跟緊些。」

端陽一路跟著他，待到走過一叢高聳的蓬草時，她無聲無息地蹲在了蓬草後面。

「殿下？殿下？」前頭的人發覺她沒跟上來，回過頭來四處尋覓。

她躲在蓬草背後用雙手緊緊捂住了嘴，不讓自己發出一絲聲音，渾身顫抖，眼淚嘩啦啦地流下來。這個老頭，沒有腳。

小小一團火光是暖黃的顏色，映著柳拂衣的臉，「倏」的一聲，那抹黃慢慢變做了灰紫，黃紙的邊緣捲起，細細的煙霧升騰起來。手中最後一張追蹤符也燃成了灰燼。

寒鴉四起，一排烏壓壓的蝙蝠嘩啦啦地掠過他的頭頂。

越往前走，前路越狹。他跟著那幾乎淡得看不見的煙霧走，冷靜地觀察四面的響動，猛地以手撥開樹枝，果然看到前面的空地有一隊黑影。那群黑影分成左右各四人，整整齊齊、無聲無息地抬著血紅的轎子，正在飛快地走著。

那轎子也像是幻影似的，細節全融在模糊不清的光暈中，隨著移動前後擺動，似乎飄飛出了幾縷紅光。

最後的一點煙霧徹底消散在此處。柳拂衣無聲跟著，沒有看見那棵被慕瑤刻了菱形標記的樹。也就是說，他現在徹底脫離了陶熒困住他們的地方，正往妖物的大本營去。

不知為何，他有一股強烈的預感，那紅色轎子裡坐著的就是慕瑤。

她還好嗎？他決心不再等了，將身上僅剩的十張攻擊屬性的符紙一一排開，飛快地抽了三張出來，沾了快要乾涸的血跡，一筆畫過去。

三張符紙迅速燃燒起來，轉瞬間凝成一把狹長的光劍，柳拂衣握住劍柄，從樹叢背後一躍而出。

光劍帶著熊熊烈火猛地向下劈開，血紅的轎子「匡噹」一下落了地，抬轎的黑影四散逃開，發出淒厲的尖叫。柳拂衣輕盈地立在轎子頂上小小的攢尖上，劍鋒轉了一周，宛如砍菜切瓜似的將那八個小鬼攔腰斬斷。

「呼——」黑氣凝成的怨靈碰到光劍的剎那，全部慘叫著消散。

四周安靜下來，荒郊野嶺、林木蔥翠，地上落著一頂血紅的轎子。那紅漆的顏色格外刺目，就好像被塗滿了雞血。轎子口的厚重簾子上繪製著鸞鳳和鳴的紋樣，下面綴著流蘇，一動也不動。

柳拂衣猶豫了片刻，照理他應警惕陷阱，不該輕舉妄動。

可是他此刻心亂如麻，腦海中依稀回憶起許多早已遺忘的過去。

六年前在破敗的慕家府門口，那個總是冷著臉的美貌少女撿到了他。她一個人千辛萬苦將他帶回房間，每日默默無言地細心照料。

適逢慕家傾頹，慕懷江與白瑾遭遇橫禍未得善終，全家上下除了慕氏姐弟，全部因大妖一紙反寫符殞命，整個捉妖江湖都在看慕家的笑話。

少女年僅十五歲便不得已做了慕家的家主。她表面上冷淡、雷厲風行，其實在夜裡，她便做回了慕家大小姐，將白日壓力磨難全都痛哭一場。

其實他第一日便醒了，從那天開始每天閉著眼睛，聽著素不相識的少女坐在他床畔，對他有一搭沒一搭地傾訴心事。

她只剩個弟弟，可是她是姐姐，長幼有序，不能在弟弟面前示弱。她走投無路，乾脆對著陌生的捉妖人訴苦，反正他昏迷著，最能保守祕密。

只要房門閂著，她就是十五歲的慕瑤。是他陌生又熟悉的朋友，會思念爹娘，憂心前路；面對挑釁氣得渾身發抖，面對侮辱委屈得直哭泣。

但只要門開了，走出去的就是冷淡的慕家家主，術法高深、為人高傲，用她那細細瘦瘦的肩膀，扛起整個沒落的捉妖世家。

第六日，慕瑤餵他喝藥，他一時忘情動了眉心，少女當即像是受了驚的雛鳥，猛地將藥碗放在了桌上，語無倫次道，「醒……醒了就自己喝。」

她想到數日以來傾吐過多少話，不知內心被他窺探幾何，羞紅了臉奪門而逃。他望著那背影，心中一片深重的憐惜。

他本獨來獨往，但從那以後，再也沒有離開過慕瑤。他什麼也未曾說過，卻總是陪在她身邊，盡他所能幫助她、照拂她，乃至教她用符、陪她歷練，兩個人在一起肩並肩，心照不宣地做了一對遊俠。

只是她越長大，他們越熟稔，她越是獨立倔強，不肯向他敞開心扉，遇事只會自己扛著。

「瑤兒？」轎子裡無聲無息。

他飛快地挑起簾子，與此同時，光劍在手咬著牙斜劈下去，直直削去轎子的頂。如果裡面有埋伏，此舉應該斷了它的後路。

轎子沒了頂，裡面破舊的坐塌和猩紅的地毯全暴露在他面前。轎裡空無一人，坐塌上放著幾件疊得整整齊齊的衣服。

不好。他心一沉，手已經不受控制地拿起了衣服。最下面的是一條淡黃襦裙，上面是月白上襦，中間夾著香芋紫色的抹胸。那紫色分外溫柔，只是染了斑斑血跡，鐵鏽味混雜著一股熟悉的梅花冷香。

是慕瑤的衣服。他的手顫抖起來，眼裡瀰漫濃重的殺意，將小木塔自袖中拿出，旋轉升上天際，轉眼間變做半間房子大小，窗戶光明如火燒。

他認得這裡的路，順著這條小路再往前走就是舊寺，如果他沒猜錯，陶熒會帶著慕瑤在那裡等他。慕瑤既是獵物，也是誘餌。

「九玄收妖塔聽令，」他的拳頭攥緊，聲音格外低沉，彷彿依稀是獨來獨往的少年時期那股冷酷無情的口吻，「妖邪穢物，死有餘辜，許你大開殺戒，片甲不留。」

妙妙拖著傷腿，一瘸一拐地自林中走回來。

她有常識地知道這礙眼的匕首拔不得。老師說過腿上有大動脈，要是輕舉妄動，搞不好血濺三尺，直接飆上天花板，她即刻就會死。

就算是安全模式……她也害怕。

林中樹木瀟瀟，皆是冷意，她睜著一雙烏溜溜的杏眼，四處觀望。現在不就是自救嗎？她拚死拚活為慕瑤搬了救兵，怎麼樣也算是將功補過的大功臣，到時候慕聲說不定還會反過來感激她，簡直是再好不過。

那溪邊又黑又冷寂，她待不住就溜出來了。

她一路走回營地，篝火已經熄滅，柴火七零八落地躺在地上，被風吹散了。樹下只剩她撇下的衣服，一個人都沒有。

「奇怪了，柳大哥不是昏迷了嗎，能去哪裡？」

她四下望去，發現不遠處一叢蓬草簌簌抖動。她靠近些看，突然發覺蓬草背後藏了一團烏漆漆的黑影，險些將她嚇得呼吸停止。還沒緩過來，身旁又憑空傳出一個蒼老的聲音，「殿下……殿下在哪？」

這……這怎麼還有其他活人？

那團黑影抖得更厲害了。淩妙妙看見黑影頭上露出了鳳簪優美的輪廓——原來是端陽帝姬！

她心裡明白了幾分，回頭一看，在清冷的月光下，嘴裡殷切地喚著「帝姬」的那個老頭，半隱在叢林中虛虛地浮著，既沒有腳也沒有影子。

天啊，堂堂端陽帝姬被一隻鬼纏住了。

妙妙走到蓬草背後，一掌拍在端陽肩膀上，嚇得她險些失聲尖叫，猛地回過頭來，臉色慘白如紙。她蹲下身來，眼帶威脅地對她比了個噤聲的手勢，隨後扶住她的肩膀，壓著她趴得更低。眼見是熟人，端陽帝姬驚恐的神色消散了一些。

妙妙對著她的臉左看右看，一把拔出了端陽髮間那根價值不菲的赤金簪子，端端正正插在自己頭上。

端陽死死瞪著她，氣得直發抖。都什麼時候了，淩妙妙她還……

「殿下，您在哪裡？時間不多了，快跟小的來！」這叫魂般的聲音一出，兩人都僵住了。淩妙妙看了她一眼，轉身走出蓬草叢。

「咦？妳幹嘛！」帝姬大驚失色，揮舞著袖子，對她拚命做著嘴形。好不容易才來了個認識的人陪她，她才不要再一個人待著……

淩妙妙被她纏得脫不了身，轉身指了指蓬草叢後面的一小塊空地，嘴唇微啟，臉色格外冷淡，「蹲好。」

端陽的氣焰頓時滅了——淩妙妙是有張小家碧玉的臉，平素行為顛三倒四，怎麼看都是個虛張聲勢的官家小姐，可是今天卻完全顛覆了在她心中的印象。

這人裙子上滿是血，腿上還插著一把匕首，再加上先前那令人毛骨悚然的笑……她如此表裡不一，跟慕聲一樣，無論如何對端陽而言都是恐怖的存在。

妙妙在帝姬無聲的控訴中，逕自走到老頭面前，「本宮不就在這嗎？走吧。」

那怨靈立即頓住，許久才充滿警惕地問，「帝姬……是您嗎？」

開什麼玩笑，連聲音都不一樣……

淩妙妙哼了一聲，「老眼昏花的東西，不是本宮又能是誰？」她伸手撫摸頭上的簪子，珠串聲音又脆又響，劈里啪啦地碰撞在一處，「你仔細看看我頭上的赤金鳳簪，方才那個丫頭戴不戴得起？」

她話一出，那股嬌縱睥睨的氣勢便將這怨靈唬住了。確實，比起剛才那顫巍巍的女孩，眼前這凶巴巴的姑娘似乎更像帝姬……

凌妙妙幸災樂禍地看著老頭的鬼魂。他本就矮小，還佝僂著背，頭頂只到她胸口，氣勢先矮了三分。

非但如此，原著裡還提到，興善寺怨靈因為火災的關係，眼睛都被煙熏壞了。這幫教眾龍蛇雜處，本就是烏合之眾，莫名其妙成了怨靈，也沒幾個怨靈追求上進認真修練，所以除了陶熒，其他人至今全還是眼盲。

不僅盲，而且傻，還是一盤散沙……

端陽在原著裡被這伙人抓走，差點發瘋。雖然主角一行人及時搭救，讓她保住了性命，但腳趾卻被燒傷成了殘疾，後文出場時，脾氣變得越加偏執。

現在由她這個知道劇情的人代為受過，也算是愛護隊友。

況且現在慕瑤那邊，想必此刻陶熒正和柳拂衣大戰八百回合，眼前這些小鬼成事不足……

送到嘴前的肉，有不吃的道理嗎？見他神色猶豫不決，妙妙氣勢洶洶地接道，「本宮不是你們的神女嗎？」

老頭抹了一把並不存在的汗水，神色瞬間恭敬起來，「是……是，神女。」

妙妙在袖中一掏，掏出手絹，攤開露出兩枚黑黑的舍利子，「你看看，這是不是你們的聖物？」

老頭伸手一摸，摸到舍利子的瞬間面容登時扭曲，立即跪地求饒，只差以頭搶地了，「是聖物……是我們的聖物……」

妙妙越發疾言厲色，「我是神女，又有聖物，那你還在這裡猶豫什麼？」她拍了拍腿，「本宮剛才急急追你，摔了一跤，現在腿疼得走不了路，你還不快想辦法！」

那怨靈趴在地上，伸手急急招呼。幾乎是下一秒一陣草葉響動，遠遠地來了一隊小鬼，他們分做左右兩列各四個人，搖搖晃晃地抬著一頂紅色的軟轎，快步跑了過來。

轎子落在她面前，八個小鬼你看看我、我看看你，呲牙咧嘴全都趴在地上。老頭趴在最前頭，神色畢恭畢敬，他小心翼翼地支起手，將簾子掀起一個角，「請請請……請神女上轎。」

軟轎看起來破舊，坐上去卻意外舒適，只是小鬼們抬轎不太穩當，顛得妙妙都有些睏了。

她堅持將簾子撩開一個角，看著沿路飛速向後掠去的夜色。雖然她不認得路，但死背記住路還是必要的。

「殿下切莫著急……」老頭一路飄在轎子旁邊，非常貼心地幫她放下了簾子，「我們馬上就能找到柳公子了。」

轎子裡傳來一聲冷笑，「找什麼柳公子？」妙妙接著道，「我們難道不是去完成儀式的嗎？」

老頭愣了一下，有點反應不過來，半晌後陪笑道，「呃……是是是，殿下說得是。」禁不住往轎子裡偷瞄了一眼，神女不愧是神女，連這也知道……

淩妙妙打了個哈欠，敲了敲軟墊扶手，「快一些，本宮真是迫不及待想要歸位了呢！」

十年前端陽沒完成的儀式，陶熒就算是化成怨靈也依然念念不忘。在長安城故事的結尾，它會用盡各種手段把端陽弄進幻境來，華麗地完成對皇家的報復。

本來它想親自來見證這個歷史性時刻，只可惜慕瑤比想像中難纏拖住了它，打亂了它的陣腳，這邊的事情只好先交給手下的教眾。

轎子有規律地顛著，一陣濃重的倦意襲來。即使妙妙心裡清楚，這怨靈的轎子絕對有詐，還是沒忍住，在昏暗暗的轎子裡睡了過去。

興善寺裡迴盪著輕微的喘息聲。

大殿燃著幽幽燭火，色彩豔麗實為妖物的歡喜佛在兩側地面上分列著，有的尚在如蛇一般蠕動，有的已經碎成了粉末，現場一片狼藉。

九玄收妖塔鎮在高高的大殿橫梁之上，飛速旋轉著，發出一陣陣呼嘯聲。塔下金光直照得彷佛空氣都乾燥起來，不斷有絲絲縷縷的黑氣被寶塔吸入，發出令人毛骨悚然的尖利哀嚎。

柳拂衣手上、衣服上都沾有怨靈之血，此刻全變成風乾的紅蠟——整座大殿中都是怨靈，沒有活人的存在。

沒有先確認慕瑤安全，他已經破平生大例。經過一個時辰沒有休止的殺戮，他立在供桌旁邊，任由九玄收妖塔大開殺戒，仰頭看著那座被熏黑的金身大佛，任由汗水流入衣領，佛像也似笑非笑地看著他。

「柳拂衣……」一個恍恍惚惚的聲音傳來，黑影虛虛地凝出一個人形，定在他背後。因為被九玄收妖塔的金光灼傷，他的臉只剩下一半，顯得更加怨毒恐怖，「捉妖人除魔捉妖，而靈鬼之事當屬陰司，你的手未免伸得太長了。」

柳拂衣轉過身來，「人不犯我，我不犯人。」

「要怪就怪慕家先出手。」怨靈伸出手臂，似乎是指著他的鼻尖，「此事一開始，本是我與趙沁茹的仇怨。是慕家人自恃才高，一而再、再而三加以干涉，我只好……」

他邪佞地笑起來，那笑聲宛如金屬摩擦，讓人起得渾身雞皮疙瘩。

柳拂衣平靜地睨著黑影，「你與趙太妃，有什麼深仇大恨？」

「恨……恨極了……」那黑影飛速地繞過柳拂衣，站到佛像前，似乎在仰頭看著佛祖慈悲的眉眼，「趙氏高門貴女，飛揚跋扈。在家為掌上明珠，入宮即為天子寵妃，綾羅綢緞、錦衣玉食，一聲令下……」他頓了頓，「多少顯貴趨之若鶩，層層壓榨，哪管路有凍死骨。」

這個停頓之間，似乎略過了很多話語。

柳拂衣皺了皺眉，「你曾經是趙太妃的屬下？」他有些疑惑，「據我所知，陶氏居長安郊外，都是手藝人。」

「你說得對。」黑影又怪笑了起來，「陶氏一族從未出過顯貴，代代皆為平民，是十里八鄉遠近馳名的手藝人。」

柳拂衣目露嘲諷，「既是如此，那你為何欺騙趙太妃，說自己來自天竺婆羅門？」

「柳方士猜猜我們陶氏是靠什麼手藝吃飯的？」那黑影不答反問，語氣更加諷刺。

「製陶，製蠟，木工。」小門小戶的手藝只求溫飽，雜七雜八什麼都做。

「你錯了。」怨靈幽幽道，「是製香。」

他從供桌前閃著詭豔紅光的燭火前走過，「陶家主母陶虞氏，最擅長製香。這本來是她從娘家帶來的手藝，自從丈夫死後，製香就變成了陶虞氏養家糊口的唯一手段。」

柳拂衣眉心一跳，心裡已經電光火石地有了猜測，「陶虞氏是你的什麼人？」

怨靈並未作答，陷入了詭異的沉默，許久後才道，「陶虞氏製香，只是為了溫飽一家老小，她過自己的日子，也沒有招惹誰。」

柳拂衣看著他，點頭附和，「也沒有招惹誰。」

「可是趙沁茹，就因為她是高門貴女、天子寵妃，她要信佛，舉國上下都必須心懷虔誠，這是什麼道理？」怨靈的聲音驟然拔高，「一年一次大參拜，達官顯貴肆意搜刮，不顧民怨沸騰……陶虞氏只因為會製香，只因為製的香最好最優，就必須不眠不休趕製三天慶典的特製香篆，還得要說是承了貴人的恩……你說，這又是什麼道理？」

柳拂衣頓了頓，答道，「或許趙太妃給了足夠的賞錢，只是貪官汙吏層層剝削，百姓疾苦……」

「給了賞又如何？」陶熒猛地打斷，半轉過身來，死死盯著柳拂衣，「我們陶氏小門小戶，從不敢攀附此等權貴，只想過自己的小日子，卻連說『不』的資格都沒有。陶虞氏守寡，兒女壯年早夭，一生辛勞；幾個子孫，全靠她一手帶大。因常年忙於製香，雙目熏出頑疾，還得了頭暈的毛病。她熬了那麼多年，家裡好不容易才過上了好日子，本來不用再如此拚命……」

他走近幾步，欺近了柳拂衣，身上的黑氣不住地被九玄收妖塔吸進去，卻似乎毫無察覺，「你知道她被強迫製香時多大年紀了嗎？六十五歲，足足六十五歲。若生在富貴人家，早該頤享天年，可是她卻被趙沁茹的親信強行抓來趕製香篆……她的身體每況越下，大慶前一晚的夜裡，她昏倒在製香房裡，不慎碰落了燭臺……」

柳拂衣閉了閉眼，感到一陣眩暈，「陶虞氏可是死於意外？」

怨靈發出一陣尖利的笑聲，「大火燒了一天一夜，燒死了她，也燒盡了陶虞氏辛辛苦苦攢下的基業……」

他的聲音有些變調了，彷彿沾了溼漉漉的潮氣，「隔日我拉著哭哭啼啼的小六去興善寺討一副棺材，卻發現那裡熱熱鬧鬧辦著大慶。侍衛將我們暴打一頓，扔出寺外，說沒有趕出香篆害趙妃失了面子，沒有究責已是幸運，還敢來討賞錢……」

柳拂衣雙目澄明，定定地望著他，「所以你花了多年假造身分、改頭換面，想盡方法混進宮裡，打算讓趙沁茹的女兒受烈火焚燒之痛，想讓她嘗嘗痛失所愛的滋味？」

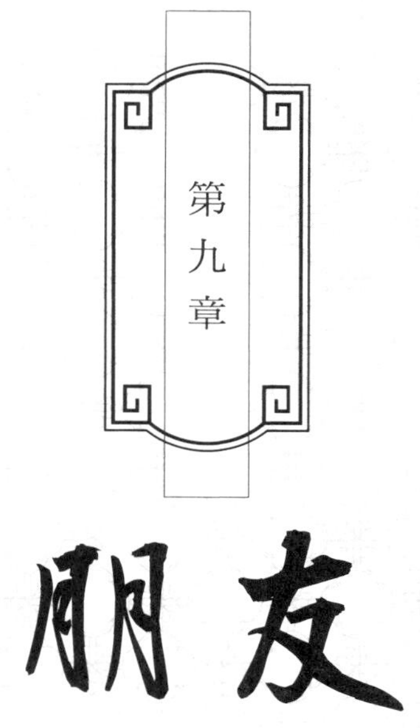

第九章 朋友

HEILIANHUA
GONGLYUE SHOUCE

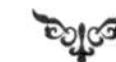

妙妙醒來時，驚覺自己被綁在高高的架子上。不遠處即是熟悉的供桌和佛像，她現在不需抬頭，就能跟佛祖面對面。

抬眼望去，頭頂是一朵巨大的十瓣蓮花彩繪壁畫，花瓣赤紅如血，層層疊疊鋪開，背景幽藍，深沉莫測。腳下堆滿了一捆又一捆的柴火，老頭和一眾其他的怨靈聚在一起商議些什麼，發出唧唧喳喳的聲音。

她現在就像是烤架上的鴨子，看著廚師們討論下一步該用木柴烤還是用碳火燒。

她試著掙扎了幾下，但雙手被牢牢反綁著，腰上也纏了好幾圈手腕那麼粗的繩子，禁錮要多結實有多結實，根本不是鬧著玩的。

淩妙妙額頭上沁出一層薄汗來。

「陶熒師父還沒來嗎？」幾個小鬼偷瞄她，見她醒過來了，惴惴不安，「師父不是說如果這個時辰還等不到他，就……」

另一個小鬼也忍不住了，悄悄地看著老頭，「……就先一步開始儀式。」

老頭佝僂著背，摸了摸鬍子又來回踱了幾個圈。他拿不定主意，想來想去終於下定決心，手一揮，「儀式開始！」

那個被端陽帝姬夢見過無數次的神祕儀式，就在這樣倉促的情況下，毫無徵兆、毫無準備地開始了，在場的所有怨靈紛紛跪伏下來。

「神女——」「神女——」

一時間山呼海嘯，嘈雜聲淹沒了整個大殿。

幾個看起來只有七、八歲的小鬼也爭先恐後地跑過來喊道，「神女！神女！」其中有個還激動地絆了一跤，手上的打火石脫手飛出三米遠外。

淩妙妙見狀無言以對。怎麼回事？一說要點火，你們也太興奮了吧……

打火石「劈啪！」碰撞了一下，一星紅點落在木柴上，隨即烈火「轟」地瞬間向上湧來，一股熱浪如同暴風般直撲妙妙的臉。她死死閉緊眼睛，咬緊牙關。

火舌向上舔舐她鞋底的瞬間，她身上忽然閃爍起一星藍光，一道藍色烈焰在火焰即將吞沒她時倏地包裹了她全身。下一秒，本來燒得很旺的火焰如同被冰凍三尺，猛地熄滅了。

正在歡呼的小鬼錯愕不已，「咦？」

這回換妙妙樂了，「不好意思啊，本宮今天像根溼掉的木柴，點不著火。要不先歇歇，明天再試？」

她敢以身犯險，就是仗著這神奇的護體藍焰。凡傷她性命之物，被這藍焰一燒片刻便死絕，這火刑自然也奈何不了她。

老頭和幾個小鬼對視商量了半天，接著回身朝她一拜，笑出一口破爛了的牙，「神女，既然如此那暫且跳過這火刑，先舉行第二項儀式吧。」

等等，第二項儀式？書裡怎麼沒寫？淩妙妙愣住了。

老頭隨後拍了拍掌，幾個小鬼便抬了個一人高的黑色大盒子過來，「匡噹」地墩在地上。妙妙定睛一瞧，這盒子……好像是……是個棺材。

老頭帶著小鬼們合力將棺材掀開，從裡面抬出個人形的物體來，放到地上。幾個小鬼隨即爬上高高的架子，七手八腳地解開妙妙身上的繩索。妙妙被小鬼架著四肢，飛速地下了地。

老頭指著棺材裡抬出的那個「人」，笑咪咪地說，「第二項儀式，請神女與聖童同修共好。」

九玄收妖塔感應到陶熒的氣息更加興奮，金光四射照得整個大殿燦然生輝。在這樣的照射下，陶熒身上的黑氣飛速消散瓦解著，他一動也不動地盯著柳拂衣，不知在想些什麼。

收妖塔的威力，道上的妖魔鬼怪都心知肚明，一旦柳拂衣放任這只塔吞噬邪靈，不論是妖是鬼都在劫難逃。他就算再負隅頑抗，被消滅也只是時間早晚的問題而已。

豈料柳拂衣伸手一指，收妖塔有些不情願地定在原地，收斂了光芒。他神情嚴肅，

「我讓你把話說完。」

陶熒的怨靈一頓，笑得簌簌抖動，「柳方士不必假意為我主持公道。光明磊落的捉妖世家家主慕懷江，竟然以鎮鬼封印之術幫助皇家掩蓋醜事，現在慕瑤又主動插手陰司之事，想要再次殺滅我們這些冤魂。你們捉妖人，不都是這種貪慕虛榮、恃強淩弱之輩嗎？」

柳拂衣向前一步，「我不瞭解當年之事，只是慕瑤此次前來是受趙太妃玉牌所令，別無選擇。」他看著眼前殘缺不全的怨靈，「陶熒，你要為陶虞氏報仇照理說我不該干涉，可是你也不該蠱惑這麼多教眾自焚，又意圖謀害端陽帝姬，他們都是無辜之人。你既然選擇這麼做，我與瑤兒必定要出手對付你。」

他伸手比劃，九玄收妖塔受命飄到了二人頭頂，下一秒就要迸發出強烈的金光。他的手因焦急而有些發抖，「你的仇怨自有陰司決斷，我現在要你告訴我，瑤兒在哪裡？」

陶熒詭祕地望他許久，低低一笑，「我不會告訴你。柳拂衣，痛失所愛的滋味如何？」語尾未落，那個殘缺不全的黑影瞬間化為一團黑氣，向上一竄直奔塔身而去。

柳拂衣臉色煞白趕忙翻手收塔，但塔身光芒萬丈，已將自投羅網的怨靈吞吃乾淨。他收回九玄收妖塔，慌亂地將變回小木塔的神器抖了半晌，終究也只是徒勞。

他有些心神不穩地四處張望，陶熒竟然寧死也不願意說出慕瑤的下落。

「哥哥……」

佛殿內輕輕一聲響，柳拂衣回過頭，眼見是個七、八歲大的小女孩，披散著一頭黑髮，拽著他的衣角仰頭看著他。女孩沒有腳，是個年紀極小的小鬼。

她拽了拽他的袖子，怯怯道，「我知道那個姐姐在哪裡，你隨我來。」

小小的怨靈身著嶄新的綾羅綢緞，手腕上戴著層層疊疊的金飾，個頭只到柳拂衣腰際。

柳拂衣跟著她往殿外走，「妳也是教眾嗎？」

小鬼回過頭來，臉上一雙烏黑的眼睛，「阿娘說，我和帝姬殿下同年同月同日同時生，是天大的福氣。因為我有福氣，趙妃娘娘才選中我，讓我代帝姬做神女。」

柳拂衣心裡一梗，端陽是無辜的，可是眼前這個代她受了火刑而死的民間女孩，又犯了什麼錯？

他柔和地牽住了她小小的手，「痛嗎？」

小鬼瑟縮了一下，似乎有些害怕。她低下頭去想了半晌，只是有些畏懼地接道，「哥哥，我為你帶路是有條件的。」

柳拂衣一怔，隨即問道，「妳想要什麼？」

「你出寺後可以轉告我阿娘一聲嗎？她弄丟的那支繡花針是我藏起來的，藏在褥子底下。她總是半夜點著燈刺繡，阿爹說多少次她都不聽。我走的那天，她還在找。」

柳拂衣沒料到是這樣的回答，良久才點頭，「好，我幫妳告訴妳阿娘。還有什麼話？我一併帶給她。」

小鬼又想了想，衝他笑道，「告訴我阿娘，我做神女啦。在天上住最好的房子，睡最軟的床，還有小丫頭給我掃院子。」

柳拂衣怔了許久，點了點頭。當年那齣偷天換日，趙太妃必然斬草除根。十年已過，物是人非，不知滄海變桑田。

女孩停下來，指了指遠處。眼前是一處極高的架子，上面綁著一個身著抹胸、刺繡短裙，手腕和腳踝套著層層金飾的少女。她穿著暴露，露出白皙的手臂和大腿，長髮披散，驟然望去幾乎像是那妖冶的歡喜佛成了真人。

慕瑤如此驕傲的人，被打扮成這般模樣懸起展示，不知道受了多大的委屈。

柳拂衣回頭望著小鬼，「我不收妳，妳自行前去陰司備案，知道嗎？」

小女孩歪頭看了柳拂衣，有些好奇地敲了敲他手中的木塔，「陶熒師父在裡面嗎？」

柳拂衣急忙將塔收回袖中，「他的冤屈自有專人處置，但他有罪過，就要付出代價。我的收妖塔，只收罪有應得之人。」

他在似懂非懂的小女孩背後貼了一紙引路符，望著她被符紙操縱而去。柳拂衣嘆息一聲，飛身靠近架子。慕瑤不省人事，嘴角還有未乾的血跡。

他將繩索解下來，將她攔腰抱起落回地上，心急如焚道，「瑤兒，瑤兒？」

慕瑤隱約睜開眼睛，瞧見他的臉，還未言語，眸中率先閃過一絲哀意。

柳拂衣捧著她的臉，說話很輕，唯恐嚇著了她，「我來晚了，瑤兒，我來晚了，對不起。」

慕瑤喉頭一哽，眼淚不受控制地流了下來。柳拂衣將她抱在懷裡，在她背上拍了拍，「別哭，沒事了。」

慕瑤想到自己身上的衣物不妥，偏偏這樣的狼狽和屈辱全都被他看見了，一時間委屈、羞惱、痛苦全部交雜在一起，掙扎起來，柳拂衣卻將她抱得更緊。

「我知道妳在想什麼。」他非常平靜地說，「妳這個樣子很美。」

二人狼狽地坐在地上，全無神雕俠侶那麼多年的光鮮和瀟灑，可是他們從未感到任何一個時刻比此刻離得更近。

他放開她，定定望她的眼睛，不知道在想什麼，許久才開了口，「瑤兒，妳悉知我的心意，我此生都不會再離開妳。」

慕瑤怔住了，眼淚流過她蒼白的面頰，她看著柳拂衣對著手心裡的小木塔道，「我柳拂衣對九玄收妖塔起誓，再也不會讓慕瑤受這種委屈。」

她看著他宛如盛著驚濤駭浪的眼睛，內心如同被重擊一般，一股強烈的暖意席捲而來。她徹底放下心，依在他溫暖的懷裡。

如果她是一隻漂流的船，那現在才真正擁有了港灣。

慕聲幾乎是與柳拂衣同時出發，選擇了同樣距離的近路，但這一路上卻格外坎坷。至陰體質，專門吸引妖魔鬼怪，再加上此前兩次放血使用反寫符，對邪物來說，簡直就像是飄香萬里的火鍋。每走幾步就有怨靈攔路，就連樹林裡的黑蝙蝠都衝著他猛拍翅膀。

三日之內，他已經用過一次反寫符，如果不加節制極易走火入魔。因此他只能一路走一路老老實實地斬殺邪靈，幾乎用完了身上所有的符紙，靠著兩支捉妖柄和炸火花硬生生開闢出了一條路。

待他精疲力竭闖入興善寺，寺中只剩一片狼藉，沒有活人的影子。

橫梁斷裂斜在地上，瓦片墜落四周，供桌上的兩根紅燭燃到了盡頭，沿著桌子流下幾道血紅色的燭淚。昏黃搖曳的燭光照著滿地泥濘，所有的怨靈要不神形俱滅，要不四散逃竄，顯然是經歷了一場惡戰。

四周安靜極了。慕聲向前走了幾步，環視四周，他來遲了嗎？

遠遠地有個長髮的小鬼飛快掠過他，臉上寫著驚惶。被他伸手一拉，這才停了下來。

「好險好險，太快了。」那女孩拿袖子擦擦額頭，滿臉虛驚。

他的目光落在小鬼綾羅衣服上的一抹黃——她背後貼了一紙引路符，所以不受控制地往符紙指向的地方去，但這符的威力對她這種小鬼太大了些，因此跑得飛快難以駕馭。

慕聲神情複雜地望著符紙上那熟悉的筆法，一時間不知該恨還是該慶倖。柳拂衣醒了，還來過了？

「哥哥……」小女孩仰著頭，烏黑的眼睛好奇地盯著他看，「你也是來救那個姐姐的？」

慕聲看她一眼，驟然轉身，頭也不回地離了寺，袍角掀起一陣冷風。

眼前漆黑的人影越來越近，她幾乎能嗅到他身上一股火燒的焦臭味，濃郁地撲面而來。

凌妙妙確定這是個人，一個幾乎被燒成碳的死人。

「等等，等等，放開我——」凌妙妙的四肢被小鬼抓著，拚命掙扎起來，「聖童又是什麼，你們不給本宮解釋解釋嗎？」

老頭做了個手勢，小鬼們將她扶了起來，坐在一旁。

「神女有所不知，這聖童跟您一樣也是天定之人。天地初分，陰陽調和，有陰就有陽……」

凌妙妙忍無可忍，「說簡單點！」

老頭愣了一下，開始摸著鬍子笑咪咪道，「意思就是，神女與聖童缺一不可，陰陽調和才能貫通天地之氣，神女聖童雙雙歸位，永登極樂……」

狗屁不通，胡說八道！凌妙妙心裡升起一股異樣的悲憤，這「聖童」也不知道是哪個可憐的路人，被活生生燒成這樣，連屍首也不得入土為安。

陶熒當真是與皇家有血海深仇，想出這麼多花樣來折騰端陽，就算不死也要狠狠凌辱她，真是令人嘆為觀止。

妙妙看著老頭的臉，尷尬地指了指那具焦屍，「那個……你們看，這個『聖童』已經先行……先行涅槃了對吧？本宮這個神女還沒受火刑，現在就同他……同他圓房，本宮真是有些自卑。」

幾個小鬼圍坐在她身旁，聞言面面相覷，紛紛點頭，不知唧唧喳喳在說些什麼。

老頭面上一怔，眼珠轉了轉又笑道，「神女天賦特殊命格，與聖童天造地設，無需自卑。」他打了個手勢，幾個小鬼再次緊緊拉住她的手臂，幾乎將她架了起來，就要往那屍首上按，「良時有限，神女抓緊時間啊！」

凌妙妙簡直快哭了，「等……等一下！」

慕瑤被安頓在梧桐樹下，身上蓋著柳拂衣的衣服，雙眸緊閉。重新燃起的篝火照應著一旁柳拂衣溫柔的臉，他在她身上輕輕拍了幾下，看她睡熟了，這才滿臉憂慮地抬起頭來。

樹幹上的鎮鬼符紙，連帶著端陽帝姬都消失了，還有一個凌妙妙不知所蹤。

這幾日，他們只靠著一點隨身的乾糧和幻境中的溪水度日，這種時候與隊友失散是一件非常危險的事。如果不及時找到她們，後果不堪設想。

他站起身來，在可以看得到慕瑤的範圍內四處尋覓，最後在一叢高高的蓬草下面，發現了抱著膝蓋睡著了的端陽帝姬。

「殿下……」他輕輕碰了端陽的肩頭，她宛如驚弓之鳥，幾乎立刻蹦了起來，待看清了他的臉，這才疲軟下來。她帶著滿腹的委屈和驚恐，一頭鑽進柳拂衣懷裡放聲大哭，「柳大哥，你總算回來了……」

慕聲一路行色匆匆地趕回紮營處，臨近梧桐樹時他放慢腳步，先一步走進了密林。

永遠的黑夜令人煩躁，那一輪又大又圓的月亮宛如從紙上剪下來的，冷冷清清沒有一點生氣。溪水冷冷作響，叮叮咚咚如同少女的歌唱，落葉在他腳下喀吱喀吱地破碎，他越走越快，沒有刻意地隱藏腳步聲。

枝頭上的鳥雀受了驚，振翅飛離枝頭.,溪邊空空蕩蕩，只有倒映著粼粼月光的溪水，沖刷著長滿青苔的大石。

不是叫她在這裡等嗎?他低頭，地上小小一攤凝固的血已經變成黑色，藏在斑駁的枯葉之間。他死死盯住那攤血跡，僵硬地站了片刻，轉身飛快折返。

他剛回來，就看見一對男女摟抱在一起，遠遠的樹下，臉色蒼白的慕瑤一個人躺著。

「阿姐?」

慕瑤躺在火堆旁邊，睫毛上凝結了一層霜，呼吸平穩。他蹲著俯視她的睡顏，像是有誰伸出冰涼的手給他順了順氣，心中安定了一些。

但也只有這一瞬間，他很快又煩亂起來。視線環繞了一圈，沒見著熟悉的人影。

這種煩亂幾乎是立刻變成難以控制的戾氣，他幾步跨過去一把將柳拂衣拉開。先看他一眼，又轉向正哭得梨花帶雨的端陽帝姬，語氣冷淡，「柳公子，現在不是抱美人的時候吧。」

柳拂衣皺了眉，「阿聲，你誤會了，我……」

他的話頓止，柳拂衣發現慕聲由上而下睨著他，那是個格外古怪的眼神，充滿敵意而飽含戾氣，「你為什麼傷害凌妙妙？」

「妙妙？你見過她了？」柳拂衣愣住了，許久才捋順了這話中的意思，滿臉震驚，「你說我……」

慕聲一動也不動地盯著他，眼神充滿了壓迫感，嘴唇輕啟，「那把匕首不是你的嗎？」

柳拂衣看著他想了許久，才反應過來「匕首」指的是什麼，再向前回憶，他似乎在救人時把匕首交給了端陽帝姬，此後一直沒有收回來。他下意識地看向身旁的端陽，恰巧看到她慌亂的一張臉。

慕聲順著柳拂衣的目光，轉頭望著端陽，那神色讓端陽打了個寒顫，不禁向後退了幾步。

天家公主驕橫跋扈慣了，想要什麼都是直接拿來，偏偏凌妙妙與她喜歡同一個人，又不像慕瑤有術法傍身，自然是想怎麼欺凌便怎麼欺凌……

「是妳刺的？」慕聲的眸子沉成了危險的黑。

「我……我不是故意……」她慌亂之下，語無倫次。

柳拂衣看著他們二人一個眼見刀光，另一個嚇得臉色慘白，一時有些急了，「到底怎麼回事？妙妙怎麼了？」

端陽戰戰兢兢，兩腿發軟，不敢直視慕聲烏黑的眼睛，只得看著柳拂衣，語氣中充滿懊悔，「我……我和她鬧著玩的，我也沒想傷害她，只是想嚇唬她一下。誰知道她自己撞上來，就……」

柳拂衣感到一陣微風颳過臉頰，還未等他反應過來，慕聲已經橫出一隻手，掐向了端陽的脖子。他幾乎是扼住她便瞬間移動了數步，狠狠將她撞在樹上，那雙水潤潤的眸子，毫無波動地凝視著她，「人呢？」

端陽的眼睛瞪得極大，她的臉立即因充血而漲紅，她張了張嘴卻沒能發出聲音。

柳拂衣這才意識到，眼前的慕聲竟然是真心實意要動手，如果他再不出手阻擋，這少年就真的要把端陽帝姬給弄死了。

「阿聲！」他幾乎是立刻衝過去將慕聲拉開，有些失態地大吼，「你瘋了嗎？」

他驚出一身冷汗。慕瑤這個弟弟一向只在姐姐面前乖巧，待旁人稍顯冷漠，這點他是知道的；他也知道慕聲頗有些脾氣，不能被人惹急了。可是他萬萬想不到這少年會突然做出這種出格的事，事情發生的太急太快，直到此刻他還是覺得有些不真實，簡直像做夢一樣。

端陽癱坐在地上，顫抖著縮成一團，驚魂未定地捂著脖子，目光呆滯地咳了起來。她從小到大養尊處優，別說被掐著脖子，誰敢大聲對她說一句話，都會被拖下去杖斃。就算是那些恐怖的惡夢，也沒有像剛才那樣，讓她如此近距離感受到死亡的氣息。

慕聲將柳拂衣的手拂下來，似乎是勉力控制住了自己，冰涼地看他一眼，「攔我做什麼?我在問話。」

柳拂衣終於覺得有必要替慕瑤管教一下這個弟弟了，他幾乎是瞪著他低斥出聲，「有你這麼問話的嗎!」

「柳公子——」慕聲看著他，嘴角上勾滿是譏誚，眼裡沒有一絲反省的意思，反過來興師問罪道，「你先前與淩妙妙形影不離，現在連她的人也看不住，還來管我如何問話?」

「你……」

慕聲轉過身去，俯下身來冷淡地看著發抖的端陽帝姬，嘴角的笑收了起來，「淩妙妙人呢?」

端陽的淚珠滴滴答答直往下墜，睫毛拚命抖著，使勁遏制著自己的抽泣，「在……在那叢蓬草旁邊，遇見……見一隻鬼，本來叫的、的是我，沒想到她、她替我、替我去，坐上一頂紅色的轎子，往、往那邊去了。」

又是轎子！柳拂衣猛地一愣，無限擔憂湧上心頭。

慕聲聽著，烏黑的眼珠微微一轉，腦海裡不受控制地浮現出少女蒼白的臉，一瘸一拐的身影，滿額頭的汗水打溼了眉毛。

自作聰明。流了那麼多的血，想必被刺得很深，走也走不了，更何況是從陶熒那裡逃出來。就這樣還敢不自量力，替別人出頭？

知道她性命無虞，但性命之外的事呢？慕聲眉頭輕輕一壓，身形一閃向外飛掠而去，黑色的衣角如過境的颱風。

他忽然覺察到柳拂衣跟了上來，眼中頓時閃過一絲戾氣，一個炸火花毫不留情直炸身後，喝道，「給我回去看著阿姐，她若出事，我唯你是問！」

那火花差點炸在柳拂衣臉上，他猝不及防，不得不後退幾步躲避開來，等雲消霧散，慕聲早已經消失了。

他十分驚愕地站在原地，心想今晚的阿聲簡直瘋了。

「等一下！等一下啊！」淩妙妙使勁掙扎，努力不要挨近那焦黑的屍體，出了一身汗，「本宮……本宮才見到這個，這個聖童，你們能不能先讓我跟他熟悉熟悉——」

她甚至懷疑，可憐的聖童能不能承受她的重量，會不會一碰到焦炭，就直接碎成渣了？

可是那畢竟是人肉組織纖維，不是碳啊……妙妙這樣一想，鼻尖焦臭的味道更加明顯，胃即刻翻騰起來令人頭暈目眩，只能強忍著沒有吐在屍體上。

「陶熒師父那邊沒有消息，會不會是出事了？」一個小鬼怯怯地問，「他說過會來看儀式的。」

老頭的臉色猛地陰沉下來，轉過身死死瞪著拚命掙扎的淩妙妙，語氣也陰森森的，「還不快些？」

「神女，得罪了。」小鬼在她耳邊輕輕一笑，猛然握住她腿上的匕首刀柄向下壓。

「呀啊！」一陣猛烈增加的痛楚令她雙膝一軟，直接跨坐在焦炭上，痛得弓起了脊背。

這痛苦減輕模式真的不是開玩笑嗎？為什麼還是這麼痛……又或者說，如果不開啟這個減輕模式，她早就在沒有麻醉藥的情況下昏過去了？

眼冒金星中有人壓著她的腦袋，眼前一張焦黑的臉越靠越近，冷冷地瞪著她，焦臭外還浮出一股百轉千回的腐臭味——

「不要……」妙妙咬牙仰著腦袋，心中咆哮道，系統、系統，快給我打開護體藍焰啊！

然而什麼也沒有發生，她感受到汗水順著耳廓滴下去的冰涼觸感，耳側全是小鬼們熱情高漲的助威吶喊，亂七八糟響成一片，彷彿此刻不是在圓房，而是在舉行運動會。死小孩，不學好……

「撕啦——」忽然背上一涼，她身上的衣服被撕了個大裂縫，露出短短褻衣下沒遮住的光潔後背，歡呼聲又猛地高了一浪。

「撕啦——」又是一塊。淩妙妙目瞪口呆，這撕衣服的劇情，她怎麼記得是發生在慕瑤身上的……憑什麼她也得經歷這樣的劇情啊?!

耳畔猛然一陣尖嘯，像北方冬天的寒風吹過鋁合金窗，從縫隙擠出來時會發出的聲音。淩妙妙被這聲音刺得一陣耳鳴，忍不住皺起了眉頭。

熱鬧的歡呼猛然高了幾個八度，突然變成了尖叫，尖叫劃過她耳畔直刺耳膜，又是一陣耳鳴……感覺到原先緊緊拉著她手臂的桎梏一鬆，她下意識地往旁邊一滾，急忙遠離了「聖童」的身體，慌亂中還踩了他幾腳。

「聖童」比想像中結實，竟然沒有碎成渣。只是被她踩得扭曲變形，接著又彈了回來，冷冷地看著她。

媽呀，真可怕……她閉著眼睛，繼續向旁邊滾，這次碰到了什麼溫熱的東西。那東西向上一撈，把她整個抱了起來。

似乎是誰的手，無意間貼住了她撕裂的衣服下光潔的肚皮，引得她起了一身雞皮疙瘩，尖叫著踢腿，「放放放開！」

那人被她搞得左搖右擺，只好蹲下將她扔回了地上，「別喊了，閉嘴！」

這聲音格外清晰，迴盪在大殿裡。她這才意識到耳邊一片安靜，彷彿之前小鬼們嘈嘈雜雜的吶喊都是一場惡夢，而此刻正是惡夢清醒時的寂靜時分。

她抬起頭來一看，看到了一雙熟悉的黑眸。慕聲眉梢眼角帶著詭異的豔色。他眼角通紅，紅得幾乎像是畫了個淺淺的桃花妝，那雙秋水般的眼睛純粹得宛如兩丸黑水銀。

照理說，三日內他不能再碰邪門歪道。可是甫一進來，就看到妙妙衣服被撕裂的瞬間，暴露出來的一抹雪白的脊背，刹那間刺痛了他的眼睛。

他心裡冷靜地浮現出一個念頭，必須立刻讓它們消失，用收妖柄一個一個打太循序漸進，他等不了。

他下意識摸向袖口，袖中竟然沒有剩下攻擊類符紙，這就如同殺戮正酣的將軍找不到趁手的兵器。他在幾乎鎮靜的盛怒中，胡亂將手伸到背後，將髮帶狠狠一鬆。

幾乎是立刻，他便後悔了，可是他既已出手就沒有回頭的餘地。這些怨靈本就是鬼，經了這一遭，現在估計已經神形俱滅。

三日之期不可違，他偏偏違了最嚴重的一條。方才他越殺越興奮，幾乎在沖天的戾氣中失控，起了吞食天地的欲念，直到一聲慘烈的尖叫將他驟然驚醒。

淩妙妙躺在地上，邊叫邊死命踹著一具焦屍。這聲音將他一點點誘過去，待他勉力克制自己的神智，才將她抱起來，她又撲騰起來，對著他的耳朵尖叫了好一陣。叫得他滿身黑雲退散戾氣頓消，腳踩上實地，徹底回了人間。

淩妙妙愣愣地望著慕聲，沒有想到她還能有讓黑蓮花親自來救的一天，這簡直是……

她磕磕絆絆地吐出幾個字，「子……子期……」

不過，她怎麼覺得才一會不見，他長得跟原來不太一樣了呢？

慕聲也望著她的臉。妙妙現在鎮定下來了，杏眼裡倒映著水色，意外裡帶著幾分委屈，一眨也不眨地瞪著他，滿臉不敢置信地叫他的名字。

她委屈什麼？是因為來的人不是柳拂衣？

他垂下眼簾，諒她剛剛受驚，刻意收斂語氣中的寒氣，「是我。走吧。」

沒想到下一秒，就被人結結實實抱了個滿懷。少女的手臂緊緊摟著他的脖子，似乎將所有重量全部交給了他，這才放縱了情緒，「我、我一直等你……沒想到你真的會來……」

他感覺到脖頸上一陣熱乎乎，隨即變成溼漉漉，淩妙妙哭得好傷心。剛才差點就和屍體抱在一起，嚇成那樣也沒有哭，想必眼淚全憋到現在。

妙妙像個羽絨被子裹緊了他，又熱又輕柔，煽動了他所有渴望瘋狂的邪性。他伸出手，想拎著她的衣服將她扯開，觸到她光滑的肌膚才想起衣服已經被撕破了，他這個動作好像不懷好意，只好硬生生改成了輕輕一拍。

感覺到黑蓮花一反常態的乖巧任她抱著，還好心地拍背，淩妙妙在無限感慨中放縱自己哭了個爽快。

啊，太爽快了，這麼多天的壓力好像都在這幾分鐘宣洩一空，心情大好。

慕聲突然感覺懷裡一輕，隨即是一陣空虛的冷。她已經擦乾眼淚，自己掙扎著爬了起來，非常自覺地躲到一邊，帶著濃重的鼻音道，「對不起。」

他也跟著站起來，大殿裡昏昏暗暗，剛要開口地面便是一陣輕輕的搖動，如同小規模的地震。

淩妙妙震驚地望著地面，一瘸一拐地走到他身邊，表情相當不安。

「陶熒死了，幻境也即將崩塌，準備出去吧。」他望著她破破爛爛的裙子上乾涸的血跡和那把匕首，猶豫了一下，彎下腰撐住膝蓋，飛速道，「得快走，妳上來。」

淩妙妙瞪著通紅的眼，茫然地望著慕聲。

「妳那樣走，我哪還能等。」他似乎有些惱怒，「又不是第一次了，快點。」

淩妙妙懷著奇妙的心情趴上去，連腿疼都有些忘記了，在他耳邊問道，「哎，你吃飯了嗎？」

老毛病又犯了，碎碎念廢話多，哪壺不開提那壺。

妙妙對他的沉默不以為意，另起了話頭，「救回慕姐姐了？」

「嗯。」

「她沒事吧？」

「嗯。」慕聲頓了頓，睫羽輕顫，突然問，「阿姐真是被那黑影擄走的？」

妙妙一時語塞，「也……也差不多。」

「差不多是什麼意思？」

「就是……」她聲音小小的，還有點不服氣，「就是追著黑影跑走的。」

「那妳跟我胡說什麼？」

他扭頭看她，想在這張沒心沒肺的臉蛋上面找出點合理的畏懼，卻只看見她眨著一雙黑白分明的杏眼，無辜地瞅著他看，「我就是想叫你快點去啊，別磨磨蹭蹭的。」

世上怎麼會有這種人？聯想到端陽帝姬的臉，慕聲眉間閃過一絲戾氣，冷淡地補了一句，「以後若不想早死，少管別人的閒事。」

「這怎麼能叫閒事呢？」妙妙笑嘻嘻地戳戳他的肩膀，戳得他直皺眉頭，「我素來膽大，也沒有怎麼樣嘛。現在不是正好？皆大歡喜。」

膽大……他心內冷笑一聲，剛才不知道是誰尖叫得房頂都要掀開。

地面一陣一陣的震顫，間隔的時間越來越短，震顫的幅度越來越大。

慕聲忽然停了下來將她放在地上，撩擺蹲下身子，將她受傷的腿撈起來放在自己膝上，開始盯著刀鞘上的寶石看。

「你幹嘛？」凌妙妙寒毛倒豎，警惕地護住匕首，「這可不能亂拔啊慕子期，會出人命的……」

他輕飄飄地答道，「這刀柄總是碰到我，撞得我腿疼。」

妙妙臉色蒼白，「你能不能將就忍一下，不能因為你不舒服，就……就要我的命吧……」

語尾未落，慕聲一指頭伸進了她嘴裡，帶著指尖上甜膩膩的血。下一秒，她的雙手手腕被他一手緊緊捉住，他另一隻手毫不拖泥帶水，「唰」地拔出腿上的匕首。

天啊！凌妙妙眼睜睜地看著自己的血沖了出來，但竟然奇蹟般地沒感覺到一絲疼——

慕聲的動作快得令人眼花繚亂，一紙止血符「啪」地貼在她傷口上，她這才感覺到一陣若有似無的癢。

止血符貼得快狠准，血沒有成噴泉，一切風停浪止。

妙妙腦子想的卻是，捉妖人不是有這好用的止血符嗎？宛江船上那次，他居然放任自己流血不加處理，這個自虐狂……

慕聲抬眼望著她，「疼嗎？」

妙妙嘴裡還留著一抹未散的甜，下意識答道，「不……」

慕聲忽然笑了，漆黑的眼眸中閃爍著惡劣的笑意，「早知道該讓妳疼一下。」

他不再言語，拉住她的手臂，將傻透的淩妙妙一甩背在背上。手腕一個用力，那拔下來還沾著血的匕首便斷成兩截，刀刃落在腐爛的枯葉中閃爍著寒光。

刀柄還被他握在手裡，淩妙妙聽見一陣窸窸窣窣的響動，原來是他用力捏碎刀柄，上頭鑲嵌的寶石紛紛掉落，劈里啪啦一路落在草叢中。最後他手一鬆，將千瘡百孔的刀柄也丟掉了，兩隻手堪稱優雅地拍了拍，似乎嫌惡地想拍掉手上骯髒的灰塵。

她望著落葉中那些閃爍的光點漸漸遠去，安靜了好一陣。聽到樹梢上傳來偶然的鳥鳴，才輕輕開口，「子期呀，我們算不算朋友？」

慕聲的嘴角勾起一抹譏誚，「我從來沒有朋友……」

背上的少女猛地笑了，一股熱風吹過他的耳朵，她狡黠地閉上眼睛，「嗯，我知道，你就只有一個姐姐。」

慕聲聽著她的話語，一時間微微失神。人生在世，他什麼都不曾擁有，就只有、只有一個姐姐嗎……

「那就不算是朋友囉……」她接著道，笑著摟緊了他的脖頸，幾乎讓他誤以為那是個十分親暱的撒嬌。

她的聲音很甜，帶著十足真誠誇讚，「其實你真的很好，不需要朋友也很好。」

她說完了，毫不在意。甚至趴在他背上睡了一覺又醒來，一會玩他的頭髮，一會又戳他的領子，弄得他屢屢分神，不勝煩擾。

「太無聊了，我唱個歌好不好？咳，咳，『沂蒙山的妹子唷……』」地板突然一個猛晃，高亢的嗓音驟然截斷，「哎呀，怎麼又地震了？」

月光很亮，如遍地銀紗。

他在這世上游離於溫情之外，幾乎獨存於世。可是現在的確有一個人，除了慕瑤之外，比旁人都離他更進一步。他最初激烈反抗，恨不得殺之後快，現在似乎變成坦然接受。

慕聲隱約感到，這段路是他自願放慢腳步走的。沒有姐姐和柳拂衣，沒有慕家，沒有趙太妃和玉牌，他即使負重竟然也可以這樣輕鬆。

這樣的暖，貼得這樣緊……不想放開。

端陽帝姬從幻境回宮便大病一場，不知是因為精疲力竭，還是受驚過度的後遺症。她高熱不退的這幾天裡，佩雲寸步不離地守著，每隔一個時辰，便用冷水給帝姬擦身降溫。

鳳陽宮簾櫳微動，一個玄色衣袍的身影默默走了進來，摒退侍奉的宮女，站在端陽的床邊。佩雲看到了他的影子，手上的動作不禁一頓。

「她好些了嗎？」

佩雲低眉，「回陛下，帝姬殿下的燒已經退了。」

「那便好。」天子望著她纖瘦的側臉，本該纖纖的十指上，因為受刑留下了數道猙獰的疤痕，他頓了頓開口，「佩雲，是朕不好，委屈了妳。」

佩雲低著臉飛快地搖搖頭，一點點露珠似的淚水也跟著被甩掉了，「奴婢沒事，不怪陛下。」

誰叫她所愛之人偏是九五之尊，縱然守在御前也是雲泥之別。她除了低進塵埃，受他所托照顧好他的親人，還有什麼別的辦法？

天子的手覆了上來，握住她冰涼的手，帶著無限憐惜，「佩雲。」

她猛地一顫，他的手已經鬆開，那尊貴挺拔的身影轉身離開鳳陽宮，「敏敏嬌縱了些，但是個好姑娘，看顧好她。」

傷筋動骨一百天。雖然系統不可能讓她真的傷筋動骨，淩妙妙還是在主角一行人的要求下在皇宮裡休養了三個月，遛鳥喝茶看戲，過得相當愜意。

這三個月裡，長安城、興善寺、陶熒和檀香的所有前塵往事全部塵埃落定，淩妙妙倚在床上，興致勃勃地聽慕瑤和柳拂衣對話。

「當年陶虞氏守寡之後，就成了陶家的主母。她自小有著超群的嗅覺，將娘家的製香本領帶到陶家之後發揚光大，開了家香料鋪子兼製香篆，在本地小有名氣。」

慕瑤坐在淩妙妙床畔，低眉拿著匕首削蘋果，削著削著將蘋果鏤雕成了隻小兔子，遞給淩妙妙。

妙妙眼睛瞪得銅鈴般大，滿心歡喜地接過來，左看右看幾乎捨不得吃，「哇，謝謝慕姐姐！」

慕瑤微笑頷首，與搬了凳子坐在一旁的柳拂衣對視一眼，神情無限恬然。每次生離死別之後的平靜日子，都是兩個人心照不宣的甜蜜。

「陶虞氏生了兩子一女，但身體不好都沒活過二十歲，只留下零零星星幾個孩子，她年近半百還在忙著拉拔孫子。陶熒是陶虞氏長孫，從小幫她打雜，幫她打理香料鋪子，陶熒之下還有幾個弟弟，其中有一個孩子繼承了奶奶靈敏的嗅覺，最得陶虞氏喜歡。這個男孩排行第六，出事時剛滿十二歲，還沒有大名，家裡人都管他叫『小六』。」

妙妙捧著蘋果靜靜地問，「『小六』就是陸先生嗎？」

慕瑤點點頭，無聲地嘆息，「陶熒痛失至親，又遭侮辱，立誓要報復趙太妃、報復皇家。可是最終也沒能傷害端陽，反倒將自己的性命搭了進去，心有不甘化成了怨靈。他托夢給十年已長大成人的弟弟，兩人時隔多年裝神弄鬼，再次聯手完成了復仇。」

「『陸』即是『六』，他即使隱姓埋名，也沒有忘記自己是陶家後代。」

「那佩雨……」

「佩雨在進地牢第二日就自盡了，陸九知道此事，萬念俱灰。」慕瑤幽幽道，「這件事情裡，最無辜的當屬佩雨。

「陶虞氏意外身亡，大火燒掉陶家的香料鋪子，陶家便散了。陶氏幾個年少的孫輩流離四方，陶熒獨自北上，其餘男孩投奔了親戚鄉鄰，剩下一個還沒長牙的女孩沒人要，被小六抱著去了江南。他在南方經歷了非常艱難的一段日子，從香料鋪子的跑腿伙計做起，花了很長時間終於開了自己的香料鋪，這期間他一個人養大了妹妹，把她養成一枚復仇的棋子。」

柳拂衣嘆息一聲，「隨後小六帶著攢下的積蓄和妹妹一起來到長安，兩人分頭行動。他開了一家沉香居，妹妹進了宮，想盡辦法做了鳳陽宮的侍女……這個女孩入宮前也沒有名字，因排行第九就取了個賤名九丫頭。」

陸九陸九，九丫頭的那一份，小六代妳一起活。

妙妙靠在床頭，有些心情複雜地看著地板，「雖然我們是趙太妃叫來的，但我總覺得陶家走到今天這一步，跟皇家脫不開關係……」

柳拂衣伸手摸了摸她的腦袋，輕聲安撫，「冤冤相報何時了？好在郭修還算有點用，為陸九求了個無罪釋放——捉妖人行走四方，見多了這世間的不平事，只能盡我們所能求問心無愧。」

慕瑤接道，「等我收回玉牌，我們就與趙太妃再無瓜葛。拂衣會送陸九回江南，仔細勸他過好後半生。」

二人默契地站起要離開，柳拂衣替她拉了拉被角，「好好修養。」

凌妙妙笑得乖巧，「知道了。」

待門一關，她立刻像彈簧一樣從床上跳起來，活動筋骨做伸展操，舒展被勒令躺在床上憋壞了的身體。

慕聲推門進來時，看到少女穿著中衣、長髮披散，在屋裡又蹦又跳。腿腳俐落精神飽滿，一點傷患的樣子也沒有，反手將門重重一關，「妳在幹什麼？」

凌妙妙正跑得臉上發紅，被撞了個正著，一時間張口結舌，「我——」

慕聲勾唇，滿眼都是譏誚，「我知道，凌小姐這幾日不能晨跑，憋得走火入魔了。」

妙妙訕訕退了兩步躺回床上，拉開被子把腿一蓋，臉上露出了愁苦的神色，「唉唷，剛才沒注意腿好疼。」

慕聲一步步走過來，衣服上帶著回廊裡新鮮的露水潮氣，坐在了她床邊。

他伸出手猝不及防按在妙妙大腿上，還用力摩挲了兩下，妙妙一臉震驚地將他的手揮開，「你這人，摸我大腿做什麼……」眼眸呆滯了一瞬，幾乎是立刻反應過來，抱著腿哀號了起來，「痛啊，好痛……」

慕聲冷眼看她，黑眸中盛滿了譏誚的笑，「接著裝啊。」

妙妙臉上依然紅撲撲的，不知是運動的熱氣未消，還是謊言被拆穿惱羞成怒，放下了腿瞪他，「你到底來幹嘛？」

慕聲不與她囉嗦，從衣服裡掏出一支竹蜻蜓遞給她。

「這是什麼？」凌妙妙愣了一下，睨著他掌心的竹蜻蜓那還沒刻完的翅膀，心裡確認了是自己刻的那一支，這才裝模作樣地問，「這不是我的東西嗎，怎麼在你那？」

她說著便要去拿，慕聲手掌一攏讓她拿了個空，「這上面寫著我的名字。」

「寫你的名字就是你的嗎？」凌妙妙哭笑不得，「行，你想拿去便拿去，還給我做什麼？」

慕聲長長的睫羽垂著，似乎是很認真地望著竹蜻蜓，頓了頓低聲道，「妳幫我刻完。」

一時之間空氣靜默，明明即將入冬了，室內卻還是一如既往乾燥，竹蜻蜓在淩妙妙指尖轉了幾轉，莫名地有些灼熱。

她咳了一聲，一拍大腿，豪爽地應了，「好啊沒問題，就放我這……」

「妳現在就刻。」他忽然抬起眼來望著她，眸中一片黑潤潤的湖。

當著黑蓮花的面做手工？不行，天啊……

兩人四目相對，淩妙妙僵硬了片刻立刻推拒，「我……我才被匕首刺傷大腿，現在看到匕首就害怕……」

慕聲的目光涼涼地掠過放在桌上的蘋果兔子，和擱在兔子旁邊的鋒利匕首。

蘋果被刀切過的部分由於放得太久，已經氧化變色了，看起來有些淒涼。

他冷笑道，「怕？阿姐拿匕首給妳切蘋果的時候，妳歡喜得很吧。」

他說著站起身來，一把拿起那個蘋果，逕自送到嘴裡，一口便咬掉了兔子頭。

淩妙妙死死盯著黑蓮花紅潤的唇，目瞪口呆，半晌才發出一聲哀鳴，「你——你還我兔子！」

淩妙妙快哭了，這麼可愛的蘋果，她放了一上午都沒捨得吃，讓他兩口就給，就給……

黑蓮花吃得兩腮鼓起，挑釁地看著她的眼睛，帶著惡劣的笑意。

凌妙妙將竹蜻蜓往床榻上一丟，氣得心臟亂跳，直挺挺躺回了床上，拿起枕頭遮住自己的臉，「你太過分了，我不刻，我絕對不刻。」

慕聲看著她劇烈起伏的胸脯，一言不發地撈起水果籃裡一顆蘋果，拿起桌上的匕首「唰唰唰」三下，一隻幾乎一模一樣的兔子便現了形。他左手捏著蘋果，右手將匕首往桌上重重一拍，「給。」

凌妙妙在枕頭下露出一雙眼睛，生無可戀地一看，驚呆了，「你也會？」

慕聲滿臉輕蔑，「這本就是我拿來逗阿姐開心的雕蟲小技，沒想到阿姐卻學來送妳。」

凌妙妙將枕頭一丟，看他靈巧地避了過去，一陣火氣上來，「送我怎麼了？我是病人呀！」

慕聲拿著蘋果勾唇一笑，「阿姐削的蘋果只能我吃。」

幼稚鬼，連個蘋果也要拈酸吃醋。

凌妙妙剛滿臉複雜地接過蘋果，又聽見他十分冷靜地垂眸道，「妳往後只准吃我削的兔子。」

精神病！凌妙妙帶著對黑蓮花的無限怨憤，像對待敵人般無情地啃掉他給的蘋果，拿手絹擦乾淨手，抓起了那支竹蜻蜓。

想到自己在這上面刻了桃心又塗掉，還沒來得及削掉那塊就被黑蓮花看到，她心裡就一陣惱怒，就好像自己的心思全被人偷窺了似的。

她無聲地嘆口氣，左手虎口頂著竹蜻蜓的杆子，將翅膀抵到手心，右手拿起匕首，開始熟練地削刻起來，木屑如下雨般剝落在地上。

曾經作為模型社的社長，做一支木頭飛機不在話下。只是感受到旁邊有一雙注視的眼睛，手心便出了薄薄一層汗，動作也不受控制地花俏起來，彷彿心裡有股興奮又不安的力量，鼓勵她刻意賣弄。

慕聲看著那雙白皙纖細的小手握著刀，以令人眼花繚亂的動作削著木杆。少女的腮幫子鼓著氣，一雙杏子眼一眨也不眨地望著手心，連睫毛都未動一下。她好認真。

「哎，你看好。」她突然出聲，他才發覺自己走了神，有些僵硬地將目光移回到她手上。

妙妙滿手木屑，捏著竹蜻蜓現場教學，「翅膀不能做成平的，這裡要有彎曲……」她一刀下去，便削出一個凹陷，再稍加打磨，另一邊的翅膀也出現了雛形，「兩邊翅膀一高一低，才能借勢而上。」她在尾處斜著削了幾下，「翅膀一定要薄，像利刃一樣，能將風劈開。」

她順手將翅膀在慕聲手臂上輕輕一劃，飛快地劃出一道紅印子，「看，要這麼利才可以。」

慕聲望著自己的手臂發呆。這一下不輕不重，微微的疼，更多是癢，來得猝不及防，簡直就像在心上撓了一下，就猝然停止。

停止之後，居然是漫無邊際的失落。

纖細的手指握住竹蜻蜓對著觀景窗，明亮的日光給纖巧的蜻蜓翅膀渡上了一層毛絨絨的亮邊，凌妙妙左看右看嘖嘖稱讚道，「真漂亮。」

慕聲伸手要接，她臨時改變主意，搶著放在手掌裡一搓，「咻」地放出去，興高采烈，「先試試看！」

竹蜻蜓一下子飛得老高，啪地撞在了梁上，這才落回地面。

凌妙妙伸了個懶腰，放鬆地滑下去，懶洋洋地躺在床上，揉著痠痛的眼睛，「成功啦，去撿吧。」

慕聲卻沒動，依然坐在她床邊，似乎在躊躇什麼。過了半晌，妙妙眼前伸過來個細細的小鋼圈，是慕聲天天套在手腕上的收妖柄。

妙妙一臉茫然地望著。慕聲不看她，眼睛一眨也不眨地盯著眼前的收妖柄，「這個給妳。」

凌妙妙的內心轟隆一震，簡直就像開香檳現場，塞子「噗」地一出，泡沫頓時噴射好幾公尺高，還是打著轉的瘋狂噴射。但她面上裝作絲毫不動搖，冷靜得有點小心翼翼，「你……要把你的收妖柄送我？」

沒記錯的話，這一對收妖柄是慕瑤送的，意義重大。當時大船過宛江，黑蓮花寧願被水鬼殺傷也不肯丟一支。

慕聲抬頭望著她，好似對她這種反應十分不滿，黑眸中寫滿了惱意，「給妳就給妳，廢什麼話。」他頓了頓，目光落在遠處地板上的竹蜻蜓上，低聲道，「算那個的回禮。」

下一秒似乎又有些後悔，急躁起來，「不要就……」

語尾未落，妙妙早一把拿過來套在手上，還甩了甩衣服，妥妥地藏在了袖子裡，生怕他再後悔似的，「要啊，怎麼不要。早知道是這種交換法，我給慕公子做十個八個竹蜻蜓！」

慕聲瞪她，「妳……」

「我知道！」妙妙瞬間收斂了倡狂的笑，搶先字正腔圓道，「你是怕我什麼也不會，又拖大家後腿，大公無私分我一點。」

她晃了晃手腕，一雙杏子眼大而明媚，笑出聲來，「謝謝啦。」

妙妙心裡卻另有一番想法。這收妖柄本來是一對的，現在他們各拿一支，多多少少有點情侶款的意思，這算不算是在成功的道路上前進一大步了？

「我走了。」慕聲俯身將地上的竹蜻蜓撿起來拿在手上，臨出門時停了片刻，微微側頭，不知在等些什麼。

淩妙妙毫不在意地翻了個身，頂著午後暖洋洋的陽光，將臉舒舒服服地埋進鬆軟的枕頭，深深嗅了一口沁人的松香，順口道，「慕公子，幫我關上門。」

啊，皇宮養老真幸福。

慕聲不動聲色，握著竹蜻蜓的手垂在身側，食指在竹蜻蜓的杆上摩挲，反復劃過凹下的刻痕，從上至下，一筆一劃刻得順順溜溜，沒有一點猶豫。

子期。這人只在背後悄悄叫，當面從來都是慕公子慕公子，為什麼不叫子期？

他半回過頭去，只見少女趴在床上，兩隻腿翹起來晃蕩，輕薄的褲腳裡若隱若現露出纖細的腳踝，正天真無邪地將小臉埋在枕頭裡蹭來蹭去。這個姿勢，莫名重合了某個暖色調的夢境。

「砰。」門霎時被人狠狠閉上，似乎想要用力截斷什麼。

端陽帝姬在這個深秋結束了漫長的風寒。在她病著的那些日子，天子每隔幾天就去鳳陽宮坐坐，佩雲溫柔地侍奉在側，三個人一派歲月靜好。鳳陽宮外守著的小宮女，甚至時常非常驚訝地聽見內殿傳來兄妹倆的陣陣笑聲。

二人之間曾經彷彿隔著山河大海，見面也只是生疏地行禮，經歷了這件事，知曉彼此的心意，居然可以相談甚歡，找回了骨肉至親的親密。端陽這個華國最受寵帝姬的身分，終於坐了實。

一切都在朝著好的方向發展，除了趙太妃——事發到現在她從未露過面，處於一種沉寂的狀態。

淩妙妙在花園裡散步的時候，見到流月宮絡繹不絕地走出一串長隊，紫色官袍的內監們三三兩兩抬著貴重的茶桌、梨花木凳、四折屏風，小心翼翼地邁著碎步經過她身邊。

「小心點兒，小心點兒——」拖長了調子的監工拿著拂塵指揮，語氣不含一絲感情。

「請問這是……」

來往搬東西的小內監衝她頷首，陪著笑悄聲道，「太妃娘娘遷宮呀，借過，借過。」

金碧輝煌的流月宮……趙太妃居然要從這裡搬走。

兩個小內監經過她身邊，抬著幾個摞起來的木箱子，最上面的沒蓋緊，大概裝著珠釵簪花一類，能聽得見裡面玉石碰撞的淅瀝瀝清脆響聲。兩人咬緊牙關，青筋暴起，連走路都有些搖搖晃晃。

「哎呀……」其中一個突然叫嚷起來，語尾未落劈里啪啦一陣響，上面的箱子向左打滑微微傾斜，敞開了的蓋口猶如巨獸吐出洪水，項鍊珠寶灑落一地。

小內監兩腿微微打顫，在悶熱的空氣中出了滿頭汗水。兩人將箱子堆在地上，開始相互責怪起來。

「轟隆——」天有不測風雲，轉瞬間烏雲密布，天空變成了發悶的土黃色，一陣陣驚雷由遠及近，眼看就要下雨了。

「怎麼回事？」監工浩浩蕩蕩地來了。

兩個人顧不上相互推諉，急忙趴在地上撿。豆大的雨滴已經開始落下，地上灑滿了一朵一朵的圓印。

淩妙妙看得心裡著急，也蹲下來幫忙撿。幾朵散落的淺色珠花收在手裡，一支金簪子旁邊還有個裝訂精緻的卷軸，被這一摔微微散開了。

妙妙伸手一抓，畫卷順勢展開，猝不及防地露出了一張人像。這幅畫尺寸只有尋常人像的四分之一，小巧玲瓏，展開只到手肘，難怪可以被塞進妝奩，和一眾珠花藏在一起。

畫像有些年頭了，淡金色絹的肌理柔和而貴氣，畫法非是寫意而是工筆，連頭髮絲都一根一根描繪的工筆。

畫上男子身披白毛狐裘披風，露出內袍一點低調奢華的花紋，腳蹬黑色登雲靴，倚馬而立，頭戴紫金冠；頭髮卻非常肆意地只挽了一半，另一半黑亮如礦石般的髮絲披在身後，被風吹起。

在這個世界，既然戴了冠就不能披頭散髮，平白惹人指點。可是畫上男子生了一雙狹長而貴氣的眼，鼻梁高挺、嘴唇緊抿，顯得稍微冷淡而倨傲，那披散的頭髮絲毫不顯輕浮。

就好像哪一位貴公子微醺，興至濃處跨上白馬狂奔數里，渾然不顧狂風中散亂了鬢髮，待到興盡傲然下了馬，在落著雪花的冬夜無意間朝畫外人看去。

淩妙妙也盯著他看──高鼻梁深眼窩，最容易顯現出英挺的輪廓，偏又是面白唇紅，好像海參鮑翅都堆疊到一處似的，俊美得像精細修圖過的照片。

有趣，趙太妃的妝奩裡藏了個帥哥。妙妙嘖嘖合上畫像，驀地頓住，又慢慢展開。

畫上落了幾滴圓圓的水漬，雨開始大了起來。

這人似乎在哪見過。這樣出眾的相貌，乍看驚豔，可是由於各部分都長得過於完美，沒什麼特色。再仔細回想，那張臉模糊不清，腦子裡只留下一個「帥」字……

到底是在哪裡見過？

是那個……那個……青牛白馬過城門的……百姓……紅旗……七香車……

她詫異地叫出聲，「輕衣侯？」傳聞當世輕衣侯，豐神俊逸貌比潘安，是舉國少女的春閨夢裡人。

回憶碎片，輕衣侯。

一個顫抖的聲音在她耳畔響起，「妳怎麼會認得輕衣侯？」

屋內沉香濃重，四面門窗緊閉，簾櫳放了下來，光線昏暗而蕭索，細細的幾絲光，斜著打在桌面上。

慕瑤和趙太妃隔了一張陳舊的烏木几案，相對而坐。

趙太妃頭上戴了支素釵，青絲裡竟然混雜了半數白髮，嘴角和眼角的皮膚都鬆弛暗淡，眼袋大得嚇人，一雙眼睛再無光彩。慕瑤暗自唏噓，初見時還是保養得宜的中年貴婦，才短短半年竟然形同老嫗。

下雨了，密集的雨點如爆豆般捶打著窗櫺，簾櫳微動，傳來悲鳴的風聲。

慕瑤將眼前的盒子打開，只將那枚掛著朱砂小珠和紅流蘇的玉牌拿了出來，沉默無言地收進自己懷裡。

趙太妃坐在那裡一動也不動，宛如石頭刻出來的人。

這偏遠的沉香殿乃是先前廢妃居住的冷宮，破敗不堪。舊事東窗事發，眾人唏噓指點，在皇帝默許下，她將自己隔絕於眾人之外，從此以後做個沒人認識的孤家寡人。

「娘娘，我還有一事想要請教。」慕瑤有些猶豫，「我在舊寺遺址，發現了慕家的鎮鬼封印。那封印威力巨大，印象中除非我爹娘聯手，否則做不出這樣的封印……」

趙太妃機械似地點點頭，語氣平板無波，「慕方士不必懷疑，當年是本宮手握慕家玉牌，編造謊言強令妳父母鎮壓興善寺鬼魂、掩蓋真相。」她勾起嘴角，是一個冷冷的嘲諷的笑，「做出這等有違天道之事，走到今天也是因果報應。」

慕瑤的疑惑卻更濃重，語氣不由得有些急促，「可是倘若娘娘十年前便已用掉了玉牌，那麼……」她掏出袖中的玉牌來，側眼看著，「這塊玉牌……」

一個人怎麼會有兩塊玉牌？

趙太妃沉默許久，古怪地笑了笑，「妳手上這塊玉牌不是我的，乃是旁人所贈。若不是事關敏敏，實在無可奈何，我也不會輕易動用。」

慕瑤蹙起眉頭。慕家玉牌稀世難得。操縱捉妖世家的權杖，能讓使用者縱橫鬼神間，甚至比平常的虎符兵符都還要重要，誰會將它輕易轉手相贈？

她禁不住追問，「這塊玉牌的原主是誰？」

趙太妃彷彿一瞬間蒼老了十歲，望著她的眼神變得極其滄桑，「是本宮的弟弟，趙輕歡。」她眼裡閃過傷感、愧疚和憐憫，定定望著慕瑤的臉很久，似乎想要說些什麼，終究一字未吐。

「輕衣侯過世近十年，沒想到淩小姐這樣的小輩還認得出……」徐公公鑲嵌在皺紋裡的渾濁眼珠盯著她。他撐了把巨大的黃油紙傘，將兩人庇護在傘下。他的語氣有些奇怪，好似含有無限唏噓。

周圍的雨絲轉瞬密集起來，大雨嘩啦啦澆在地上，抬東西的小內監喧嘩起來，吆喝著將傢俱抬到簷下暫避。

淩妙妙看著畫像，不答反問，「娘娘藏了輕衣侯的畫像在自己的妝奩裡？」

老內監微蹙眉頭，似乎不滿她的惡意揣測，「輕衣侯是娘娘一母同胞的親弟弟。」

妙妙怔了半晌，將畫像捲起來往他懷裡一塞，「打擾了。」轉身跑進了雨簾裡。

太亂了……輕衣侯是趙太妃的弟弟？

等一下，輕衣侯過世近十年，算算時間……闖進七香車裡掐他脖子的那個小孩……年齡似乎對得上……

黑蓮花和趙太妃兩看生厭，難道是殺弟仇人和苦主之間的心電感應？趙太妃費盡心思搞了一隻小老虎送過去，是要暗示什麼，養虎為患？為虎作倀？

她晃了晃腦袋，一時間想不明白。

在談話的最後，慕瑤從袖中掏出個紅漆剝落的牛皮盒子，打開來推到趙太妃眼前。

金黃綢布上躺著兩枚黑色石子，趙太妃看了一眼，立刻像被燙到了一般閉眼揉著太陽穴，似乎頭痛得厲害。

慕瑤並沒有因為她有所抗拒而停止，問道，「娘娘可知這是什麼？」

「能是什麼？」趙太妃撐著頭冷笑一聲，「是邪物。」

將她耍得團團轉、害得她失去一切的邪物。

慕瑤憐憫地望著她，「我和拂衣驗過，這所謂的舍利子，其實只是陶虞氏的牙齒。」

趙太妃猛地抬頭，嘴角不自知地抽動，牽出數根皺紋。

陶虞氏生不得善終，死後卻被錯當做靈物叩拜敬仰，即是陶熒一手造就的天大嘲諷。

慕瑤與她對視許久，才嘆息道，「此事雖然告一段落，但還有許多疑點未解。以怨靈一己之力，不可能賦予這兩顆牙齒如此大的力量。還有興善寺眾人的骨灰遺骸，是如何大老遠跑到了涇陽坡，又混入香篆裡……」

她定定望著趙太妃，「娘娘，我們懷疑背後有大妖作祟，所以涇陽坡李准這條線，必須查下去。」

趙太妃似是十分疲倦，勉力維持著禮貌，只是漠然地點點頭，「請便吧。」

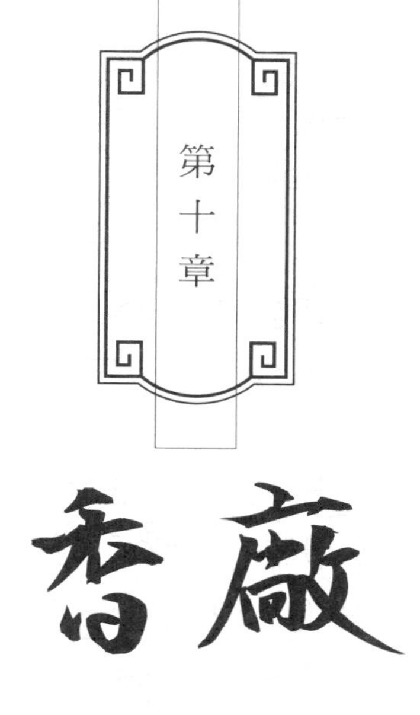

第十章 香蔽

HEILIANHUA
GONGLYUE SHOUCE

「妳說什麼?」

骨瓷茶杯鏘一聲落在描著金邊的碟盞上，端陽帝姬的眼睛瞪得又圓又大，「柳大哥他們什麼時候走的?我怎麼不知道?」

佩雲垂手站在一旁，「昨日上午……」

「怎麼沒有人告訴本宮一聲?」她驚詫地叫出聲來，剎那間那驚詫變成了震怒，猛地從椅子上站起來，盯著佩雲的臉，「皇兄故意不讓你們說的是不是?他就是不想讓我……」

「敏敏，說皇兄什麼呢?」年輕的天子恰好走進殿內，臉上還掛著笑，與緊繃的端陽形成鮮明對比。

他撩擺坐在椅子上，拿了盤裡一枚花生放進嘴裡，轉頭拉起佩雲的袖口，不經意低聲問道，「手好些了嗎?」

「好……好多了。」佩雲急忙將十指鑽進袖中，不讓他瞧見那上面留存的疤痕。左邊是天子關懷的目光，右邊是帝姬盛怒的眼神，她感覺兩頰像是被人各打了一記耳光似的，火辣辣得難挨，扭身脫出了包圍，「奴婢去倒茶。」

被她掀過的珠簾搖搖擺擺，劈里啪啦一陣脆響，大殿內只剩下兄妹二人。

「皇兄，你就讓柳大哥這樣走了?」端陽的盛怒剎那間變成委屈。

「他走不走，與妳有什麼關係？」天子的笑容慢慢斂去，皺了皺眉，似乎不忍心對妹妹說重話，「敏敏，那些捉妖人有自己的生活，天南地北到處跑，不似妳養尊處優。」

端陽帝姬的眼裡盈滿了淚水，「可是皇兄，柳大哥他為了救我，差一點就死了。」

天子頓了頓，「朕知道。」

他看著帝姬纖瘦的小臉。出事後大病一場，女孩臉上健康的紅暈都消失了，心裡一陣愧疚，「是哥哥不好，讓妳受驚了。」

「我在說柳大哥，你說這個做什麼？」端陽皺著眉，「我知道哥哥一直看不起捉妖人……」

佩雲安靜地聽著殿內隱隱約約的爭執聲，在外面待了很久，右手放在左手上，仰頭看天上的雲。天際湛藍，這樣一個晴好的日子，剛剛被他抓過的手腕，似乎依然留有火熱的觸感。

她將手一點點伸出來，細而修長的手指，被那樣醜陋的褐色疤痕盤踞著。皮膚潰爛能再長好，卻依然留著牢中陰暗潮溼的痕跡。

本就是雲泥之別，現在看來，似乎更配不上他了。陽光落在橢圓的指甲上，鍍上了模糊的光澤。她自嘲地笑。

「佩雲……」身後有人在叫她，那聲音空靈動聽，彷彿仙子在歌唱，驟然入耳，讓人頭皮一麻。

她猛地回過頭去，鳳陽宮外的薔薇花叢輕輕顫動，那些嬌豔的緋色花朵在陽光下搖擺，似在邀她共舞。

「佩雲……」又是一聲。

秋天難得的好天氣，陽光燦爛，沿路的木芙蓉開成一片粉紅色的雲霞。微風吹來，搖落花雨繽紛，如夢似幻。空氣中漂浮著沁人心脾的花香。

柳拂衣和慕瑤並肩走在道中，不經意間放慢了腳步。二人靠得很近，不像是趕路，倒像是在漫無目的地散步。

半晌，柳拂衣的手無聲地從緊挨著他的冰涼袖口伸進去，握住了一隻冰涼的小手。他生澀得幾乎有些緊張，兩人手心都是冷汗，慕瑤一怔旋即笑開。

他們依舊步履不停，手在途中緊緊牽在了一起。

淩妙妙走在後面，瞪大一雙杏子眼，看著小情侶越靠越近，直接在漫天花雨中牽起了小手，心裡一陣興奮，長途奔波的睏意一掃而空。

她下意識回頭看慕聲，驚異地發現他居然盯著路面出神，完全錯過了這精彩的一幕。

這麼重要的場面，黑蓮花居然走神？

往常這人的一雙眼睛總是片刻不離慕瑤，時常對柳拂衣投以怨毒而妒嫉的目光，她早已習以為常。所以她才覺得最近這段日子格外反常，黑蓮花盯花盯草盯路上的小鳥，就是不往正事上看。

妙妙沒忍住，以胳膊肘拐了拐他，伸手一指，「嘿，快看你姐姐。」

慕聲下意識抬頭一望，就看到了令他火冒三丈的一幕。但這三丈高的火氣成分複雜，究竟是因為阿姐和柳拂衣親密無間，還是因為旁邊這人的語氣，居然帶著幸災樂禍的笑意……

他們兩個失意人半斤八兩罷了，這個傻子，她高興什麼？

他目光冰冷地回頭一望，對上那雙黑白分明的杏子眼的瞬間，她怔了一下，彷彿突然反應過來，收起笑容低下頭看著自己的手。

少女的細眉蹙起，眸光瀲灩，羨慕又悵然地長嘆一聲，「柳大哥牽了慕姐姐的手……我還從來沒有牽過柳大哥的手。」

白皙手腕上的收妖柄懸著，自然地收緊了尺度，被風吹得來回搖擺，宛如一隻小巧的銀鐲子。在江南，垂髫的小姑娘家最喜歡在兩腕上戴銀鐲子，多數還會掛上鈴鐺，隨風而響。鈴鐺……

慕聲的怒氣不知為何比方才更重，連語氣中都帶著惱怒的冷意，「好好走妳的路，別到處亂看。」

妙妙撇了撇嘴角，果然是城門失火，殃及池魚。

他們已經離開長安城三日。主角一行人特意謝絕了趙太妃安排的車馬相送，背起行囊，抄近道徒步走向城郊的涇陽坡。

對於這種一天走十幾公里，風餐露宿，晚上就地睡在樹下的日常，淩妙妙竟然已經完全習慣了。

這一路上沒有妖物劫道，也沒碰上自然災害，順利得不可思議。一路上看著小情侶暗流湧動的濃情蜜意，再教唆慕聲看他氣得發狂，倒也非常不無聊。

涇陽坡雖然名字叫坡，但其實是四座小山組成的，這四座小山自然而然在中間圍成一處谷地。從上往下俯瞰，猶如山中被挖出一個大坑，大坑中長滿了茂密的林木。

淩妙妙不太懂風水，只記得原文中寫：涇陽坡冬暖夏涼，坑中山靈水秀，兩條溪水滋潤大地，村民依山而築、繁衍生息，是個天然的世外桃源。

可惜後來村落爆發瘟疫，一大半村民不幸染病而死。剩下的要不搬遷、要不逃難，短短幾年內，這處世外桃源早已空無一人，滿是廢墟。

又過了幾年，一位富甲一方的江南商人李准，帶著妻子僕從舉家搬遷過來，將遺留的房屋修葺加固，額外搭建府宅，在此地安身落戶。

按理說商賈之人最迷信風水，若說嚮往長安，李准懷裡兜著大把銀錢，大可在都城買一處好宅邸。可是他居然選擇這曾經滅過村的荒涼處落腳，偌大一個涇陽坡，只住了他們一家人……這場面實在有些詭異。

前面忽然傳來陣陣喧囂聲，慕瑤的腳步頓了一下。

妙妙湊上前去看，只看到黑壓壓一片人影站在道中。那些人望著他們，一開始還人聲鼎沸指指點點，等見到了他們的身影，便慢慢安靜下來，似乎正等著他們到來。

淩妙妙小心翼翼地問，「這是……土匪劫道？」不會這麼倒楣吧……

柳拂衣搖了搖頭，示意她稍安勿躁。妙妙閉了嘴，四個人邁著警惕的步伐，一點點向那些人靠近。

一步，兩步，十步……那些人面貌清晰起來，有老有少，有男有女，站成一群安安靜靜地望著他們。

柳拂衣看著那群人似乎預料到什麼，面容扭曲了一瞬，似乎是氣極了。他非常罕見地罵了一句不太中聽的狠話，「蠢材——」

語尾未落，一個如黑熊直立一般的巍峨身影一路小跑步向他們奔了過來，臉上洋溢著喜氣洋洋的微笑，「各位方士舟車勞頓，辛苦辛苦，這邊請！」

柳拂衣有些牙疼似地盯著他，「郭兄，你不必如此客氣。」

「唉，客氣自然還是要的。」郭修以為他是客套，笑得燦爛如菊，答得也格外真誠，「經歷這麼多事，下官才知道什麼是人外有人、天外有天。要不是各位提點，下官不知道死過多少次了。」他感激地拱手一一行禮，「四位對下官恩同再造，這點小事不足掛齒，不足掛齒。」

凌妙妙差點笑到岔氣。主角一行人之所以婉拒了趙太妃舟車相送的賞賜，辛辛苦苦邁著雙腿抄近道走來，就是為了低調再低調，打涇陽坡一個措手不及。

查案哪有這樣大張旗鼓地查的？郭修實在聰明周到，特意跑來放話通知一聲，簡直是提醒這邊查漏補缺，做好萬全準備。

他們這十幾里路，全白走了。

慕瑤面色發黑地盯著眼前滔滔不絕的郭修，「小人知道諸位方士要來，特意邀請涇陽坡李兄李准前來招待，李兄實在熱情——」

他回頭一望，穿著一身綢緞長衣的李准對他謙遜地一拱手，笑出一口白牙。

隨即，身後一片男女老少山呼海嘯，「歡迎四位方士前來參觀！」看這訓練有素的架勢，想必是在他們來之前對著天空喊過好幾遍了。

李准確實熱情，他把一家老小全都帶出來列隊歡迎。倘若他真有意，說不定還能拉起一個「歡迎長官蒞臨指導」的橫幅布條，掛在半山腰上造勢。

李准站在歡迎人群的最前面。此人雖然年過三十，但面相顯得非常年輕俊俏，甚至有種寧采臣的白面書生質感。

人們總會下意識去找寧采臣身邊的聶小倩。與他並肩而立的是一個身著華麗彩裙的豐碩女人，墨綠色金紋袒領下，露出雪白胸前的深深溝壑，隨即是修長的脖頸。

她有一張讓人過目不忘的大餅臉，身材足足比身旁的李准大了一圈。瞳距極遠、雙眼極小，看起來像擬人化的樹懶，又像一隻被做成罐頭的鱅魚。一張臉上唯獨紅潤的嘴唇長得還算得體，豐滿潤澤，是標準的美人唇。

四個人望著她，一時失語。長安街上豐腴的女人來來往往，絕對沒有一個比她長得更加古怪。

妙妙感到身邊的慕聲瞬間繃緊了身體，這是捉妖人提起警惕的標準反應。

李准向前一步，笑咪咪地朝他們介紹，「這位是內人，十娘子。」

鱅魚有些遲緩地笑瞇了幾乎沒有存在感的眼睛，看上去古怪又滑稽，美人唇一開一合，發出了清甜的聲音，「諸位請隨我們回宅。」

幾乎是同時，妙妙聽見前面慕瑤對著柳拂衣壓低聲音道，「有妖氣。」

「來，多吃些水果。」十娘子將盛著四顆李子的碟子推到淩妙妙眼前，朝她睇眼一笑，聲音清甜，顯得格外溫柔。

李子大而飽滿，烏漆漆的果皮上掛著白霜。四方桌上擺滿精緻的碟盞，有黑葡萄、水蜜桃、鮮紅柿子，都是最新鮮的水果，甚至找不到一處傷痕。

天青色茶具釉色極亮，杯子上畫著竹葉，茶水澄清，茶葉舒展飽滿，飄著濃厚的香氣。一切比起太倉郡守府，有過之而無不及。

來的路上，主角一行人一路走一路暗自驚嘆。李准一家搬來涇陽坡荒村後，大加整修，使之絲毫不見之前的衰敗。一座座小小宅邸藏身青山綠水中，少有外人來，有十足的隱居意趣。

李准的宅子用的是江南的黛瓦白牆，背後有鬱鬱蔥蔥的林木映襯，厚重優雅。拾級而上推開門，驚動了天井中棲息的長尾雀，牠們「嘰嘰」地飛上了天。

馥鬱的花香撲面而來，薔薇木槿海棠，粉色和紅色花團錦簇，蜂蝶流連。正在澆花的小童子見人，飛快放下壺、忸怩地跑進了內室，花圃中的潮氣折射出七彩光暈。

陽光穿過矮牆，透過斑駁高大的樹木，落在天井中的青石磚上，形成明亮的一塊塊光斑。鳥語花香，僕婦成群。日子過成這樣，才真的是生機盎然。

他們坐在正廳，十娘子和幾個小丫鬟一起忙來忙去，幫柳拂衣添水，給慕瑤遞方巾，轉個身還來得及往淩妙妙手上塞一顆黃澄澄的鴨梨，遲緩地眨眨那對小眼睛，「甜的，快嘗嘗。」

她的手指修長白皙，十分漂亮。除了有些滑稽的臉，渾身上下、舉手投足，都是個溫柔能幹的主家太太。

「謝謝。」淩妙妙笑著接過來，轉頭興沖沖向慕聲展示手上的梨，「看……」才剛說一個字，梨就到了他手上。

慕聲垂眸，漫不經心地從懷裡摸出一支小匕首，單手脫開刀鞘，唰唰幾下削掉了果肉，回到淩妙妙手上的是隻形象生動的兔子。

淩妙妙沉默地盯著兔子梨，滿臉問號，「我問你要不要吃，你把它削成這樣幹嘛？」

身旁發出一陣低低的笑聲，妙妙回頭看，慕瑤、柳拂衣和十娘子都看著他們笑，好默契培養成這樣，真是沒辦法了。

慕聲黑潤潤的眼眸望她一眼，又盯著梨，緊抿嘴唇，好像又生氣了。

「你真厲害，梨也能雕。」淩妙妙睨著他的臉色，笑著圓場，喀嚓咬了梨，吃得汁水迸濺，禁不住驚嘆，「好甜！」

她習慣性舔舔嘴唇，唇瓣粉嫩瑩潤。慕聲看了半晌，扭過頭去看窗外。

十娘子笑得開懷，遞了條手絹過去，像是溫柔親切的鄰家姐姐，看她的眼神充滿了慈愛，「還有柿子，我們自家下人種的，也很甜。」

李准坐在上座捧著臉，像個孩童似的，饒有興趣地看著十娘子圓圓的臉，和她笑著的神態，甚至忽略了客人。

柳拂衣和慕瑤在那眼神裡看出了濃濃的愛意，不禁詫異地對望一眼。

是的，李准對妻子的愛，滿溢到外人能夠一眼看出的程度。他走到哪裡，就要將十娘子帶到哪裡，兩人不是十指相扣，就是並肩而行；跨了不知幾百次的門檻，他每次都要托住妻子的手臂，囑咐一句，「慢點，小心。」

他看她的眼神，始終像是熱戀中的少年，帶著好奇和無盡眷戀。

李准是有為商賈，家財萬貫又生得風流倜儻，可他一個外室填房也沒有，專寵十娘子一人。這十娘子並非什麼天資絕色，長相甚至頗為古怪，隨便一個丫鬟僕婦，都比她順眼……

慕瑤和柳拂衣對視這一眼，就蘊含了無限的疑惑和猜測。

「不知李兄是什麼時候搬到涇陽坡的？」柳拂衣飲茶，打斷了李准專注的凝視。

「哦，柳兄不必客氣。」李准回過神來，微微笑道，「四年前小女病重，李某幾欲變賣家產為她診療，幸而遇見十娘子。」

話題兜兜轉轉又繞回十娘子，李准的眸光明亮得像天上星，自豪又溫柔地看了她一眼，「她不僅妙手回春治好了小女的病，還提議我們舉家搬來這裡，便於小女療養。我們次年春天便搬過來了。」

主角一行人一陣沉默。

慕瑤的面色複雜，「看不出來，尊夫人還是位醫者？」

涇陽坡山清水秀固然是好，可是這裡曾經爆發過瘟疫，死了數以千計的人，村落早被廢棄。據說外頭的村民總是聽到村裡風聲如鬼語、陰氣森森，連砍柴人經過都要習慣性繞道。

哪個正經的大夫會建議病人搬到這天然墳場休養身體？

十娘子一怔，有些不好意思地低下頭笑了，「不敢妄稱醫者，略通岐黃之術罷了。」

柳拂衣點點頭，又問，「李兄有個女兒？」剛才一家老小出來迎接，沒看見那般大小的女孩，還以為李准和十娘子並無所出。

「是啊，小女名叫楚楚，乃元配方氏所生。」提起女兒，李准臉上盈滿了暖融融的笑意，連語氣也更加溫柔，「今年剛滿五歲。」

語尾未落，褐色衣衫的乳母抱著一個紮團子髻的小孩進來，他便歡喜地指過去，「瞧，說曹操，曹操就到。」

他站起身走到乳母旁輕輕拍了那小小的女孩一下，又點點她的小臉逗她道，「是不是啊，楚楚？」

小女孩頭髮還有些稀疏發黃，髮梢自然捲曲貼在腦門上，白嫩的臉上一雙靈動的黑眼睛，鼻頭小巧，除去嘴唇略有發紫，幾乎像個易碎的洋娃娃。

楚楚有些怕生，望著父親的手指，眼裡剛有些笑意；望見廳堂裡坐著陌生人，又將頭害羞地埋進乳母懷裡。

看小女孩這模樣，便知道十娘子肯定是後娘。而李准的元配方氏，不出所料是個大美人。父女二人如出一轍的美，越發顯得大餅臉、寬眼距的十娘子格格不入。

然而他們一家三口出人意料地親密無間，乳母將手一伸，楚楚便自己伸著小胳膊投入十娘子懷抱，乖乖坐在她膝蓋上，專注地玩起她金絲衵領上的布紐扣。

「今天小姐很乖，喝了兩碗藥，沒有哭鬧。」乳娘滿面笑容稟告。

驟然聽到自己的名字，楚楚將臉貼在十娘子懷裡，十娘子伸出修長的手在她背後寵溺地拍了幾下，清甜的嗓音誇張起伏，如同在唱歌，「真的呀，這麼乖嗎？」

小女孩在她懷裡扭動，似乎是在不好意思地點頭。

李准心情不錯，摒退了乳娘，無不感慨地喝了一口茶，「柳兄不知道，能看到楚楚平安長到這麼大，是李某最大的福氣。別說是搬遷，就算是讓我散盡家財，我也甘之如飴。」

柳拂衣身子前傾，十分關切，「不知令千金得的是什麼病？」

「喘症，和她親娘一樣。」李准憐惜地望著楚楚稀疏的頭髮，眼裡浮上幾絲傷感，「我的髮妻方氏正是身患此症，生楚楚的時候，不幸病發而死……我與方氏，只餘這一條血脈，我只想照顧她平安長大，以慰方氏在天之靈。」

喘症，也就是心臟方面的問題，是從娘胎裡帶來的，難怪孩子年紀小小，嘴唇卻泛著不健康的紫紅。

慕瑤感到有些驚奇，「喘症也能治好……」

「來，楚楚，回去睡了。」十娘子忽然抱起有些打瞌睡的女孩，走向內室，抱歉地向眾人點頭致意，「不能說痊癒，只是稍加控制。楚楚身體比別的孩子虛弱，需要多睡幾個時辰。」

眾人紛紛點頭，目送她鮮亮的裙襬慢慢消失在視野裡，一時間各懷心思。

佩雲回到殿內時，人走茶涼，端陽帝姬眼圈紅紅，正面對著柱子生悶氣。

「帝姬殿下……」她蹲下身來，察言觀色地收拾起了地上散落的碎片。

顯然先前這場談話，兄妹不歡而散。

「妳也是來替皇兄勸我的？」帝姬轉過臉來，嬌容委屈而憤懣，「妳是不是也像皇兄一樣覺得，我該嫁給那些王公貴族，哪怕他們一個個都是酒囊飯袋，只要有權位也能做駙馬？」

佩雲撿拾的動作頓了一下，抬起頭望著她，「殿下，您是華國最珍貴之女，理應配最優秀的人。」

端陽臉色一沉，「妳還是站在皇兄那邊……」

「帝姬殿下。」佩雲一雙總是柔順的眸子竟然閃爍著兩簇火焰似的光芒，「如何評判最優秀的人，天下無恆定標準，制定標準的應該是您。」

她站起來，一步一步靠近端陽，兩手放在她的肩上，「您喜歡的，就是最優秀的。」

端陽怔怔望著她的眼眸，突然覺得今天的佩雲似乎和平素溫順的模樣有所不同。

她眼眶一熱，「妳也覺得，我應該追求自己的幸福對不對？」

「是啊，殿下。」佩雲琥珀色的眸中倒映出端陽的臉，「人生在世，生命如此短暫，不要給自己留下遺憾。倘若帝姬殿下您都不能得到自己的幸福，我們又怎麼可能做到呢？」

「佩雲……」端陽被她說得熱血沸騰，伸手反握住她的手，就好像突然獲得了一個堅實的盟友，「那妳說，我該怎麼留住柳大哥？」

佩雲蹲下來，柔和地望著她的眼睛，「陛下之所以反對，不就是因為柳方士漂泊不定嗎？只要讓他不再漂泊、不做方士，不就可以永遠留在您身邊了嗎？」

李准為人確實熱情好客。妙妙他們在涇陽坡李府住了三天，吃的每一頓飯都是李准親自作陪，期間這位風流倜儻的年輕富商和柳拂衣推杯換盞，把酒言歡，將一路上捉妖的趣事說了個遍，兩個人聊得分外投緣。

大多數時候，十娘子只是默默坐在李准旁邊，不多插嘴，時不時給他夾菜，做一隻瞇眼笑著的鱅魚。

「柳兄，你上次說的那個……那個狐妖，真有那麼厲害？」李准一臉好奇，只是喝得多了，有些大舌頭。

「是有些棘手。」柳拂衣維持著沉穩的風度，笑容謙遜，「狐妖蟄伏太倉郡，伺機吸人精氣，最後被瑤兒用收妖柄制住打碎了妖丹，再也不能出來害人。」

十娘子斟酒的手微微顫了一下，她立即用左手扶住酒壺。

這個細節是淩妙妙順著慕聲的目光看到的。事實上，涇陽坡這一段是她最心虛的一段故事。

《捉妖》讀到十娘子出場已經是後半夜，她已經進入了疲倦期，半夢半醒間只記得電子書的翻頁嘩啦嘩啦地過。等她從小憩中回過神來，已經翻到慕瑤跳裂隙那一段，中間都是被略過的部分。

她當時正在為大段的瓊瑤風感情戲發愁，沒什麼耐心翻回去看劇情，索性囫圇吞棗，就直接翻看到結尾。

也就是說，從現在開始到涇陽坡的高潮部分，對她來說都是一片空白。她從此刻開始不是旁觀者，而是劇情的一部分，想想還真有點刺激。

慕聲這一頓飯吃得格外沉默，他借著吃飯的時間，仔細地觀察著每個人的表情。凌妙妙發現，他的目光在十娘子臉上停留最久，充滿探究的意圖。

慕聲此人，做人到處都是缺點，但在專業素養上沒得挑。他的捉妖能力在慕家，乃至整個捉妖人群體裡都算得上是頂尖，既有敏銳的洞察力，又能快速想明其中的蹊蹺；戰鬥力還超強，要不是手狠心辣，又被慕家二老刻意壓制，也不至於到現在還籍籍無名。

當然，這籍籍無名裡可能還有他隱藏實力、時常隔岸觀火的功勞。

跟著慕聲看，果然能發現許多被忽略的細枝末節，比如十娘子柔順神情下不易察覺的僵硬。

第一天見到李准一家，主角一行人就感受到整個涇陽坡若有若無的妖氣。這妖氣很淡，分散於宅邸內，竟然很難判斷出源頭究竟是誰。

當時柳拂衣試探著問，「你們覺得……李准和十娘子，是否有嫌疑？」

慕瑤頓了頓，有些不確定地開口，「我看那李准眼底發青、精氣不足，像是被什麼東西吸了陽氣，但也不能確定。」

妙妙摸索著她的弦外之音，「李准被吸精氣，那就是十娘子有問題了？」

慕瑤搖搖頭，「十娘子身上的妖氣很淡——事實上，這裡每個人身上或多或少都帶了些妖物的氣息。我判斷不出是因為有大妖隱藏其中，刻意收斂了自己的妖氣，還是因為涇陽坡是大批死人的埋骨地，招惹了四面八方小妖。」

柳拂衣點點頭，臉上絲毫不見輕鬆，「如果真是前者，那大妖一定比我們預想的更強。」

「假如真是十娘子，那會是什麼東西？」慕瑤的指尖無意識地點著桌面，「蠱惑心智的……狐狸？畫皮妖？還是……」

她的喉頭哽了一下，似乎是想到些什麼，才接著說出後面的話，「還是『她』？」

妙妙鼻尖忽然傳來濃郁的食物香氣，接著唇邊被什麼東西抵住。她下意識張口，咬住了一隻爆炒蝦。

思路瞬間被打斷，定睛一看，看到眼前一雙離得極近的水潤黑眸。

慕聲拿著筷子，又抵住蝦推了一下，才收回手轉過身去，用只有她聽得到的聲音問，「妳不吃飯，一直盯著我做什麼？」

「哦……我我看你吃得挺香，我……我找找食欲。」凌妙妙食之無味地嚼著蝦，儘量使自己顯得平穩，後知後覺地反應過來剛才發生了什麼，連手心都出了一層冷汗。

黑蓮花餵她吃飯，這什麼詭異場景！

慕聲本來正專注地觀察十娘子，餘光瞥見旁邊一雙杏眼一眨也不眨地望著他的臉發呆以後，就再也沒能集中精神了。

她明顯在神遊天際，連他轉過臉離得那麼近都沒有察覺。翹起的睫毛根根分明，粉嫩嫩的嘴唇微張，有股傻乎乎的嬌態。

他本能地覺得不能再看，伸手以迅雷不及掩耳之勢，給那紅通通的嬌嫩嘴裡塞了隻蝦。

剛才那一下她似乎並未覺得不妥，像是被餵食的小動物，安靜地叼著蝦扭過頭，乖乖地吃了進去，他的心卻跳得厲害，像得了什麼病一樣。

妙妙強裝鎮定地答完，偷偷睨著黑蓮花的神色，見他的筷子頓了一下，長睫傾覆下來，嘴角勾起一抹譏誚的笑容，「現在有食欲了嗎？」

「有了有了。」凌妙妙就像被訓導主任抓住的逃學少女，心虛地低頭猛扒米飯。果然還是陰晴不定的黑蓮花，不能多看。

「不知李兄是否還靠製香廠營生？」

柳拂衣將話題引向製香廠，幾個人的目光都集中在李准臉上，慕瑤原本靠在椅背上的腰也挺直了。

在涇陽坡待這幾天，一方面是觀察李准一家，熟悉地形；另一方面是為調查製香廠做個鋪墊，畢竟摻雜著骨灰的檀香是從此處製香廠流出，去製香廠一探究竟才是重點。

李准哈哈一笑，「柳兄說笑了，小弟那些鋪子搬不走，全部轉手換做銀錢。到了涇陽坡閒得無聊，這才招工開了製香廠。說是『廠』，其實不過是個二、三十人的小攤子罷了。開這製香廠，一來是為打發時間度日，給多餘的僕婦們一些活做，二來也是為了還願。」

「還願？」

「楚楚從鬼門關走了一遭回來，現在能健康成長，李某感謝上蒼，欲多行善事、積德積福，寧願做賠本買賣，為寺廟提供上好的檀香。」

眾人聞言都點點頭，李准的說辭和郭修對上了，物美價廉的香是這樣來的。

恰好乳娘抱著楚楚進來，李准和十娘子輪番逗了她一會，她又垂下腦袋揉著眼睛，精神萎頓。

正如十娘子所說，李楚楚生過大病，身體底子不好，每天只有這一兩個時辰有精神可以和爹娘玩一些並不需要劇烈運動的遊戲，例如猜字謎、算算數之類的。李准夫婦對她很溺愛，一旦她睏了，十娘子便馬上抱著她回房休息。

楚楚今天雖然睏了，但明顯和主角一行人熟絡起來，甚至小心翼翼地走過來抓住了慕瑤伸出的手，露出一個羞澀的微笑。

十娘子在一旁道，「楚楚很喜歡慕姑娘呢。」

慕瑤驟然被示好，神情柔和下來，握了握她的小手，「明天慕姐姐陪妳玩好不好？」

小女孩歪頭望著她，一雙眼睛如黑寶石，顧盼生輝。妙妙忍不住伸出手，朝她揮了揮，「還有我。」

楚楚望著眼前兩個如花似玉的大姐姐，認真地點點頭。十娘子溫柔一笑，將她抱起來往內室去，「楚楚乖，多睡一會兒，明天才有精神玩。」

楚楚睜著那雙寶石似的黑眼睛，一直回過頭來看她們，慢慢消失在巨大的屏風後。

「擇日不如撞日。」李准今日的興致十分高漲，又敬了柳拂衣一杯酒，「既然柳兄對小弟的香廠感興趣，我今天便帶你們去看一看，不知意下如何？」

慕瑤與柳拂衣對視一眼，趕忙答應下來，「那自然是好。」

李准的製香廠在涇陽坡的邊界，為了就地取材和減少汙染，香廠和李府的距離並不近，一行人足足走了一個時辰才到。

山上長滿茂密的樹木，顯出沉鬱的墨色，微風吹來綠浪翻滾，一座座小木屋沿著山脈的形狀錯落排布，不遠處是一大片占盡天時地利的檀香林。

山腳下幾間較大的木屋是存放原料和香料的庫房，旁邊有晾晒場，大片白布上還整齊地擺放著剛瀝洗過的烏黑樹皮，空氣中彌漫著瀅漉漉的香氣。

正如李准所說，穿著短打的工人們只有二、三十人，男女老少都有，他們進進出出各司其職，剝樹皮，瀝洗晾晒，推磨盤打粉，有條不紊。

李准指著屋內冒起的炊煙，「我們的香，都是取最好的檀香樹皮，摻雜秸稈粉末，不易碎散，還要在中藥粉裡滾一圈，才算得上成型，香味悠久醇厚，靜心安神。」

主角一行人裡裡外外觀察了一圈，哪裡都挑不出毛病。

無論是熬煎中藥的廚房，還是堆塔造香的加工室，都是窗明几淨整整齊齊，一看就是個秩序井然的加工產線。工人們似乎也受了這種純淨悠長的香味影響，幹活不疾不徐毫不浮躁，眉梢眼角竟然都帶著古樸的禪意。

慕瑤在擺整齊的成堆佛香和香塔前駐足，掰了一小塊揉碎，拈在指尖嗅了嗅，有些懊惱地搖搖頭。這些香裡沒有骨灰。

慕聲無聲地走上前去，幫她把上面堆著的香篆一一掀開，逕自從最底下拿了一塊，遞到姐姐手上。慕瑤與他對視一眼，遲疑地嗅了嗅，慢慢地睜大了眼睛。

「慕姑娘覺得我們製香廠如何？」

驟然看見李准熱情地向他們走來，慕瑤不動聲色地將手上香篆藏在袖中，「品質上乘，不愧是皇家用香。」

李准十分得意地點點頭，招呼道，「諸位也累了吧？隨我回去，十娘子在家備了好酒好菜。」他亮晶晶的眼睛瞥向柳拂衣，豪爽地拍了拍他的手臂，「柳兄再陪我喝一杯。」

看得出來長年隱居在這人跡罕至的坑裡，快把熱情好客的李准給憋壞了。

山中的夜並不寂靜，草叢裡的蟲兒發出陣陣低吟。偶爾有螢火蟲發出一團團冷色的微光，大多數時候，暗淡的月色都不足以溫暖這漆黑的夜。

幾人的腳步輕輕踩在草叢裡，發出沙沙輕響。

「柳……柳大哥。」妙妙在溫度驟降的夜裡凍得有些發顫，摩挲了幾下自己的手臂，「我們是不是繞路了啊？」語尾未落，「哈嚏」一聲彎下了腰。

連路痴都感覺出來了，夜裡走的這條路和白天不是同一條。

白天他們隨李准去過一次製香廠，兜兜轉轉沒發現不妥。直到慕聲將香篆掀開，從底下拿出一把摻雜骨灰的香。

按李准所說，製香廠晚上不開工，那下面這些摻著骨灰的香又是從何而來？要想尋求真相，只得在夜裡再來一探究竟。

柳拂衣剛要回答，見她吸著鼻子，想起來什麼似地解開了自己的披風。

妙妙揉著鼻子還沒反應過來，只覺得一陣帶著梅花冷香的風吹過她的臉，隨後便被披風嚴嚴密密地包住了，肩膀被人一抓硬生生扭過來，慕聲低垂眸子給她繫上帶子，「大半夜出門，穿這麼少是想被凍死？」

妙妙不習慣熬夜，腦子遲鈍得像漿糊，懵懵地抬頭望他。四目相對的剎那，那雙瀲灩的黑眸頓了一下。

他猛地按住她肩膀，飛快地將她又轉了回去，「好了，走路。」

長而翹的睫毛飛快顫動兩下，隨即目光瞥向不遠處的柳拂衣，是一個有點警告的神色。

妙妙眼看著正準備脫披風的柳拂衣手指僵住，表情從驚詫變成了欣慰，甚至還對她露出詭異的笑容。他雙手一攏，又將帶子繫了回去，開始自說自話，「突然覺得又有些冷了，不脫了。」

柳大哥這是在幹啥呢？她飛速甩了甩腦袋，勉力讓自己清醒一點。

說來也挺委屈，主角一行四個人，另外三個都有炫酷的夜行披風，一看就是專業捉妖人。只有她行囊裡盡是花的綠的騷包襦裙，一看就是混口飯吃的團隊花瓶。

只是……剛才黑蓮花脫了自己的披風給她？

她猛地回過頭去，恰巧撞上慕聲的眼神。她大腦一片空白，下意識脫口而出，「謝謝慕公子！」

慕聲望著她在月色下亮晶晶的一雙眸子，手指在袖裡無聲捏緊。好呀，在柳拂衣面前避嫌成這樣，連他大名也叫不得了。

凌妙妙戰戰兢兢地望著他面無表情的臉，心裡慘叫，怎麼又生氣了?!

涇陽坡劇情開始後，凌妙妙只收到過一次系統通知，那時慕聲的好感度卡在七十%。如果以五十%為分水嶺，他現在應該是對她有點好感……應該是很有好感才對。

那為什麼損他他生氣，誇他他也生氣；不好好說話惹他生氣，好言好語謝他還是惹得他生氣？

不懂少年心的凌妙妙每分鐘都在煎熬，覺得自己寸步難行。

各懷心思間，只有慕瑤一人認認真真回答她開頭提出的問題，「這是陰陽裂。」

「什麼是陰陽裂？」

柳拂衣答道，「涇陽坡被四座大山環繞，是天然的凹地。凹地本就有聚攏的意象，又是幾萬村民埋骨地，陰氣極重。到了夜晚，群妖彙聚於此，白天和夜晚的涇陽坡完全不同，所以叫陰陽裂。」

慕瑤停在溪水前。

涇陽坡有兩條溪水流過，眼前這是最大的一條。泉水沖過長著青苔的石頭，有些石頭足有一人高，有些則是密密匝匝的小鵝卵石沒在水下，溪水汩汩流淌。

白天時候他們就是踩著這些石頭小心翼翼到達對岸。到了晚上，不知為何水竟漲起來了，淹沒過石頭。

淩妙妙拎起裙襬要過河，被慕瑤攔住，「小心，這是暗河。」

妙妙心裡有些崩潰。差點忘了，這裡白天和晚上全然不同。

「像水鬼、纏女一類的妖物，最愛潛伏在溪水中，夜晚吸收陰氣，太陽出來前離開。」

誰能想到眼前這條倒映清冷月光的小溪流，其實是妖物強身健體的礦物洗澡水……

不知道主角一行人怎麼對付，不過她肯定沒法子，只好眼巴巴地看著柳拂衣，「柳大哥，那我應該怎麼過去？」

柳拂衣想了想，笑了，「這好辦，妳不沾水，我背妳過去。」

她點點頭，剛想走上前去，背後傳來冷冷一聲喚，「妙妙，過來。」

凌妙妙扭過頭，慕聲隔了幾步遠盯著她的眼睛，濃密的眼睫下兩汪水潤的眸泛著冷光，接著轉而瞪向柳拂衣，看上去餘怒未消。

她有些害怕這眼神，邁著腿往柳拂衣那裡靠，「這不太好吧……」

「怎麼不好？」他眼眸一沉，嘴角一翹，譏誚神色瞬間占據這張青春鮮活的臉，「凌小姐又不是第一次麻煩我了。」

柳拂衣一怔，忽然攬著毫無防備的妙妙疾走幾步，把她往慕聲眼前一送撫掌道，「好了，就這樣，大家抓緊時間過河。」

「柳大哥！」她瞪大眼睛回身抓了個空，手腕被慕聲死死捉住，一下子拉回到他身邊。

「真不好意思，凌小姐，柳大哥不想背妳。」他眼裡含著寒星，定定地望她一眼，俯下身來，「快點，要不上來，要不自己想辦法過去。」

妙妙撩起裙襬趴上慕聲的背，攬住他脖子。慕聲帶著氣將她向上一抬，也不提醒，差點讓她跌下去，她左思右想氣不過，在他肩上狠狠拍了一下，「你怎麼啦，沒事犯什麼病？」

慕聲冷笑，「壞妳好事了，真對不起。」

妙妙皺起眉頭，氣鼓鼓地想了半晌，還是放低姿態，趴在他耳邊不恥下問，「出門還好好的，突然生什麼氣？」

少年頓了片刻，偏過臉去，遠離了她溫熱的唇，「我沒生氣。」

妙妙哼了一聲，「沒生氣，你陰陽怪氣地喊什麼淩小姐？」

慕聲長睫微顫，反唇相譏，「妳不也喊慕公子了嗎？」

他的腿已經浸入寒冷的水中，發出嘩啦嘩啦的輕響，攪碎了水中月光。

冷戰不過一分鐘。淩妙妙閒不住，轉眼間又拍拍他的肩，開始碎碎念，「慕聲，考你道題：今有立木，系索其末，委地三尺。引索卻行，去本八尺而索盡。問索長幾何？」

她在說什麼東西。

「畢氏定理，畢氏定理沒學過？」

他斂了眉。

「《九章算術》讀過沒？」

慕聲閉上嘴，決定無論她說什麼都不回應。

淩妙妙恨鐵不成鋼，猛拍他的背，「老祖先的智慧啊，到你這裡就斷了！」

一直得不到回應，貌似是說得有點累，妙妙軟趴趴地挨在他背上歇了片刻，有氣無力地用手指撥弄他黑亮的頭髮，嘟囔道，「難怪連竹蜻蜓都不會做……」

慕聲始終低眸留意著水面。

行至溪水中央，無數妖物被他吸引而來。袖中符紙，乾脆俐落地一張張斜飛進水中，冒出頭的水鬼和纏女都被遠遠打飛，讓出一條寬闊大路來。

一切殺戮都在水下寂靜無聲地進行，這些暗流湧動背上的人什麼都沒發覺。

慕聲三心二意地聽，聽見了關於「竹蜻蜓」的嫌棄剛想要發火，偏偏她伸出手指頭在玩他的髮絲，一下兩下，好癢……

心頭就好像被拿捏住了似的，什麼也說不出來，思緒全跟著她的掌控走。他長長的睫毛顫了顫，眼前還飄浮著溪水上的水汽，將一切都模糊得軟綿綿的。

凌妙妙說得口乾舌燥，正在放空，忽然聽得他低低應道，「十二尺。」

「哈？」

「索長幾何。」

她愣了數秒，才反應過來這人是在延遲答題。

妙妙自己默算了一遍，又活過來猛拍他的背，聲音清脆興奮得不得了，「你很行呀慕子期！我收回剛才的話，你就是老祖宗智慧的化身。」

少年被她誇張的一頓誇讚弄得有點煩躁。早知不理她了，瘋兔子。

凌妙妙在長途旅行中的確時常有點人來瘋，這是為了提醒自己和司機都不要睡著。剛安分了幾秒，睏意果然就像藤蔓似慢慢升上來。她的眼皮越來越沉重，迷迷糊糊間看見一條細長的東西扭動著攀上了慕聲的腿，黑色的身體、鮮紅的舌一吐一吐。

蛇！她一個激靈，睡意全無。

那蛇爬得飛快，剛才還在慕聲腿上，轉眼就蜿蜒著爬上了他的腰。

她急忙撐著他的肩膀伸長手臂，想把牠撥掉。還沒抓到蛇，先被慕聲斜出一隻手，猛地一巴掌打在她手背上，直接將她的手打偏。

那蛇受了震動，「咻」一聲滑了下去。慕聲一個火花「砰」地炸響，紅光消失後，水蛇斷成了幾截啪嗒啪嗒掉進水中，屍體還在冒煙。

凌妙妙兩眼冒火地揉著通紅的手，「你打我做什麼……」

他似乎比她還生氣，聲音有些不穩，「那是蛇，妳用手抓？」

「牠往你身上爬呀！」妙妙的氣焰弱下去，想來也確實有些怕，「我沒想那麼多……」

不知何時已經上了岸，慕聲將她往樹下一放，回頭用黑潤潤的眸子盯住她，還飄著怒火，「妳覺得我奈何不了一條水蛇？」

「是我多慮了。」妙妙縮在樹下，一雙泛著水色的杏子眼死死瞪著他，「慕公子神通廣大，怎麼可能陰溝裡翻船呢？」

溪邊的一叢蒲葦突然不合時宜地簌簌顫動了幾下。慕聲正在氣頭上，一個火花毫不留情地炸了過去，火花中途就直接膨脹成殺傷力巨大的斑斕火球，將成片蒲葦碰地一聲夷為平地。

「妳……」

「什麼東西，滾出來。」

蒲葦背後，露出端陽帝姬被炸得滿臉黑灰的驚愕的臉。

淩妙妙目瞪口呆地看著被炸得衣不蔽體的端陽，才上岸的柳拂衣和慕瑤也滿臉驚愕，連慕聲臉上的表情都有一瞬間呆滯。

端陽坐在地上，遲緩地低著頭望向變成破布一般的衣裙和滿身灰，抬起一張黑乎乎的臉龐，慢慢地流下了兩行淚水。驟然看上去，像是剛從煤窯裡被解救出來的礦工。

她是來表白的。天知道她換了多少種薰香的花瓣，試了多少件不滿意的新裙子，換了多少次妝容，光鮮亮麗、光彩照人地走出鳳陽宮，在佩雲的幫助下千辛萬苦地溜出皇城，千里迢迢趕到柳拂衣所在的涇陽坡，就是想給他一個意想不到的驚喜。

可是現在……當著所有人的面，她是以這樣的慘狀出現在他面前……

那個慕瑤，乾乾淨淨、清清爽爽地站在他身邊，與他一起看著自己……

她扭頭，怨毒的目光逕自射向那個紮著高馬尾、眼眸烏黑的少年。這人簡直是她的剋星。在柳拂衣面前一再丟臉，都是因為他……

妙妙見端陽一臉咬牙切齒，恨不得將慕聲剝皮抽筋的樣子，心中嘖嘖稱奇。狼來了玩多了，這次黑蓮花是實實在在誤會一場也沒人會信。

慕聲似乎是沒看到端陽的臉色，滿面無辜，「不知道是殿下躲在暗處鬼鬼祟祟，下手沒輕重險些誤傷殿下，子期知錯了。」

這道歉在端陽看來簡直如火上澆油，她伸手一指，碎成布條的衣服便全往下掉，她「呀！」地尖叫一聲，捂住自己的胸口瑟瑟發抖。

柳拂衣幾步上前，將披風脫下來穿在她身上，神情嚴肅而關懷，「殿下，出什麼事了？」

端陽兩手緊緊抓著那溫暖的披風，一看到柳拂衣的臉，所有憤怒全化作委屈。她抓住柳拂衣的雙手，一雙大眼睛望著他，哽了半晌才說出口，「柳大哥，我……我有話想跟你說。」

柳拂衣一怔，慕瑤已經臉色不佳地轉過身去，「我去林子裡逛逛……」

「瑤兒！」柳拂衣微微斂眉，竟然將她叫住了。他沒有回頭，但語氣異常堅定，「別走遠，留在我看得到的地方。」

慕瑤怔在原地，端陽兩眼含淚。

三人之間暗流湧動。

妙妙察言觀色，扯了扯慕聲的袖子，「……咳，沒我們事了，走吧。」說著便拂開茂密的樹葉，提著裙襬飛速鑽進林子裡。

大型修羅場，還是給可憐的第一女配角留幾分面子。

慕聲見姐姐還站在原地，反倒是淩妙妙又自作主張、腿腳俐落地鑽進樹林不見了，暗罵一聲，飛快地提腳跟上去。

淩妙妙已經找到一個絕佳位置。

林中這處空地在那三人所在不遠處，還能隱約聽見那邊的聲音，但又聽不清具體內容。既有安全感，又能達到迴避的效果。

慕聲撿了幾根樹枝丟在地上，「砰」一道火花，劈啪作響的火焰映在他白玉般的臉上，他抬眸瞥了淩妙妙一眼，恰好見到她抱膝坐在樹下發呆。

他拿棍子翻了翻火堆，一兩個紅通通的火星飄飛出來，臉上沒什麼表情，「妳不是也喜歡柳拂衣嗎？」

妙妙笑了一聲，將手臂枕在腦後，放鬆地靠在了樹上，「……論樣貌，論出身，論才學，我哪個都比不上帝姬。何必湊這熱鬧，丟人現眼。」

慕聲抬眸打量樹下的少女，閃動的火光在她姣好的面容上躍動，那一雙杏眼波光流轉，粉嫩的頰，潤澤的唇……上上下下，連雙垂髻上碧色的蝴蝶結，都比端陽帝姬看著順眼。

他面上卻絲毫不顯，點頭道，「嗯，妳還算有幾分自知之明。」

瞥見淩妙妙怒目而視，嘴角微微翹起，狀似無意地補充，「不過，論討人喜歡的本事，妳比她強多了。」

妙妙的臉一秒鐘由陰轉晴，兩眼閃亮亮地望著他，「真的嗎？」

他睫毛輕輕顫，「假的。」

淩妙妙瞬間垮下臉去。慕聲專注地翻了一會火堆，手有些痠，將棍子放下歇了歇。

淩妙妙慢慢靠過來，挨在他身邊，抱膝望著火，「我跟你換換手吧？」

「什麼？」他詫異道。

「我看一會火，你休息一下。」妙妙一臉疑惑地望著他，「都堅持大半宿了，不累嗎？」

而且還背著她走那麼長一段路，黑蓮花似乎從不用睡覺，簡直要成仙。

慕聲略有些走神。

從小到大、由近到遠，多少次出門歷練，無論何時何地，都是他在做著這些細枝末節的事情，長長久久地照顧姐姐。從來沒有人提出要跟他「換換手」，也讓他休息一下。

他從夜色中來，隱匿於夜色中的角落。他就是夜，還要長長久久燃燒自己，偽作光明。

「在跟你說話呢，發什麼愣？」女孩白皙的手在他眼前晃，打了個哈欠，不耐煩地催促，「快點決定，不然我要睡了。」

在皇宮養老三個月，生理時鐘調整得格外健康，現在大半夜不睡覺在林子裡跑，她眼睛都快睜不開了。

慕聲纖長的睫毛宛如一排黑羽，慢慢垂下來，聲音壓得很低，「妳去睡吧。」

語尾剛落，淩妙妙「碰」地直挺挺倒在樹葉鋪成的地毯上，均勻的呼吸聲立即響了起來。實在太睏，竟然直接睡著了。

他頓了頓，將她壓在身下的披風抽出來，拿在手裡半晌，展開蓋在她身上。

女孩雙目緊閉，捲翹睫毛在眼瞼投出一片陰影，兩頰紅潤，睡得毫無戒心。在他這樣的人身邊，居然也能毫不在意地擁抱甜夢。

這人……他的手慢慢地垂下，不受控制地撫上她的臉，再慢慢下移，觸碰到她微涼的唇，柔軟粉嫩的唇總是滿不在乎地翹起來。

他記得初見她時，她唇上還有塗到外面去的胭脂，他曾經如此大膽自負地撫摸過，從唇角一直到唇尖。當時，那雙秋池般的眼睛戰戰兢兢地望他，倒映出他的影子。

那時怎麼沒有發覺，這張臉有這樣誘人……

幕聲神情猛地一凛，手觸電般地收回來，接著猛地推醒了淩妙妙。

「嗯？」她驟然驚醒，掙扎著坐起身來，一臉懵懂地望他半晌。環顧四周，黑壓壓一片夜色，起床氣頓時爆發，「什麼呀，我還以為天都亮了！我才睡幾分鐘，你就叫我起來？」

「妳睡得夠久了。」少年長睫垂下，掩去眼中的情緒，言簡意賅，「換換手。」

淩妙妙揉了揉臉，接過了他手裡的棍子，一臉呆滯地翻著火堆。

睡很久了嗎？怎麼一點感覺也沒有……跟沒睡一樣。

少年靠在樹下閉目養神，感受著自己半天平復不了的心跳。

開始時腦子裡紛紛亂亂，全是密密麻麻的雜念，慢慢地聽著耳畔窸窸窣窣的聲音，一陣陣風聲的尖嘯後，黑暗中的一切全部化作大片光暈吞沒了他。

「叮叮噹噹——」鈴鐺聲，墨綠帳子頂，四只鈴鐺一起響。

床在晃。陽光被溫柔的帳子層層濾去，到了女孩的臉上和額頭上，只剩下一點曖昧的柔光。

臉好紅，她半瞇著眼睛，眼裡一片渙散。白皙的脖頸暴露在外，一頭泛著栗色的長髮散亂地枕在身子下。

再上面……是他。

他的吻掠過她柔軟的小腹，手順著那腰肢向上，一點點將剩餘的衫子向外撩。

上襦是駝色眞絲，繡有暗紋蓮花，將她襯得肌膚勝雪，像是誘人的小糕點；而他就是饑腸轆轆的食客，明知道眼前的珍饈美食要層層剝開、慢慢品賞，還是忍不住扯掉包裝，一口吃下肚。

急不可耐，從未如此空虛，如此……渴望。

她伸出手阻住他，眼中迷迷濛濛都是欲色，欲說還休，美得驚人。

將她亂動的手臂強硬地壓在枕邊，一點點靠近吻她的唇，從唇角到唇尖，輾轉反側，直到她無力掙扎，睫毛簌簌抖動。

鬆開手，她自然地摟住他的脖頸，像一株攀附而上的柔軟藤蔓。

好熱，好軟。裙襬「唰」地被撕開，從小腿撩上來，順著那曲線一路向上。她只是討饒地喊，「子期……」連這聲音都是語不成調的，像是邀請他更進一步，攻陷城池，徹徹底底從內到外地宣誓主權。

一片海，狂風席捲，波濤浪湧。女孩是漂在上面的船，又是怕又是難受地哭泣，冰

涼的手指胡亂拂過他的脊背，引得他一陣戰慄。他將她的手拿下來，握在手心裡，那樣冰涼的一雙手。

他將她的手貼近自己滾燙的心口，她睜開眼睛望著他，他慢慢貼上去，溫柔的吻落在她額頭上。

她徹底變成海上孤舟，唯有依靠著他、爲他所控，顛沛流離，實實在在徹徹底底，被他擁有。

殊不知這茫茫大海，縱使狂風暴雨，電閃雷鳴，也只擁有這一隻小舟。

淩妙妙蹲在黑蓮花旁邊睨著他的臉，手裡拿著他的披風。

她心裡有些猶豫，這一動不動的模樣，這是睡著了還是沒睡著？

想了半天，心一橫將披風往他身上一扔，想轉身就跑。少年横出一隻手，忽然一把抓住了她的手腕，直接將她拖回懷裡——

那個瞬間，妙妙在他眼睛裡看到了某些失控的情緒。

「……子子子期？」她被他盯得心裡直發毛。不叫還好，開口一叫他似乎立即清醒過來，迷茫片刻後黑眸中爆發出巨大的怒意，霎時站了起來。

妙妙還沒開口控訴，他先避過她的臉，倒退兩步。接著像是遇到了什麼洪水猛獸，飛快地爬起來，跟踉蹌蹌地衝出林子。

她忍不住拿起火棍朝慕聲的背影一丟，沒打到。

這人怎麼回事啊，莫名其妙！

第一次夜探製香廠，失敗得無話可說。

先是莫名其妙跑出一個端陽帝姬，硬要跟柳拂衣告白。被婉拒後，柳拂衣又不放心她哭哭啼啼一個人回去，只得連夜將她送回鳳陽宮。

再就是慕聲，在樹林裡睡了半個時辰以後，忽然臉色大變折返，慕瑤問他是不是不舒服，他只是搖頭。

慕瑤好不容易關心一次弟弟，溫柔地抬起手想摸摸他的額頭，「阿聲，讓阿姐看。」往常時候，他早就歡天喜地自己湊上來撒嬌，這一次卻生硬地躲開了她的手，面無表情進了屋。

慕瑤驚愕地問妙妙，「他怎麼了？」

被黑蓮花氣得半死的凌妙妙滿臉憤懣，「我哪知道，他犯病！」

她的聲音又甜又脆，直接穿越門板到了慕聲耳中。他坐在地板上，靠著床榻，黑潤潤的眼眸一動也不動地盯著地上的菱形方磚，一盯就是半個時辰。

他就是犯病……為什麼一閉上眼，滿腦子都是……都是被他壓在身下的……

慕聲用力閉上眼，一串火花洩憤似的炸開，砰砰砰砰，四周遊蕩的小妖全遭了殃，剎那間全被他炸碎了妖丹。

因柳拂衣送帝姬回宮，慕聲又閉門不出，這一日的午宴早早地散了。為補償主角一行人，下午十娘子特意開了小宴，端出幾道她拿手的糕點，專請淩妙妙和慕瑤兩個人。

桌上擺了褐色的栗子糕、淺黃的核桃酥、粉紅色的櫻花餡餅、雪白的白糖糕，擺在花瓣形碟裡，恰好拼成一朵四瓣花。十娘子給兩個人斟茶，茶葉裡飄蕩著小小的花苞，一股沁人心脾的甜香飄蕩出來。

「這些都是妳做的嗎？」淩妙妙望著那晶瑩剔透的櫻花餡餅驚嘆。這樣的手藝，就連做出她最愛的紅糖饅頭的那位廚子，都未必比得上。

「是呀。」十娘子瞇著眼睛笑，直笑出了雙下巴，「長日無聊，我鑽研廚藝，也好給阿准和楚楚換換花樣。」

妙妙拿起一塊櫻花餡餅嘗，粉嫩的花瓣被她咬去一半，又端起花茶喝，兩種清香碰撞在一處，有種異樣的魅力。

「太好吃啦！」妙妙由衷誇讚。

十娘子「噗哧」地笑了，雙下巴越發明顯，美人唇微彎，極其溫柔地接道，「淩小姐很會吃呢，今天的茉莉花茶，就是專為甜點搭配的。」

妙妙一臉恍然地點點頭。

本來三個女性的聚會，應該是十分恣意快活的，可是慕瑤不擅長這樣的場合，始終放不開，很少說話，因此只有她和十娘子一問一答。

「叮——系統提示：攻略角色【慕聲】好感度達到七十五%，請再接再厲。」

妙妙被這突然的提示一擾，陣腳驟亂。借著喝茶時仔細思考起來，慕聲一個人待著，沒見到她就能憑空增加好感度？他到底在房裡幹什麼呢？

待她回過神來，慕瑤已經開始按例詢問了，「不知李夫人您娘家在哪？」

十娘子溫柔地答道，「我娘家……在靈丘附近，本姓斐。我是家裡第十個女兒，被鄉里相鄰叫做十娘子。」

「靈丘……」慕瑤皺皺眉頭，「夫人與李公子是在江南相識，靈丘距離江南，一北一南，怕是……」

「哦，我小小年紀便外出遊歷了，」十娘子笑笑，回答得滴水不漏，「我從靈丘出發，一路走一路求學，跟著些巫醫大夫學了點醫術皮毛，本想在江南定居，開一家醫館營生。」

這醫館自然是沒開成，十娘子嫁給了家財萬貫的李准。

慕瑤又問，「夫人是什麼時候遇見李公子的？」

凌妙妙聽得心裡發毛，想提醒慕瑤她的語氣太過緊繃，聽起來不像是閒聊，倒像是審訊。可是十娘子一直保持著良好的涵養，面帶笑容，非常柔順地回答問題，「我認識阿准的時候，他還很年輕……」

她微微笑了，神情恬然又惆悵，似乎越過眼前一片虛無，看到了許多年前的回憶。

「有多年輕？」

十娘子彷彿忽然回過神來，「那時方姐姐還在，楚楚還未出生。他們感情很好，每天傍晚都要手挽手出門散步。阿准問方姐姐，『妳猜肚子裡的孩子是男孩還是女孩？』方姐姐回，『我猜是個像你一般俊的男孩。』阿准便笑著點點她的肚子說，『我倒想要一個跟妳一般俊的女孩』。」

她有些難過地低下眉，語氣放輕，「後來方姐姐總是一個人坐在庭院裡哭，她身體一直不好。」

慕瑤微微皺眉，總覺得十娘子的敘述有些怪異，但一時又辨別不出哪裡奇怪。

「後來楚楚出生了，方姐姐因生產中喘症病發去世。我看到阿准一個人帶著孩子，每天沉浸在悲傷裡。」十娘子頓了頓，「楚楚也一樣有喘症。我努力研習醫術，就是為了能夠幫到阿准。兩年後的一天，楚楚突然喘症發作，因乳母看護不力險些丟了性命，幸好我去的及時……」

慕瑤聽著，表情有些茫然，「也就是說，夫人和李公子早就相識，一直是……朋友？」

十娘子動了動嘴唇，最終斂眸抿唇笑道，「是的，朋友。」

小童子掀動簾子，叮叮噹噹地響，他跑進來，「慕姐姐，柳哥哥回來了，在院子裡等您。」

慕瑤一整天都懸心柳拂衣，生怕他會因為帝姬的事情被宮廷刁難，聞言立即站了起來，「李夫人，失陪了。」

十娘子微笑著點點頭，目送她離去。

妙妙本在猶豫要不要也找個理由告退，卻聽到十娘子清甜的聲音，「淩小姐請留步。」

妙妙轉過頭來，有些驚訝地問，「夫人有話對我說？」

十娘子不似剛才那樣端坐，而是有些慵懶地靠在了桌上。漂亮纖細的手端著茶杯，宛如美人捧酒，如果不是頂了張樹懶似的臉，真是個十分妖嬈的動作。

她注視著淩妙妙，意味不明地笑了兩聲，笑聲格外動聽，「我知道慕姑娘一直懷疑我，方才一直詢問。妳也對我感到好奇，為什麼不發一語？」

淩妙妙一怔，有種壞心思被戳破的羞愧，「我……確實對夫人很好奇。」

十娘子喝了一口茶，只是她喝茶的動作宛如喝酒一樣，似乎憑空帶上幾分醉意。

「妳是不是在好奇，為什麼我長成這副模樣……」她漂亮修長的手指一點點撫摸過自己的寬臉和淺淺的眼皮，「阿准卻那樣喜歡我？」

「沒有沒有……」淩妙妙急忙擺手，雖然十娘子長得像鯆魚，瞳距比常人寬了些，但好歹眼睛鼻子該有的全都有，也不缺胳膊或少腿。相貌不應該成為被攻擊的對象，她也不應該這樣自卑。

十娘子輕笑了幾聲，像是被她的反應逗笑了，「妳不想問問我，怎樣才可以讓一個人死心塌地地喜歡上妳嗎？」

妙妙聯想到自己謎一樣的攻略對象，忍不住點了點頭，「那夫人說說看，怎麼能讓一個人死心塌地地喜歡上我？」

十娘子看著淩妙妙瞇眼笑，「阿准喜歡我，是因為……」她又將話題引向了自己，眼神變得格外認真，「這個世界上，沒有人比我更愛他。我能為他親自下廚一日三餐，學會五湖四海的菜系；我可為他縫製冬裝夏袍，做腰帶，繡荷包；他康健時我陪侍在側與他一同待客，他生病我侍疾床頭衣不解帶。我包容他一切缺點，熱愛他所有不足，我瞭解他一切喜好，愛他所愛、厭他所惡，守護他想守護，抵禦他想抵禦。我願為他付出所有的時間、精力、能力乃至生命。這世上，他找不到一個人比我更加愛他。」

淩妙妙怔怔望著十娘子。

端著茶杯的十娘子，用清甜的嗓音娓娓道來。明明是平淡的語調，說到最後，妙妙眼前似乎看到江堤浪湧海浪咆哮，一場盛大的表演落幕時如潮的掌聲。

「妳明白嗎？要讓人愛妳的最終方法只有一個。」

她將纖細手指貼上自己嫵媚的美人唇，兩隻眼裡似乎泛出了些哀傷的意味，像是澎湃的琵琶曲最後那鏗鏘的一撥弦，「那就是付出同等的愛。」

淩妙妙帶著滿腦子愛的教育混混沌沌邁出門檻時，恰與慕聲碰個面對面。

少年已經恢復正常，只是看她的眼神裡有些意味不明的情緒，令人難以捉摸，「柳拂衣回來了，晚上開宴。」

「哦。」她心不在焉地點點頭，與他擦肩而過。

慕聲回頭望著她的背影。淩妙妙一向沒心沒肺，這會也只顧自己往前走，只是她走得慢了許多，步伐有些虛浮，似乎有些……傷感？他微蹙眉頭。

淩妙妙望著沿路的木槿花，心裡想，以愛換愛……這實在是一個笨辦法，若是遇到對的人事半功倍，若是遇到錯的人呢？只怕南轅北轍，傷透了心也未必換來一顧。

但是一個將愛奉為圭臬的女人，會是壞人嗎？抑或是，愛被重視得過了頭，也會扭曲成恨至盈則缺？

短短幾日，李准已將柳拂衣引為知己，熱情表現得格外明顯。不僅一口一個「柳兄」叫得十分親切，還專為他頓頓好酒好菜招呼，生怕不能將李府所有的好東西全堆在他面前。

柳拂衣送帝姬回皇宮，李准便慽慽不樂，早早離席；柳拂衣一回涇陽坡，他立即便光彩照人，籌備了豐盛的晚宴。

又是一頓觥籌交錯，淩妙妙扒著盤子裡的美食，默默盯著柳拂衣的臉，幾乎有種錯覺，這些日子柳大哥的臉都吃圓了一圈……

突然感到旁邊有道冷冷目光掃過來，她回頭一看，慕聲的眸子正一眨也不眨地盯著她的側臉。

「你看我幹嘛？」妙妙叼住筷子，疑惑地問。

他立刻偏過頭去，「吃飯就吃飯，妳盯著柳拂衣做什麼？」

淩妙妙噗哧地笑了，壓低聲音附在他耳畔，「柳大哥長得俊啊，不看他難道看你嗎？再說了，你看慕姐姐也盯著柳大哥呢，你怎麼不管？」

慕聲眼眸一暗，似是火冒三丈，直到這頓飯結束果真再也沒有理她。

晚飯後，李准派人照舊上茶解膩，大家剔著牙說說閒話。

乳母抱了楚楚來，笑道，「小姐今天中午睡得多了，下午睡不著精神好得很，鬧著要出來玩。」

李准自然很歡喜，拍了拍手敞開懷抱，「楚楚，到爹爹這裡來。」

小女孩自己下了地，用小小的聲音和李准進行了一會一問一答，開始羞澀地朝慕瑤這裡張望。

李准恍然大悟，「前天楚楚說要跟慕姐姐和柳哥哥玩，昨天撲了個空，今天還惦記著，是不是？」

楚楚黑寶石似的眼珠裡閃過笑意，不好意思地將頭埋在李准懷裡。

慕瑤和柳拂衣相視一笑，柳拂衣伸出手邀請，「楚楚小姐？」

楚楚整整衣衫，小大人似地搖搖擺擺走來，將手搭在他伸出的手掌上。

為了方便與楚楚玩，兩個人從椅子轉移到地上。李准特意叫小童送來兩個蒲團，讓二人盤腿坐著，以免著涼。

柳拂衣從懷裡掏出一根紅繩，頭尾相結用手支著，慕瑤含著溫柔的笑，十指嫻熟地翻起花繩。楚楚的眼睛瞪大了，許久興奮地拍起了巴掌。

三個人迅速打成一片，又笑又鬧，看起來簡直像……和諧的一家三口。

李准在一旁笑著注視，看了一會囑咐道，「十娘子腹痛不適，提前離席。還請柳兄看顧楚楚，小弟先去看看內人？」

柳拂衣摸了一把楚楚的頭，含笑點頭，「李兄自去，一會楚楚累了，就讓乳娘將她抱回去。」

李准點點頭，放心地離去，一旁侍立的小童也亦步亦趨地跟著下去。

累了一天的乳娘坐在不遠處的椅上，歪著頭打起瞌睡。

正廳內一時間只有窸窸窣窣的說話聲和笑聲。

楚楚不會翻繩，方向時常相反，這次又翻到了死胡同裡，眨著眼睛一籌莫展，小嘴撅了起來。

在一旁觀察的妙妙幾步上前，眼疾手快地準確地勾住那「死胡同」向回一翻，瞬間還原到了上一步，楚楚看直了眼睛猛拍起手。

慕聲看著三個人都興致勃勃地參與遊戲，也向前一步站到淩妙妙身邊。

楚楚驟然看到他靠近，臉上的笑容褪了下去，向後退幾步靠在柳拂衣懷裡，探出頭怯怯地望著他。

慕聲蹙眉，腳步有些尷尬地頓住。

柳拂衣拍拍楚楚的背，「怎麼了？這是慕哥哥，妳見過的。」

楚楚不玩花繩了，兩隻手勾住柳拂衣的脖子，將頭都埋進了他懷裡，聲音細細地說，「我怕這個哥哥。」

「楚楚……」

「我怕……」

凌妙妙望著黑蓮花僵住的臉，心中嘖嘖稱奇。沒想到這樣一個外表極具欺騙性的青春少年，能騙過慕瑤和柳拂衣，卻在個孩子面前露了本性。

慕瑤見楚楚翻繩也不玩了，一副要哭的模樣，一陣心疼，扭頭對慕聲毫不留情地瞪眼，「阿聲，你出去逛逛吧。你嚇著她了。」

慕聲的嘴唇緊抿，一言不發地扭頭離開，走了兩步又折回來，一把拉起地上的凌妙妙。

「慕姐姐讓你走，你拉我幹嘛？」

妙妙正玩在興頭上，自然是不願意起來，整個人耍賴似地癱在蒲團上。慕聲似乎更加生氣了，一手拉她，一手撈住她的腰，將她連拉帶抱提離地面。

「妙妙，屋裡悶，出去透透氣也好。」柳拂衣回首衝凌妙妙擺手，笑出一口白牙，一點施以援手的意思都沒有。

指望誰都好不能指望柳大哥，淩妙妙垂頭喪氣陪著慕聲出門吹冷風。

少年低頭走路，眸中閃爍著柔潤的水光，「妳就這麼不願意跟我出來？」

「裡面又亮又暖，外面又黑又冷，還有陰陽裂，處處都是危險，誰想出來啊。」

慕聲微微一頓，將披風脫下來披在她身上。一回生兩回熟，這次自然得連心跳加速的過程都沒有了。

「知道外面冷，不是跟妳說了晚上多穿點嗎？」

妙妙抬手將兜帽戴起來，露出帽兜下她的小臉龐，一臉無辜抬了抬胳膊，「我多穿了呀，你看我連秋天的夾襖都穿上了。」

她眼裡倒映月色，像是穿著兜帽的小精靈。

慕聲看她半晌，「那妳把披風還我。」

「我不。」淩妙妙飛速繫上帶子，歪頭衝他笑，露出得意的嘴臉。

她笑了半晌，忽然一指天幕揚聲叫起來，「慕聲你快看！有星星。」

涇陽坡的蒼穹，被四座山峰的山巔囊括，廣袤無垠，黑暗中有無數細小的星子，如同天鵝絨上鑲嵌的碎鑽，光輝閃耀。

「妳沒見過星星？」他隨她仰頭看。

大驚小怪。

可是夜色如此深沉，徐徐微風吹過，即使知道是處處陷阱的陰陽裂，依然彷彿能嗅到醉人的花香流淌在空氣中。幕聲細辨，這香氣似乎是身旁女孩的髮間傳來的。

她低下頭，氣鼓鼓地踢地上的小石子，「你這人真沒意思。」

淩妙妙沉默了幾秒，似乎又想到什麼開心事，喜滋滋地與他分享，「俗話說小孩能看見大人看不見的東西，你說楚楚是不是也是這樣，看出了別人沒看出的東西？」

慕聲一雙瀲灩黑眸凝望著她，「看出什麼？」

她伸出手指故意戳他的胸膛，嘴角勾起，「看出你的本質吧。」

她白皙的手指抵在他心口，不輕不重的。驀然讓他想起那個出格的夢裡，他握住她的雙手，貼在自己滾燙的心口……

不行……他向後退了一步，離開她的觸碰，沉下臉，「我的本質是什麼？」

豈料淩妙妙渾然不覺，往前一步，戳得比先前還用力，「表裡不一，蛇蠍心腸……」

她望著他的臉，思索了很久依舊詞窮，只好悻悻道，「反正跟慕姐姐柳大哥不是一路人。」

他一把握住她的手，淩妙妙掙了一下，他依然死死抓著，兩隻眸子亮得驚人，「如何不是一路人？」

淩妙妙似乎聽到了什麼笑話，「他們可為大義生、為蒼生死，你能嗎？」

少年依舊用那雙黑漆漆的眼睛望她，冷冷一笑，似含有無限譏誚，「妳又能嗎？」

淩妙妙思索了一下，旋即笑了。這一笑似乎是股清流，倏忽衝破了緊張的氣氛，使得方才的步步緊逼，都像是個有些曖昧的玩笑。

「這還真說不準。」她乾脆地回答，「我這人小家子氣，遇到大問題，不敢輕易回答。不過如果我的至親或者愛人已在局中，我願意為他生、替他死。」

慕聲慢慢放開她的手，仰頭看星星。睫毛一動不動，不知在思考些什麼。

燈下，乳娘已經鼾聲四起。

李准去探十娘子，廳堂裡空蕩蕩但很暖和，楚楚正在翻著花繩，忽然朝內堂的屏風扭過頭去。

慕瑤感到奇怪，「妳在看什麼?」

楚楚飛速地回過頭來，嘴唇微微發紫，還在顫抖，「姐姐……」她小鹿般的眼睛驚惶地看過來，「楚楚告訴妳一個祕密。」

慕瑤的心提起來湊近去聽，安撫道，「……什麼祕密?」

「十姨娘……會變臉。」

她仰起頭，小小的身子在顫抖，細細的聲音越壓越低，「每天晚上她會變成另一張臉，好漂亮的姐姐的臉，和爹爹睡覺。」

她飛速地說完，又扭頭向屏風看去，見那裡沒有人來，這才放下心。楚楚有些神經質地玩弄起自己的手指，眼裡淚水滾動，紫色的唇虛弱地顫抖，「我好怕，我想娘……」

慕瑤頭上如有驚雷炸響，和柳拂衣對視一眼，看到了彼此眼中的詫異。

溪水泠泠作響，明月似鉤。

「子期，你有個娘，對吧？」妙妙抿抿唇，小心翼翼，「不是慕姐姐的娘，是你的娘。」

慕聲望著她沉默了片刻，應道，「嗯。」

二人並肩在星空下走，微風捲拂樹木，綠浪翻滾，嘩嘩的聲音如同低聲吟唱。女孩拖著他的披風，無聲無息地走在他身邊，髮間傳來幽幽香氣。

草叢裡有促織長鳴，安適的秋夜，適宜說些心裡話。

「倘若你娘……」她斟酌了一下詞彙，望向他，「是青樓紅姑風月女子，你當如何？」

慕聲語調平平，乾脆決絕，「不如何。」

如果真有這個人，他一定傾盡全力對她好，讓她再無後顧之憂。淪落風塵……早年的苦難蹉跎，都是為了養活他，誰敢欺她傷她將她推進泥淖，他一個個找出來，讓他們不得超生。

「嗯……」她有一搭沒一搭地應道，「你幾歲與她分離？」

「慕家人說是三歲上。」唇邊一抹譏誚的笑，「我記得足有七歲餘，具體情況……」

他眸中迷濛無措，「我不知道。」

她的額頭開始一點點沁出汗水，「你娘很愛你，你也愛她。」

他垂下眼睫，「她愛我，我也愛她，可是我沒再見過她。」

「慕聲，你有一個失蹤的娘，你很愛她。」她聲音很低，似乎是試探著說出來，「你自小在姐姐身邊長大，身旁只有她的關懷……」

彷彿是預料到什麼，他的心臟似乎被誰捏緊，太陽穴和心口同時劇痛起來。

「是不是恰好她填了這份空缺……你會不會其實是把對你娘的愛，轉嫁到……」

「住口。」他臉色蒼白，額角青筋瞬間爆出，死死咬住牙關，控制著漫出身體的巨大殺意。

他像頭瀕臨發狂的野獸，死死瞪著她，黑眸中透出難以自控的戾氣，「別再說了。」

眼前少女的表情詫異，眼中甚至有一絲罕見的憐惜，過了半晌她抬起手，做了個安撫的手勢，像是妥協又像承諾，「我不說了，永遠不說。」

怪她一時得意忘形，還是主觀猜測，就貿然拿出來踩人痛腳。想動大樹根基，偏偏自己是局外人，不知道他到底把執念看得有多重……

心中懊悔得揪起來，別人都傻，就她聰明。真是……自作聰明……

慕聲向後退。她的話像魔咒一樣盤桓在他耳側，彷彿有人溫柔地誘惑他打開懷抱，再以尖刀利刃毫不留情地想要剜去他藏在懷裡那腐爛的頑瘡。

是這樣嗎……像她說的那樣……

他臉色不善地轉過身，飛快地向回走去。「咻咻咻」地祭出五道符，旋風橫起，四周聚攏過來的小妖紛紛向外炸開、粉身碎骨。

手指緊緊攥成拳，掌心滲出了血。只有更尖利的痛，才能在慌亂之中喚回一點體面的理智。

她怎麼敢這樣說……一定是胡說……

「阿聲回來了？」柳拂衣有些詫異，「你怎麼不進來？」

少年回來時身披寒霜，走過天井落了一肩清冷的月光，佇立在陰暗的屋簷下一言不發。

慕瑤抱著打瞌睡的楚楚，壓低聲音招了招手，「來得正好，阿姐有話交代你。」

他的步子這才動了一下，遲緩地走進廳堂。

室內暖融融的亮光如波濤湧來，一瞬間讓他有些睜不開眼。他站定在距離慕瑤兩步遠的位置，將流血的手心藏在袖中，用力擦了兩下，「阿姐。」

燭火下，他的眸子漆黑，臉上一絲暖意也沒有。就像淋了整夜雨的小動物，渾身上下的毛都溼淋淋的，打不起精神。

慕瑤有些擔心，「你怎麼了，身體不舒服嗎？」

慕聲搖搖頭，再次避開慕瑤伸出的手，「我沒事。」

慕瑤面色悵然。阿聲最近似乎長大了，有個理智的聲音這樣告訴她，他開始有自己的心事，也與她疏遠了，一時間不知道該欣慰還是該失落。

柳拂衣插話，「妙妙呢？」

慕聲頓了頓，輕聲道，「在後面。」

彷彿印證他的話似的，門「吱呀」一聲推開了，緊跟著進來了滿身寒霜的淩妙妙，手上還拿著慕聲的披風。她關上門，安安靜靜走到主角一行人身邊，罕見地沒有主動開口。

兩人誰也沒有說話，甚至沒有給彼此一個眼神。

鬧彆扭了。柳拂衣通過觀察下結論，可惜現在不是調解矛盾的最佳時機。

「有件事得跟你們商量一下。」慕瑤壓低聲音，簡要地講了剛才發生的事。

「慕姐姐懷疑，十娘子是畫皮妖？」淩妙妙抬起眼。

「按楚楚的話來分析，十娘子可能趁夜幕降臨戴上畫皮，催眠李准，趁機吸食他的精氣。」

「這個畫皮妖很可能已進化到高階。」柳拂衣壓低聲音，以手指在地面上虛劃，「她只在夜晚畫皮，便可操控李准在白日對她百依百順。她借李准陽氣庇護，大肆自由活動。畫皮妖到了高階，吸食活人精氣無法滿足她的貪欲，還需要大量陰氣……」

「所以她誘騙李准舉家搬來涇陽坡，這裡曾是萬人埋骨地陰氣厚重，甚至滋生出了陰陽裂？」

「對。」柳拂衣看她半晌，沒想到什麼要補充的，遂點點頭。

「還記不記得前些天我們和十娘子一道吃茶？」慕瑤轉向妙妙，「她給我們講了她和李准的相識過程，當時我覺得有些不對勁，卻沒想明白哪裡不對勁，現在明白了。」

妙妙有些不在狀態，「是哪裡不對勁？」

「她的視角有問題。」慕瑤肯定道，「她講述她和李准的『相識』，畫面裡只有李准和他妻子，沒有她的存在。她就像是庭院裡的一株草，一朵花，一隻動物，旁觀著他們的生活，自己卻沒有參與其中。」

「她說自己是李准的朋友，可是朋友又怎麼會連一句對話都沒有呢？」妙妙滿腦子都是那天十娘子將手指放在唇上的畫面，十娘子告訴她，讓一個人愛上自己的最終方法，是付出全部的愛。

畫皮妖。顧名思義，戴上畫皮魅惑眾生，以虛偽面目蠱惑人心。

口口聲聲最愛李准的十娘子，真的是妖……會吸食他精氣，操控他，擺布他，迷惑他的畫皮妖？她的以愛換愛理論根本就是個笑話，始終依仗的還是一張傾國傾城的美人面皮？

淩妙妙心裡一團亂麻，沉默了許久才接道，「那我們要怎麼做？」

「我已在她房門外的地面上布好了七殺陣。」慕瑤輕聲道，「如果她真是大妖，一出房門便會被陣困住。但是她的房間我們不好出入，還需要楚楚配合。」

柳拂衣俯下身去，扶住小女孩的肩頭，「楚楚，柳哥哥方才說的，妳都記住了嗎？」

楚楚點點頭，慢慢伸出小手，露出袖子裡藏著的澄黃符紙。

柳拂衣以血繪製的符咒，可削減大妖實力，控制大妖的行動，使之頭昏腦漲以至於束手就擒，效用和道士鎮鬼的桃木劍差不多。

「今晚十姨娘哄妳睡覺的時候，找機會將這個貼在門上，不能讓她發現，能做到嗎？」

楚楚似懂非懂地望著他的臉，將符紙一點點塞回袖子，半晌揚起小小的臉，黑寶石般的眸子閃爍，十分認真地點了點頭。

「好孩子。」柳拂衣拍拍她的背，叫醒了旁邊睡得鼾聲如雷的乳娘。

小女孩被乳娘抱在肩頭，將要走到屏風背後時，她咬住唇向柳拂衣揮了揮小手。

主角一行人也朝她揮揮手，這大概是全書最小的劇情參與者了。

「是不是大妖，明天就見分曉。」慕瑤囑咐道，「明天夜裡，我們再去一次製香廠。看看沒了大妖控制，製香廠還藏著什麼把戲。」

慕聲從頭至尾保持沉默，像個遊魂似的聽完了慕瑤布置，又心事重重地轉身回房間。中間慕瑤看他幾次，他都避開了目光。

「阿聲，阿聲……」慕瑤望著他的背影直皺眉頭，想回頭問妙妙，卻發現她早就不知道何時溜掉了，旁邊只有一臉茫然的柳拂衣。

「咦，人呢？」

慕聲推門進房。屋裡只燃著兩支小小的蠟燭，還夠照得清楚傢俱的輪廓。他轉身閉上門，黑暗瞬間將他圍攏。

他將外袍脫下放在桌上，在黑暗中熟練地繞過櫃子，撩開帳子坐在了床上，開始卸腕上綁帶。

才卸了一隻手，他眸光猛然一凜，如閃電般出手向身後掐去，「誰？」

「我……咳咳咳咳……」女孩誇張地發出一聲尖利的長鳴，活像是被掐住脖子的雞。

摸到了綢緞般綿軟的脖頸，他頓時鬆開手。空氣中漂浮著熟悉的馥鬱清香。

淩妙妙。在他床上。

「……」他指尖「砰」地炸出一朵火花，照亮了她的臉，那一雙杏子眼裡倒映出一抹光亮，一眨也不眨地望著他。

火花滅了，屋裡又陷入黑暗，隱去她的臉。

她似乎有些慌，「你這屋裡黑成這樣，怎麼不點燈，看得見嗎你？」

他順手在桌子上摸了一根蠟燭，「砰」地點燃端在手裡。剛想把她趕下去，忽然皺起眉頭，「妳喝酒了？」

酒氣混雜著花香，像是花開得過於爛漫，有些甜膩地醉人。她懷裡抱著個酒壺，兩頰泛著紅。

妙妙「嗯」了一聲，「酒……酒壯人膽。」

去爬黑蓮花的床，真是需要莫大的勇氣。她現在手心還溼漉漉的，生怕慕聲一個暴怒將她丟下床。

慕聲果然拉住她的衣服角將她向外拖，語氣不善，「……妳下去。」

「可你現在也還沒睡覺啊……」她放下酒壺，兩手抱住床角的柱子鬧起來，「我就坐坐嘛，別那麼小氣嘛。子期，子期，子期……」

她一聲疊一聲地叫他名字，喊得他百爪撓心。他壓著火氣一連點了三根蠟燭，在桌上擺了一串，把他們之間照得分毫畢現。

這樣才好，比剛才那昏暗暗的氣氛好多了。

「你喝酒嗎子期？」

「……」

「這麼早就睡覺，真無聊，沒一點夜生活。」

「……」

「明天就要……」她驟然驚醒，吞回「跳裂隙」三個字，「就要捉妖了，今天我們多玩一會兒好不好，嗯？說話呀子期，說話嘛……」

還真是酒壯人膽。慕聲冷眼看著她雙手抱著柱子，占足了嘴上便宜，完全沒有平時察言觀色那點自覺。

大半夜跑到男人床上喝酒……

剛消下的火又「呼」地冒了起來。幕聲拉了拉她袖口，耐著性子道，「妳在我這幹什麼？回自己房間去。」

「我不走！」她那個「不」字拖得又長又不情願，生氣地瞪著他，好像他才是侵占別人領地的傢伙。

交涉失敗。慕聲扯了一把領子透透氣，屋裡好熱。

他腦子亂成一鍋粥。術法，修行，慕家，前途，姐姐……這些本來在他心裡盤條理順的事情，一見到她就全亂了，什麼都來不及細想，只顧得上眼前的兵荒馬亂。

「妳喝了多少……」他拎過壺來，發現是空的，頓時火冒三丈黑眸一沉，「妳全喝了？」

「嗯！」她很驕傲地點了一下頭，語氣像街邊口沫橫飛說書的，「我一口悶，沒斷！」

他湊近了她，兩雙眼睛像照鏡子一般對著，近得可以看見彼此根根分明的睫毛，他壓低聲音，「那妳讓我跟妳喝什麼？」

「你來呀，有的是！」她從懷裡一掏，居然又掏出一支酒壺，眼眸亮晶晶，「我幫你留著呢。」

衣服扯開了些許，露出若隱若現白皙的肌膚。他想往後退，偏偏淩妙妙拉著他的手不放，強行讓他握著酒壺，「你摸摸，熱的，我揣懷裡幫你加熱啦……」

她自顧自笑起來，笑得如銀鈴響動，像盤絲洞裡的女妖精。

四周都是她髮間和懷中香氣，眼前嬌軀近在咫尺，不斷與夢境疊合。

他覺得自己要發瘋了。在頭腦紛亂中，他不斷回想這個晚上從她嘴裡吐出什麼話，化作幾把刀子插進心裡，讓他清醒清醒。

想到阿姐，果然如冷水澆頭。

眼前的人動了一下，往裡面靠了靠，驟然離他遠去。妙妙抱住膝蓋，將自己蜷縮起來，只伸出手輕輕戳他。

「喝不喝？

「給點面子嘛。」

他回頭猛地吹熄蠟燭，屋裡陷入先前的黑暗。

凌妙妙「呀」了一聲，抱怨道，「摸黑喝酒，什麼毛病，你看得見我的臉嗎？」

他心道，就是要看不見才好。

他長睫微垂，心煩意亂地端起酒壺，一口悶，沒斷。

不知誰給她的燒刀子，又烈又嗆。

「你……給我留點行不行。」凌妙妙開始扯他袖子，強行將酒壺奪過來，邊搶邊碎碎念地教訓，「你這人沒意思，只顧自己喝，知不知道什麼是推杯換盞？」

凌妙妙幾乎要喝暈了，嘴裡的話自己往外蹦，昏昏沉沉過不了腦子。

慕聲將酒壺從她嘴邊奪下來，一把搶回去。

就這樣拉拉扯扯相互譏諷，摸著黑解決了一整壺。

本該冷若冰霜的夜晚，偏偏……喝得滿身燥熱，心裡幾乎要燒起來。

「妳為什麼半夜喝酒？」

還跑到他床上喝。

她頓了一下，放低了聲音，「我心……心裡有點難受。」

他嘴角勾起，黑眸中閃過一絲譏誚的笑，「凌小姐也有心裡難受的時候？」還以為她百毒不侵，萬事不掛心。

「嗯。」不知是不是喝醉了的緣故，她居然沒像往常一樣頂回來，而是軟綿綿地應，「我來找你道歉的，對不起。」

少年一怔，旋即冷笑一聲。

「子期，真的……」誰知她慢慢蹭過來，眨著眼睛，近乎神志不清地湊近他，異常真誠開始道歉，「剛才我不該那樣說的，對不起嘛……

「對不起……對不起對不起……」

按理說，這件事絕對不該是這樣的解決辦法，心結這東西，豈是能三言兩語解得開的？可是她偏偏就用這麼直接的方式，簡單粗暴地面對困境，不依不饒。

折磨了幕聲一晚的關係，他考慮了一晚的事情，又全亂了，滿腦子都是她的胡言亂語。

「行了！」少年忍無可忍，伸手將她軟綿綿的臉推開，「淩妙妙，閉嘴。」

她沉默了幾秒鐘，在巨大的倦意中翻了幾個白眼，又攥緊了拳頭，似乎在拚命提醒自己不能就此睡著，開始口齒不清地解釋，「作為朋友，我其實是擔心你。」

「我有什麼好擔心的？」

她舌頭都不聽使喚了，「不對，說錯了，是關心你。」

「妳關心我什麼？」

「你和慕姐姐不合適呀，你喜歡慕姐姐……會很慘的，根本不會有人理解你，你花瓣都要愁掉了呀。換個人喜歡吧慕聲，換個人喜歡……」

她軟磨硬泡鬧個不休，還反覆提慕瑤，惹得他心頭一把火起。

本來應該將淩妙妙直接扔下床，可是少女的手指一點點爬上他的臉，冰涼的，如此溫柔憐惜。

他鬼使神差地沒有動，任妙妙捧起他的臉，冷靜地反問，「我應該喜歡誰？」

凌妙妙驟然綻出一個燦爛的微笑，一雙眼睛綻放華光，「喜歡我呀，喜歡我這樣的，把你養得白白胖胖……」她又笑起來，笑得整個床誇張地晃動。

果真是喝醉了，胡言亂語。

忽然耳畔一陣風撩起髮絲，他沒有防備，少女的臉毫無徵兆地貼上來，在他頰邊印上柔軟冰涼的一吻，轉瞬離開。

慕聲僵在原地，耳畔轟鳴作響。

臉幾乎要燒起來，她還火上澆油，用手指來回撫摸那個位置，好似想要歉意地擦去蹭在他臉上的胭脂，口中長嘆，「可惜呀，我屬意柳大哥，今生與你無緣了——沒關係，改天我給你介紹好的……」

後半句話灌入耳朵，他一把將她推倒在床上，少女陷進柔軟的被子堆裡，還彈了一下。

「幹嘛推人？你不要臉！」她蹙起眉狠狠地罵他一句，拉起被子，一翻身睡到了床裡。

「起來，回妳自己房間去。」他摟住她的腰將她往外拖，心裡已經天崩地陷，太陽穴尖銳疼痛，腦子嗡嗡作響，只知道要離她遠一點。

如果再聽她說下去，他可能會直接心臟爆裂。

凌妙妙死死抓著帳子不放，「我不走！這個床比我的軟，我要睡這個！」

他咬緊牙根，「那我去哪裡？」

「你去睡我的！」她眼睛都閉上了，睫毛不耐煩地顫動，胡亂一指，「在對面，對面，快去，別吵我。」

他站在床邊，望著被她胡搞得雞飛狗跳的床。她的幻色襦裙下面露出白皙的腳踝，腳踝下壓著他的被子，他拉了一下卻沒扯出來，被子是被她無意中夾在兩腿之間的。

他頰邊驟然發燒，猛地抓起放在桌上的外袍，鑽進對面的房間。

——《黑蓮花攻略手冊 貳》完

高寶書版集團
gobooks.com.tw

輕世代 FW358
黑蓮花攻略手冊 貳

作　　者　白羽摘雕弓
繪　　者　九品
編　　輯　薛怡冠
校　　對　林雨欣
美術編輯　林鈞儀
排　　版　彭立瑋
企　　劃　黃子晏

發 行 人　朱凱蕾
出　　版　三日月書版股份有限公司
Printed in Taiwan
地　　址　臺北市內湖區洲子街88號3樓
網　　址　www.gobooks.com.tw
電　　話　(02) 27992788
電　　郵　readers@gobooks.com.tw（讀者服務部）
傳　　真　出版部 (02) 27990909　行銷部 (02) 27993088
郵政劃撥　50404557
戶　　名　三日月書版股份有限公司
發　　行　英屬維京群島商高寶國際有限公司台灣分公司
Global Group Holdings, Ltd.
初版日期　2021年 7 月
二刷日期　2021年11月
本著作物由北京晉江原創網絡科技有限公司授權出版

國家圖書館出版品預行編目(CIP)資料

黑蓮花攻略手冊/白羽摘雕弓著.-- 初版. -- 臺北市
: 三日月書版股份有限公司出版 : 英屬維京群島高
寶國際有限公司臺灣分公司發行, 2021.07-
面； 公分. --

ISBN 978-986-06233-8-3(第2冊：平裝)

857.7　　110006379

◎凡本著作任何圖片、文字及其他內容，未經本公司同意授權者，均不得擅自重製、仿製或以其他方法加以侵害，如一經查獲，必定追究到底，絕不寬貸。
◎版權所有　翻印必究◎

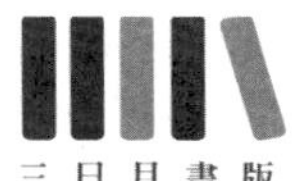

三日月書版

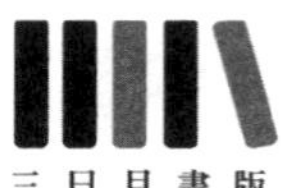
三日月書版

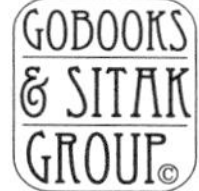
GOBOOKS
& SITAK
GROUP©

GOBOOKS
& SITAK
GROUP©